Barbara Plagg

Smart bis zum Sarg

Gesundes Gehirn, starkes Gedächtnis

DR. BARBARA PLAGG

SMART BIS ZUM SARG

GESUNDES GEHIRN STARKES GEDÄCHTNIS

ILLUSTRIERT VON NICOLE EL SALAMONI

RÆTIA

Für und wegen Dr. Engl.
Nicht, weil er das Buch braucht,
sondern weil er weiß,
dass wir es brauchen.

In Zusammenarbeit mit dem
Institut für Allgemeinmedizin und *Public Health* Bozen

INSTITUT FÜR ALLGEMEINMEDIZIN
ISTITUTO DI MEDICINA GENERALE
ISTITUT DE MEDEJINA GENERELA

Inhaltsverzeichnis

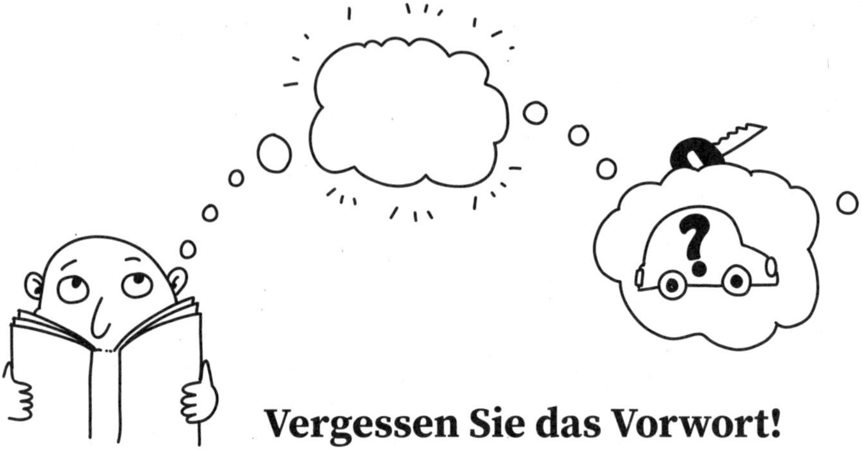

Vergessen Sie das Vorwort!

Falls Sie schon wieder vergessen haben, warum Sie dieses Buch überhaupt gekauft haben, sind Sie hier genau richtig! Denn mit der Lektüre dieses Buches finden Sie zwar nicht zwingend Ihren Autoschlüssel wieder, aber wissen dann immerhin, warum Sie ihn erstens überhaupt verloren haben und ihn zweitens zwar nicht wiederfinden, Ihnen dafür aber während des Suchens einfällt, was Sie heute Abend kochen könnten und dass Sie Oma Kathi ja schon gestern anrufen wollten. KAMEL. Das allein ist eigentlich schon Grund genug, das Buch zu lesen, weil es ist ja beruhigend zu wissen, warum man etwas nicht weiß – und dass das zumeist gar nicht so beunruhigend ist. KANAL. Aber dieses Buch schaut sich nicht nur die Lücken, sondern – im Gegenteil! – die Leistung unseres Gehirns an. Weil bekanntlich wollen zwar alle alt werden, aber niemand will alt sein. Und vor allem nicht im Kopf. STRUMPFHOSE. Und jetzt die gute Neuigkeit: Während man draußen langsam runzlig wird, war man es im Hirn schon von Anfang an. Und für die Falten im Hirn muss man sich nicht schämen, im Gegenteil, die Hirnwindungen haben einiges aufm Kasten. HELIKOPTER. Und zwar potenziell bei

guter Pflege und mittelmäßigem Raubbau bis ins hohe Alter. Das ist alles kein Schicksal, das liegt weniger in Gottes Hand als in Ihrer! Und was genau man da jetzt tun kann, um die Falten im Hirn zu erhalten, das schauen wir uns in diesem Buch an. STEHLAMPE. Es gibt Infos, es gibt gute Tipps und keine faulen Tricks.

Das war's auch schon mit dem Vorwort. Und falls Ihr Hirn beim Lesen des ersten Absatzes das Hirn der Autorin infrage gestellt hat wegen der wirren Wörter zwischen den Sätzen, dann können Sie sich jetzt schon Ihr erstes Fleißbildchen für Ihr Oberstübchen abholen! Weil da hat es was erkannt, was hier nicht hingehört. Und das ist eine wichtige Gehirnleistung! Aber bevor wir uns anschauen, wie unser Gedächtnis die Welt für uns entschlüsselt, damit wir uns in ihr bewegen können, machen Sie jetzt erstmal die Augen zu und überlegen Sie kurz, ob Sie alle fünf Wörter erinnern und (egal in welcher Reihenfolge) leise aufsagen können.

... und? Konnten Sie? Wenn nein, lesen Sie die nächsten Kapitel, um zu verstehen, warum das passiert ist, wieso das eigentlich auch egal ist, aber was Sie tun können, um die wirklich wichtigen Dinge zu behalten. Und wenn ja, dann lesen Sie bis zum Ende des Buches und schauen Sie mal, ob Sie es dann immer noch können!

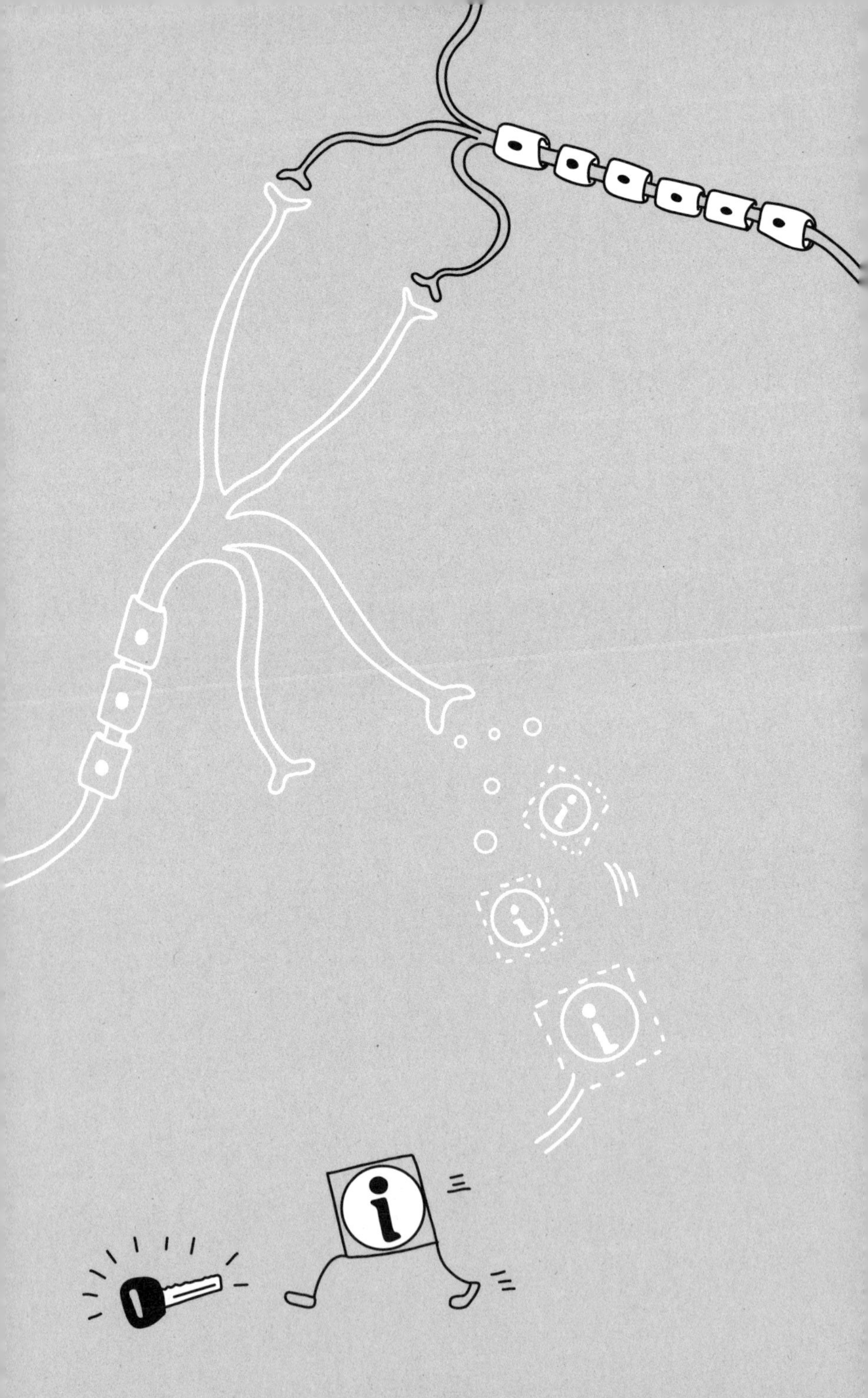

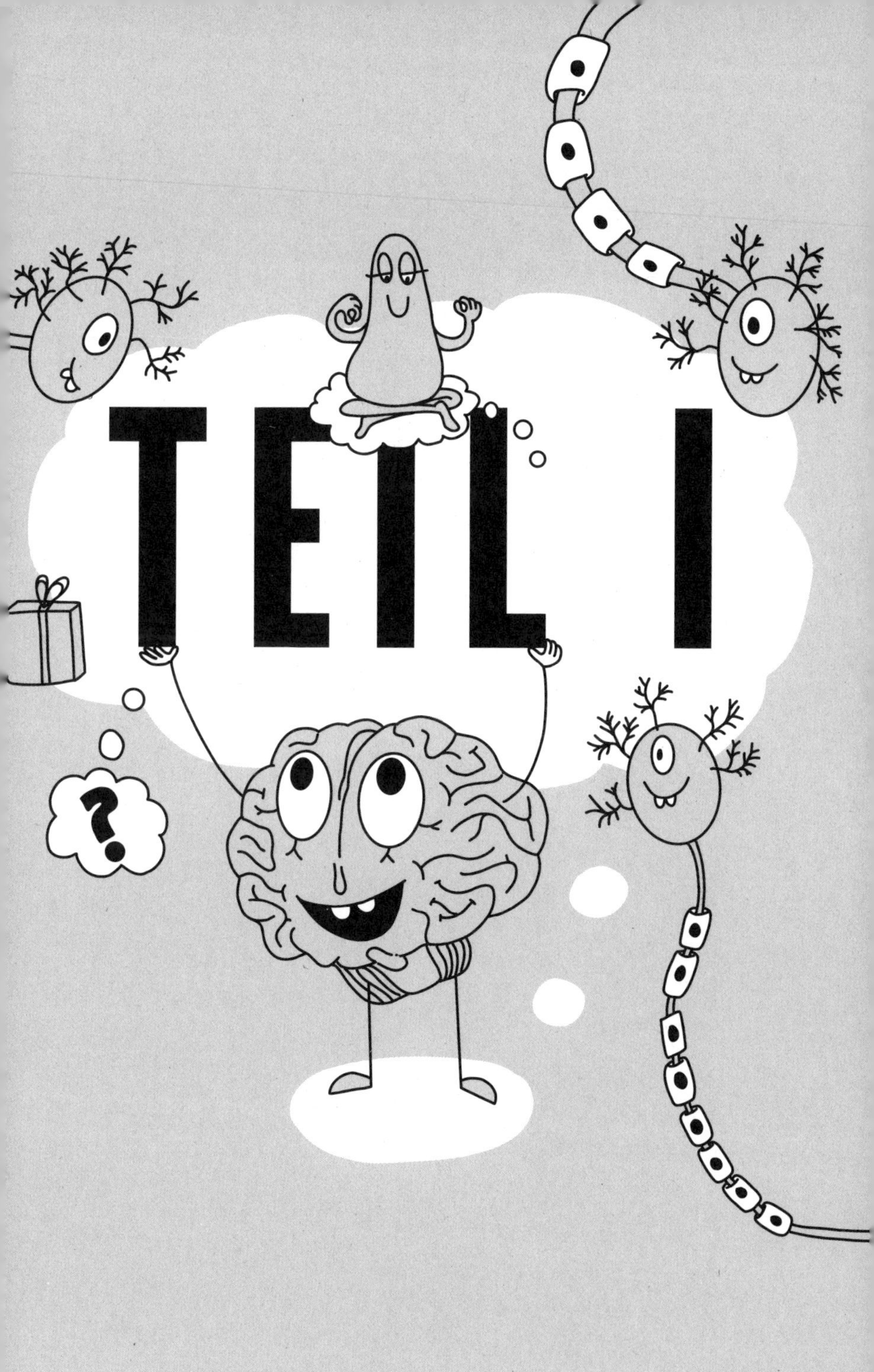
TEIL I
?

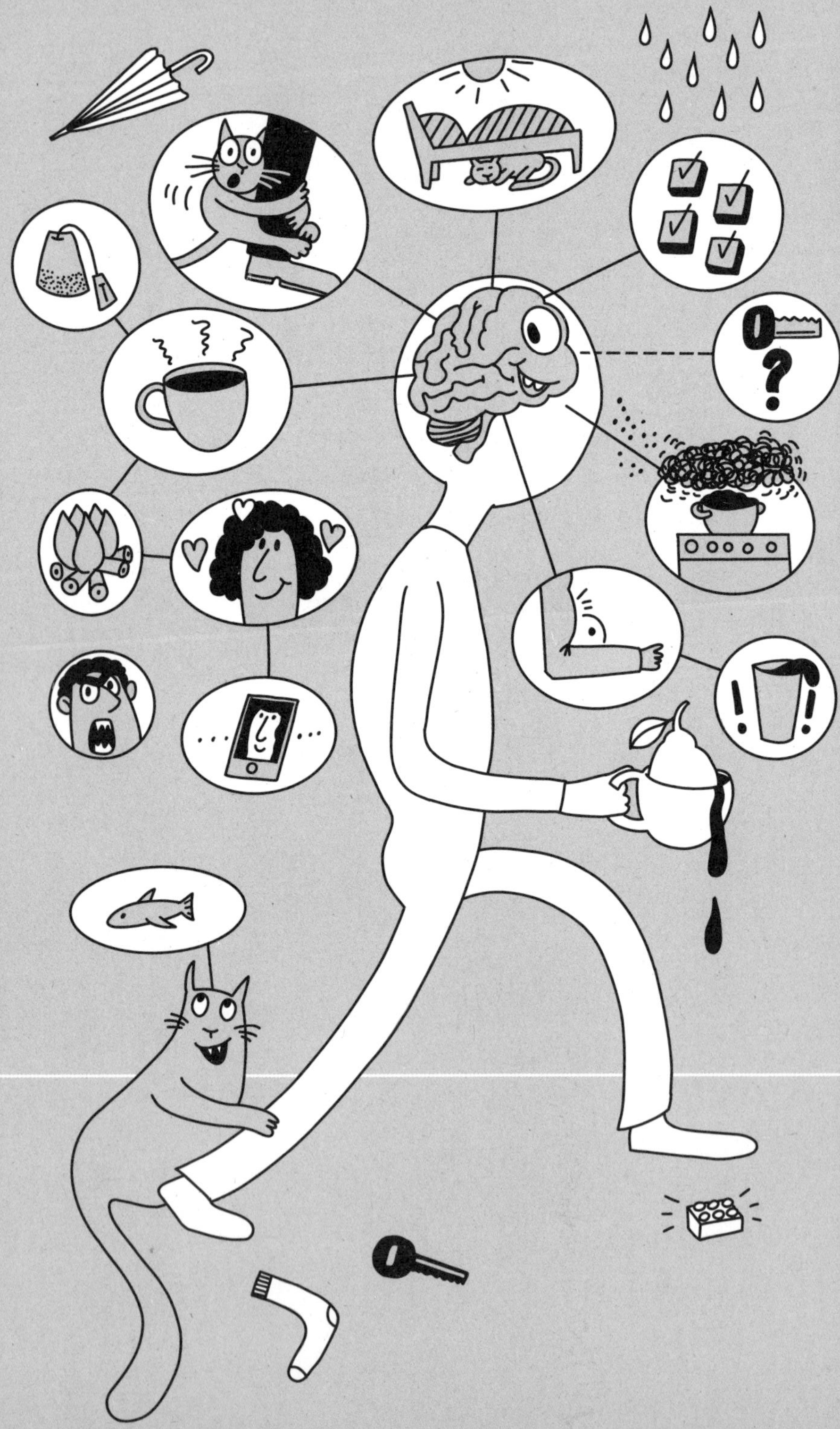

Wir sind Hirn

Jeden Tag passen 86.400 Sekunden Leben in 1.300 Gramm Gehirn. Ob wir wach sind oder schlafen, unser Gehirn ist permanent am Sortieren, Assoziieren, Verlieren und Generieren. Nur weil Neurone permanent ackern, ärgern wir uns über die Arbeitskollegin, holen das richtige Kind von der Schule ab und stolpern nicht über unsere eigenen Füße. Wir denken, was wir denken, wir bewegen uns, wie wir uns bewegen, wir handeln, wie wir handeln, und wir fühlen uns dabei, wie wir uns fühlen, wegen unseres Gedächtnisses. Und diesen repetitiven Satzbau konnten Sie jetzt gerade überhaupt nur deswegen entschlüsseln, weil Ihr Hirn in den Untiefen seiner Windungen die Semantik der Wörter gefunden hat, die auf die phonologische Lautung passt, die Sie in Ihrer linken Hirnhälfte aus dem visuellen Code, den Ihre Augen nach oben geschickt haben, zusammengebaut hat.

Viele Menschen glauben, dass das „Gedächtnis“ eine isolierte Leistung des Gehirns ist, die reines Faktenwissen und Erlebnisse sammelt, wie zum Beispiel dass Rom die Hauptstadt von Italien ist und man 1999 die Leichtathletik-Schulmeisterschaft gewonnen hat, und dass dieses Wissen irgendwo an einer bestimmten Stelle abgespeichert und bei Bedarf rausgekramt wird. Aber das Gedächtnis ist viel mehr als nur Fakten-Archivar, es ist mit seiner gewaltigen Sammlung an Informationen zentraler Drehbuchautor für die Gegenwart und Zukunft, es ist existenziell in seiner Banalität und virtuos in seiner Komplexität. Ohne Gedächtnis wären wir keinen halben Tag überlebensfähig, wir würden aus dem Bett fallen, im Pyjama über die Treppen bis zur Haustür hinunterpurzeln, deren Scheibe wir irgendwann wütend einschlagen, weil wir das Konzept „Klinke" nicht kennen, um dann in einer Welt zu stehen, die wir als dystopischen Ort voller verschlüsselter Codes und furchteinflößender Wesen wahrnehmen, die insgesamt allesamt absolut keinen Sinn ergeben.

Wir steigen täglich aber mehr oder weniger elegant aus dem Bett, schlürfen unser Müsli und sind dabei schon schlecht gelaunt, weil unser Gedächtnis wegen des gestrigen Meetings das Ergebnis des heutigen bereits antizipieren kann, wir steigen in eine Hose und über die Treppen, öffnen die Haustür galant mit links und starten in den Tag, ohne uns auch nur eine Sekunde bewusst zu machen, welche gewaltige Gedächtnisleistung gewährt, dass wir nicht wie Aliens durch den Tag krauchen und nach zehn Minuten von einem Auto überfahren werden. So wie wir nicht daran denken, dass wir jetzt mal wieder einatmen, den Herzmuskel kontrahieren und das Müsli eine Darmschlinge weiterschieben sollten, denken wir auch meistens nicht daran, woran wir alles so denken. Vieles von dem, was unser Gehirn leistet, bleibt unter der bewussten Wahrnehmungsschwelle, und oft fällt uns überhaupt nur auf, dass da wer (wir nämlich!) kognitive* Kunststücke vollbringt,

* Das ist ein Wort, das in diesem Buch häufig vorkommt, deswegen schauen wir es uns kurz an: Ganz allgemein kann man „Kognition" als die Gesamtheit aller Wahrnehmungs- und Denkprozesse und das, was dabei herauskommt, definieren. Der Begriff umfasst somit alle

Hey, wir sind dein Kurzzeit-, Langzeit- und Arbeitsgedächtnis und kümmern uns um deine Erfahrungen und Eindrücke.

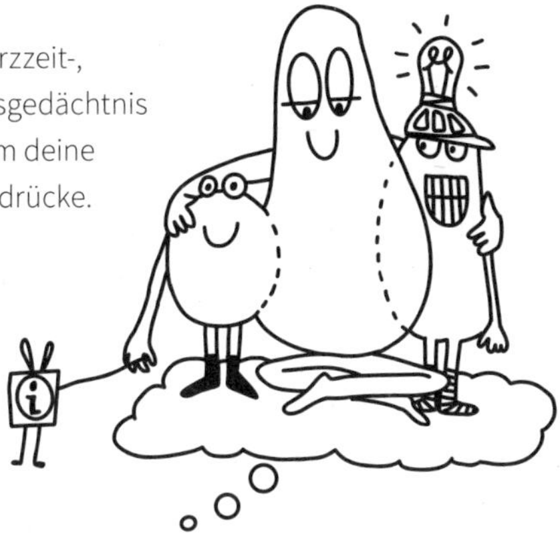

wenn wir etwas voll gut können oder wenn etwas mal gar nicht klappt. Und während wir verärgert den Autoschlüssel oder angestrengt nach dem Namen des Gegenübers suchen, verfluchen wir unser „schlechtes" Gedächtnis, das währenddessen Small Talk hält, sich in der Wohnung zurechtfindet und hundert andere Namen und tausend andere Objekte ad hoc herzunehmen hat.

Den ganzen Spaß mit dem „sapiens" lässt sich der „Homo" auch einiges kosten: Obwohl das Gehirn nur etwa 2–3 % unseres Körpergewichts ausmacht, verbraucht es rund 20 % der gesamten Energie.

Wir haben tatsächlich alle eins, ein Superhirn. Früher behauptete man, dass gut und gerne 50–80 % der Intelligenz genetisch und 20–50 % umweltbedingt seien,

---

geistigen Fähigkeiten, die unser Denken und Handeln steuern. Dazu zählen zum Beispiel das Erinnern, Lernen, Sprechen, Planen, Fantasieren, Fühlen, Schmecken, Singen, Tanzen, Argumentieren – einfach alles, was mit der Verarbeitung von Informationen und der Steuerung unseres Verhaltens zu tun hat.

aber diese Prozentangaben, die schon damals mehr nach Winterschlussverkauf als nach Wissenschaft klangen, gelten inzwischen als überholt. Gewiss, geistige Gaben werden uns auch als Prädisposition in die Wiege gelegt, aber spätestens seit wir wissen, dass Gene von Umwelteinflüssen moduliert und wie Lichtschalter an- und ausgeknipst werden können, ist aus dem Angeboren-Erworben-Summenspiel eine individuelle Multiplikation geworden. Diese zu lösen, versucht das Fachgebiet der Epigenetik*, aus deren theoretischen Annäherungen sich praktische Ableitungen für den Hausgebrauch zum Erhalt des gesunden Menschenverstandes ergeben. Und noch viel mehr. Und die außerdem zeigen, dass unsere Ausrede, dass wir nie Gitarre spielen lernten, weil unsere Mutter das Rhythmusgefühl eines Rhinozeros hatte, eine faule ist: Nicht die genetische Gabe fehlte uns, sondern die Geduld. Denn es gibt zwar tatsächlich eine genetische Prädisposition für Musikalität,[1] aber es gibt definitiv kein Gen für ein absolutes Un-Talent.

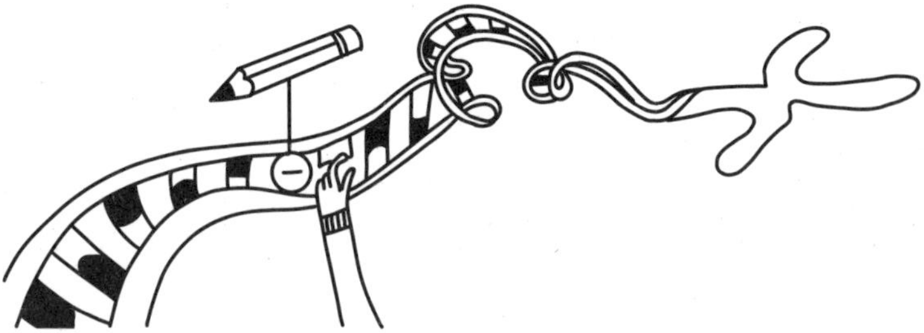

* Epi...was, bitte? Epigenetik beschäftigt sich mit der Genregulation und schaut sich an, was ein Gen an- und ausknipst. Solche Schalter sind zum Beispiel grüner Tee oder Traumata. Aber mehr dazu in „Gehirn und Genetik“.

Obwohl bekanntlich nichts so gerecht verteilt ist wie der Verstand, weil alle glauben, genug davon bekommen zu haben, und dieses Phänomen als „Dunning-Kruger-Effekt"* in die Wissenschaft eingegangen ist, scheinen neueren Erhebungen zufolge die meisten Menschen ihre (Gedächtnis-)Leistung tatsächlich relativ richtig einzuschätzen.[2] Außer natürlich beim Fußball und beim Autofahren, wo erstens alle bessere Entscheidungen als die Bundestrainerin treffen und zweitens alle besser fahren können als der Rest der Verkehrsteilnehmerinnen**.

Die Frage nach dem Gedächtnis ist letztlich immer eine Frage nach Intelligenz und damit nach Identität. Und das hat viel mit unserem Selbstwert und unseren Selbstzweifeln, mit unseren Sicherheiten und unseren Ängsten zu tun. Wir haben alle schon mal an der Tafel gestanden und konnten weder das Gedicht liefern noch die Gleichung lösen und kamen uns ganz schön blöd dabei vor, obwohl wir deswegen gewiss nicht blöde waren. Später kommen wir uns dann eher blöd vor, weil uns erst zehn Minuten nach dem Gespräch die schlagfertige Antwort und zehn Jahre nach Abschluss des

* Der „Dunning-Kruger-Effekt" wurde 1999 von den Wissenschaftlern David Dunning und Justin Kruger beschrieben. Der Effekt besagt, dass inkompetente Menschen ihre Fähigkeiten oft überschätzen, während sie gleichzeitig die Leistungen kompetenter Menschen unterschätzen. Die Theorie ist häufig reproduziert, aber auch widerlegt worden.

** Hä? Wie jetzt, trainieren nur Frauen Fußballmannschaften oder fahren mit dem Auto? Natürlich nicht! Aber in diesem Buch wird im ersten Teil die weibliche Form und im zweiten Teil die männliche Form verwendet. Das heißt, im ersten Teil werden die Männer und im zweiten Teil die Frauen „mitgedacht". Das ist im Buch allerdings weniger ein Politikum, sondern ein kleines, interaktives Gehirnexperiment, das wir dann auf Seite 139 vertiefen werden.

Studiums die stimmigere Berufswahl für uns einfällt. Oder weil ein Minidiktator im Hirn uns permanent mit anderen vergleicht und dabei ständig feststellt, dass da immer wer besser und erfolgreicher ist als wir. Das ist natürlich Quatsch, weil wir haben alle ein Superhirn als Grundausstattung für den *ride* durchs Leben mitbekommen, und dieses Hirn ist, wie wir in den folgenden Kapiteln sehen werden, zugleich unser bester Freund und größter Feind und verantwortlich für unsere stärksten Leistungen und unsere schlechtesten Performances. Denn alles beginnt und endet in unserem Kopf. Genauer gesagt, in unserem Gedächtnis.

Gedächtnissysteme

Was haben Autos, Algebra und Affären gemeinsam? Das Erste können wir ohne viel Nachdenken irgendwann fahren, das Zweite können wir mit viel Nachdenken irgendwann lösen und in das Dritte sind wir trotz Nachdenken hineingeschlittert, um der Stagnation in der Lebensmitte ein Gefühl der Selbstbestätigung entgegenzusetzen. Das alles sind ganz unterschiedliche tolle oder trottelige Leistungen, und sie alle verdanken wir unserem Gedächtnis! Von banal bis begabt ist das Gedächtnis unser Mädchen für alles.

Viele Wissenschaftlerinnen haben in den letzten Jahrzehnten ihr eigenes Gedächtnis benutzt, um das menschliche Gedächtnissystem zu analysieren, und sind dabei auf unterschiedliche Funktionen, Fähigkeiten und Hirnareale gestoßen, die sie kategorisiert und in

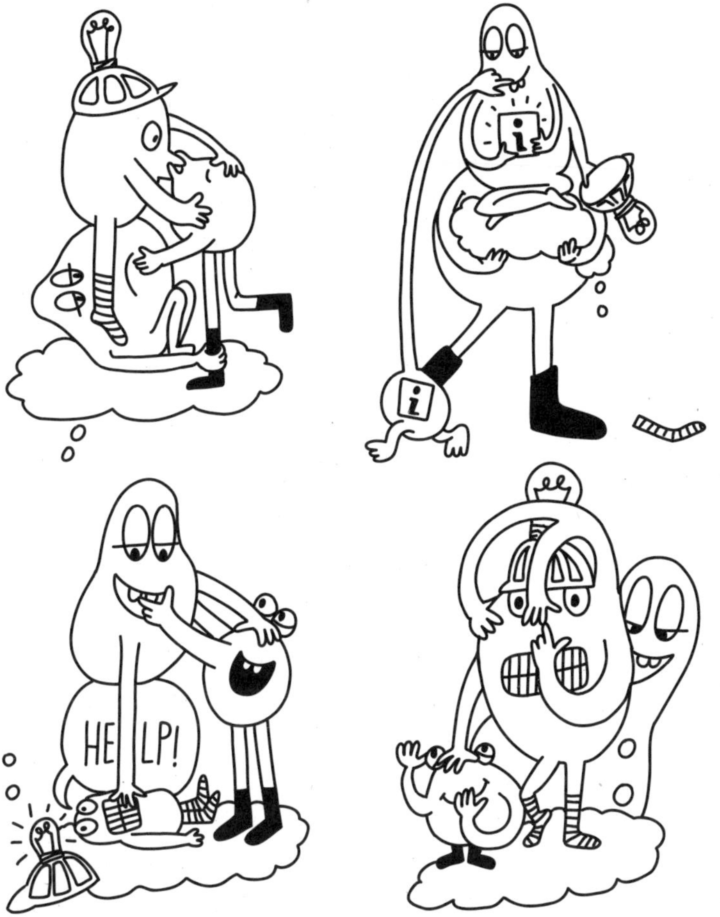

Sie greifen ineinander, sie unterstützen sich gegenseitig und pfuschen sich auch mal in die Arbeit: das Kurzzeitgedächtnis, das Arbeitsgedächtnis und das Langzeitgedächtnis.

unterschiedlichen Subsystemen subsumiert haben. Ganz grob kann man das Gedächtnis in zwei größere Systeme aufteilen: das Langzeit- und das Kurzzeitgedächtnis. Zum Kurzzeitgedächtnis gehört das Arbeitsgedächtnis und das Langzeitgedächtnis kann man nochmal ins deklarative Gedächtnis mit „expliziten“ Inhalten und ins nicht-deklarative Gedächtnis mit „impliziten“ Inhalten aufteilen – pauschal gesagt also in Inhalte, die wir bewusst denken müssen, um sie abzurufen, und in Inhalte, an die wir kaum oder nicht bewusst denken müssen, um sie abzuspielen. Die wissenschaftlichen Kategorien des Gedächtnisses sind allerdings weniger als isolierte Systeme denn als Zahnrädchen ein und desselben Systems zu verstehen, die alle ineinandergreifen, miteinander verbunden sind, sich untereinander unterstützen und auch mal gegenseitig in die Arbeit pfuschen. Ohne sich in den folgenden Kapiteln zu tief in den molekularen Komplexitäten der Kognition und den ganzen Gedächtnismodellen zu verlieren, ist ein kleiner Trip durch die Funktionsweise unseres Gripses durchaus dienlich, um im zweiten Teil des Buches besser verstehen zu können, wie wir ihn fit halten können.

Kurzzeit- und Arbeitsgedächtnis

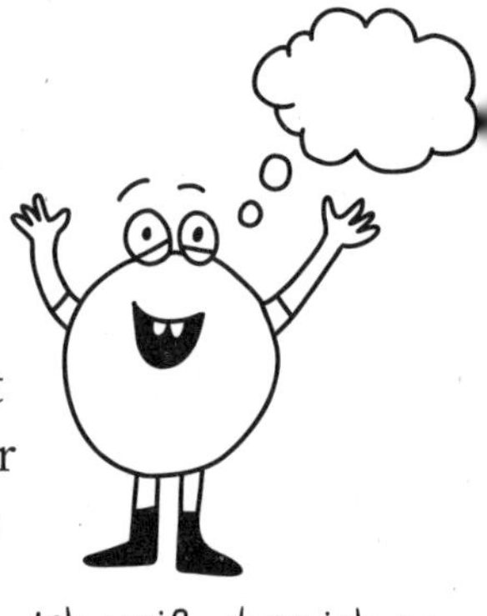

Nichts ist für die Ewigkeit und nur das wenigste für die längste Zeit. Und das ist eigentlich ganz gut so und erstmal sehr normal. Unser Hirn ist nämlich die Marie Kondo unter den Organen: Was wir drinnen nicht benötigen, muss draußen bleiben. Tatsächlich können wir das meiste von dem, was die Augen, Ohren, Zungen, Nasen und Hände von der Welt draußen wahrnehmen, nicht brauchen. Deswegen wird der größte Teil unserer sensorischen Eindrücke vom Ultrakurzzeitgedächtnis bereits innerhalb von Millisekunden bis maximal Sekunden wieder skrupellos rausgeworfen: das Klirren des Geschirrs im Hintergrund, während Sie im Café sitzen und in der „Vogue" blättern, die Farbe von Heidi Klums Hosen, während Sie gedankenverloren weiterblättern, der sanfte Druck der Sessellehne, der konstant an Ihrem Rücken zu spüren ist, der Geruch nach Diesel, weil draußen ein Auto einzuparken versucht. Wenn Sie jetzt nicht gerade den Diesel einmal extra tief in Ihre Lunge ziehen, um mit geschlossenen Augen an Ihre schöne Zeit als Kranführerin im Hamburger Hafen zurückzudenken, wird nichts zur Weiterverarbeitung durchgelassen, was nicht von emotionaler oder existenzieller Wichtigkeit ist. Und das wenigste ist wirklich wichtig.

Manches passiert aber dennoch die erste Hürde im Hirn und wird erstmal in den geistigen Warteraum, das „Kurzzeitgedächtnis", geschoben. Dort bleibt es rund 20–30 Sekunden für eine weitere Castingrunde: Wird es für wichtig befunden, nimmt sich unser Arbeitsgedächtnis der Information an, wird es für unwichtig befunden und nutzen wir die Information nicht, dann verschwindet sie ohne viel Aufhebens aus unserem System. Wie zum Beispiel die Telefonnummer, die uns diktiert wird und für die wir schnell nach einem Kuli suchen, um sie aufzuschreiben. Da springt dann das Arbeitsgedächtnis ein: Kurz behält es die Information – im Fall der Telefonnummer werden die Zahlen in Ihrem „inneren Ohr", der sogenannten phonologischen Schleife, wiederholt –, bis Sie einen Kuli gefunden

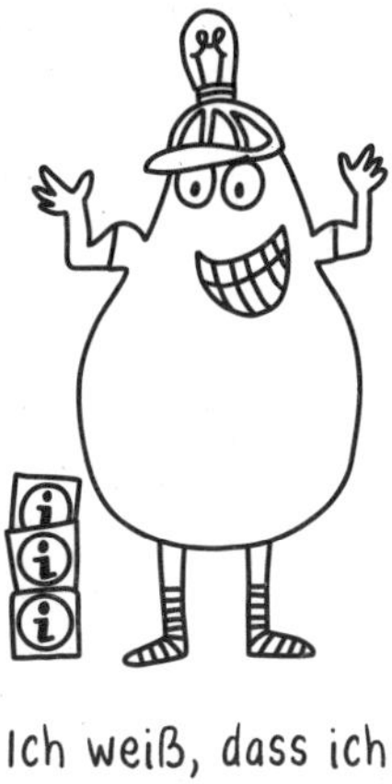

Ich weiß, dass ich nicht alles weiß.

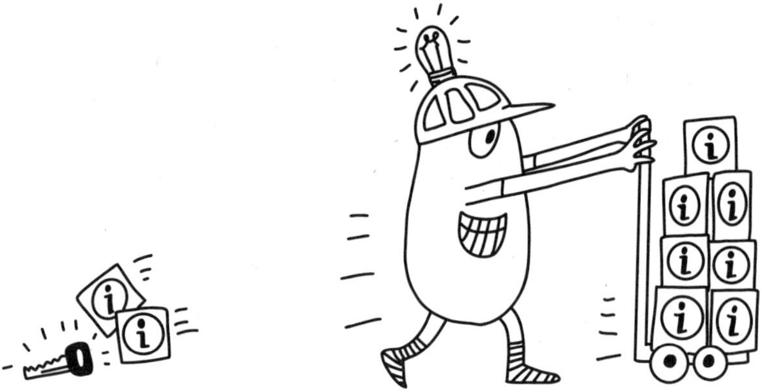

Sieben auf einen Streich können wir kurz behalten. Müssen mehr Informationseinheiten befördert werden, steigt die Fehleranfälligkeit rasch an.

haben und die Zahlen niederschreiben, dann sind sie wieder rasch vergessen. Ist die Telefonnummer eine regionale Festnetznummer (und Sie müssen sich die Vorwahl nicht auch noch merken) wird das übrigens eher klappen als bei einer längeren Handynummer: Das Arbeitsgedächtnis hat nur eine sehr begrenzte Kapazität und schafft wie das tapfere Schneiderlein nur sieben auf einen Streich. Sprich: Plus/minus sieben Informationseinheiten können wir kurz gut behalten, ab sieben wird die Trefferquote massig mieser. Dieses Sieben-Phänomen nennt man auch „Millersche Zahl", weil der Wissenschaftler George A. Miller in den 50er-Jahren in Harvard die so banale wie geniale Idee hatte, unterschiedlichen Probandinnen immer wieder Zahlen, Buchstaben und Töne zu präsentieren und diese dann abzufragen. Er kam zum Schluss: Die Kapazitätsgrenze des menschlichen Kurzzeitgedächtnisses liegt bei plus/minus sieben Informationseinheiten, auch „Chunks" genannt. Alles darüber kriegt das Kurzzeitgedächtnis mehr schlecht als recht hin. Über diese Forschungen schrieb er dann übrigens einen Artikel, der im Fachjournal „Psychological Review“ veröffentlicht wurde: *The Magical Number Seven, Plus or Minus Two.*[3] Bis heute wurde der Artikel 42.000-mal zitiert und gehört damit zu den meistzitierten Arbeiten in der Psychologie überhaupt – klingt für Sie jetzt vielleicht nach einer mittelmäßig spannenden Information, aber Zitieren ist die Währung der Wissenschaft und für die Forscherin das, was für die Fotografin das Verkaufen ihrer Bilder ist: Je mehr, desto besser.

Aber zurück zur magischen Zahl: Sieben Tage hat die Woche, sieben Todsünden die Menschheit, sieben Zwerge das Schneewittchen und sieben Meere die Welt. Zumindest sagt man das so. Aber ebenso wenig, wie die Welt sieben Meere* hat, scheint das mit den sieben „Informationseinheiten“ eine biologische Gesetzmäßigkeit zu sein – denn wie viel man sich merken kann, hängt in erster Linie von der Länge und Komplexität der „Informationseinheit“ und der persönlichen Relevanz, die man dieser „Informationseinheit“ beimisst, ab. Und wie komplex und interessant etwas ist, ist subjektiv. Die Zahlenreihe „19452002“ wäre beispielsweise jetzt vielleicht gerade noch so machbar, wenn Sie sie laut vor sich hinsagen und ein paar Runden in Ihrer phonologischen Schleife drehen lassen, aber recht lange würden Sie die acht beliebigen „Informationseinheiten“

* Auch wenn man historisch von sieben Weltmeeren spricht – wer nachzählt, kommt nur mit etwas Fantasie auf sieben Ozeane, wenn man etwa Nord- und Südatlantik als zwei Meere zählt. Nach Definition der Nationalen Ozean- und Atmosphärenbehörde der USA sind es fünf Ozeane.

dort nicht behalten können. Wenn Sie daraus aber einmal das Ende des Zweiten Weltkriegs (1945) und das Jahr, in dem Sie geheiratet haben (2002), machen, sind es plötzlich nicht mehr acht, sondern zwei „Informationseinheiten“, die Sie auch noch eine Viertelstunde später (vielleicht) geschickt zusammenstecken und abrufen können. Informationseinheiten sind also nicht zwingend fest definierte Größen wie eine Zahl, ein Buchstabe oder ein Ton, sondern variieren im Umfang und je nach individueller Wahrnehmung. Das war auch Miller schon klar, und viele andere Wissenschaftlerinnen nach ihm schlugen sich noch mit der „magischen Zahl“ bzw. der Definition von „Informationseinheiten“ rum. Der Wissenschaftler Nelson Cowan schraubte in einer ebenso häufig zitierten Arbeit 2001 die Kapazität des Kurzzeitgedächtnisses dann auf vier „Informationseinheiten“ runter und argumentierte, dass plus/minus sieben eher nur dann möglich sei, wenn die Probandinnen die Infos gruppieren würden (so wie bei der 1945- und 2002-Eselsbrücke). Er nannte seine Arbeit übrigens *The magical number 4 in short-term memory: A reconsideration of mental storage capacity.* Bevor wir uns jetzt komplett im Wissenschafts-Sudoku verlieren, sei festgehalten: Es ist eine Handvoll Informationen, aber nicht die gesamte Wocheneinkaufsliste oder die namibische Handynummer plus Vorwahl, die sich das Kurzzeitgedächtnis mal eben gut merken kann.

19542002 oder 1954 und 2002 – das, was wir eben gemacht haben, wird auch „Chunking“ genannt. Auf Deutsch kann man es „kreatives Gruppieren“ nennen. Was in Gedächtnis-

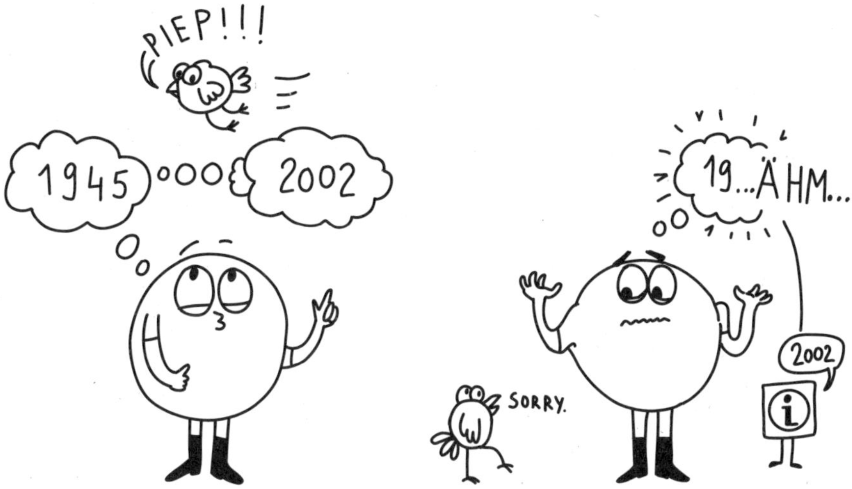

Lass dich nicht ablenken! Aufmerksamkeit ist der entscheidende Faktor im Merkprozess.

trainings gern als geniale Gedächtnisstrategie verkauft wird, baut auf dem einfachen Prinzip auf, dass lange, sinnentleerte Informationen schlechter behalten werden als kleinere, bedeutungsvolle Einheiten. Klingt logisch. Ist es auch. Kreatives Gruppieren nutzt die natürlichen Kapazitäten unseres Gehirns optimal aus. Also, immer schön zerlegen und gruppieren, was einem serviert wird!
Oft reicht das schon aus: Die Einkaufsliste kann man sich aufgeteilt in Kategorien wie Obst, Milchprodukte und Backwaren leichter merken. Auch den Vortrag, den wir halten müssen, teilen wir besser in merkbare Abschnitte mit Schlüsselthemen ein, anstatt den exakten Wortlaut auswendig zu lernen. Und bei abstrakten Informationen wie der Zahlenreihe einer Telefonnummer hilft es, die kleinen Häppchen mit persönlichen Ereignissen zu verbinden oder kreativ was zu erfinden, wenn's keins gibt. Und dann ein paarmal wiederholen, damit die kreative Gruppe auch wirklich hängen bleibt.

Apropos gut merken: Das Kurzzeitgedächtnis kann die paar Informationen überhaupt nur dann für einen Moment zwischenspeichern, wenn es sich bewusst darum bemüht und nicht abgelenkt wird. Aufmerksamkeit ist der entscheidende Faktor im Lernprozess: Sie entscheidet, welche Information weiterkommt und welche nicht. Fährt unsere Aufmerksamkeit gerade im Gedankenkarussell oder hängt sich ans erstbeste vorbeifliegende Vögelchen, fallen selbst wichtige oder einfache Dinge durch den Rost. Wir können die Handynummer vom Kooperationspartner im inneren Ohr nur wiederholen, bis wir einen Kuli zur Hand haben, wenn nicht der Kollege gleichzeitig ins Büro reinruft, dass es heute Knödel in der Mensa gibt, und wir kurz mal ans Mittagessen denken. Danach ist die Zahlenreihe entweder falsch oder futsch. Komplizierter wird es außerdem, wenn der Kooperationspartner Ihnen eine Zahlenfolge mit vielen gleichen Zahlen diktiert. Kennt man ja von der IBAN – am schlimmsten sind immer die ganzen Nullen in der Mitte.

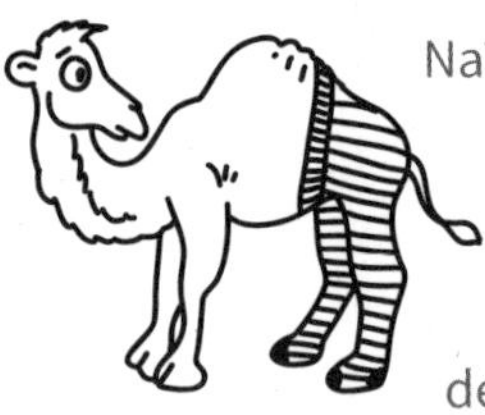

Na? Wissen Sie sie noch? Die Wörter vom Vorwort? KAMEL. KANAL. STRUMPFHOSE. Und so weiter. Rein statistisch gesehen haben Sie größere Schwierigkeiten beim unmittelbaren Abrufen der ersten beiden Wörter, denn die sind sich phonologisch ähnlich. Was sich lautähnlich ist, ist komplizierter zu merken, weil das Kurzzeitgedächtnis dann die Wörter eher durcheinanderbringt, allerdings nur, wenn sie sofort abgerufen werden sollen. Kamel, Kanal, Kamal, Kanel, irgendwas mit Ka-, aber waren es überhaupt zwei oder war es doch nur ein Wort mit Ka-? Hm. Auf jeden Fall war die Strumpfhose dabei. Der „phonologische Ähnlichkeitseffekt" macht das Erinnern allerdings nur dann schwieriger, wenn wir es *sofort* wiederholen müssen, wollen wir es etwas *später* abrufen, kann er paradoxerweise dazu führen, dass wir uns besser an die Wörter erinnern.[4] Kanal und Kamel! Die waren dabei! Aber was war jetzt nochmal das dritte Wort?

Neben der Quantität an Informationen, die das Kurzzeitgedächtnis behalten kann, haben Wissenschaftlerinnen auch schon viel Ehrgeiz in die Unterteilung des Kurzzeitgedächtnisses nach Art der Information und der Informationsverarbeitung gesteckt. Bis in die 70er teilte man das Gedächtnis schlicht in Kurzzeit- und Langzeitgedächtnis ein, aber das war über kurz oder lang natürlich etwas zu vereinfachend. Das fanden auch die beiden Psychologen Alan Baddeley und Graham Hitch, für die das Konzept eines einzigen Kurzzeitgedächtnisses zu kurz griff. 1974 warfen sie deswegen den Begriff und das Konzept des Arbeitsgedächtnisses in den Forschungsdiskurs. Wie wir oben bereits erfahren haben, ist das, was Baddeley und Hitch als Arbeitsgedächtnis bezeichneten, die Fähigkeit unseres Gedächtnisses, Informationen kurzfristig zu halten und gleichzeitig verarbeiten zu können. Ein Zwischenschritt sozusagen. Die Information ist nicht sofort weg und bleibt nicht für immer, aber sie wird für den unmittelbaren Moment gebraucht, und wir können damit ein bisschen jonglieren. Beim Kopfrechnen zum Beispiel, wenn wir 23 + 13 rechnen und erstmal kurz 33 abspeichern und dann 3 dazunehmen, beim Lesen, wenn wir die am Satzanfang gelesenen Wörter präsent halten, damit das Gelesene am Satzende noch einen Sinn ergibt, oder im Gespräch, wenn wir die vom Gegenüber gemachte Aussage kurz abspeichern, um gleich darauf einzugehen. Das Arbeitsgedächtnis hält für uns die Bälle in der Luft und ermöglicht es uns, unmittelbar auf unsere Umgebung zu reagieren.

Baddeley und Hitch identifizierten in ihrem Modell des Arbeitsgedächtnisses verschiedene Komponenten, die für unterschiedliche Arten der Informationsverarbeitung zuständig sind. Dazu gehören die bereits genannte „phonologische Schleife", aber auch der „visuell-räumliche Notizblock", die „zentrale Exekutive" und der etwas später hinzugekommene „episodische Puffer". Und das ist ja theoretisch alles ganz praktisch, um ein Framework für das Verständnis von Gedächtnisprozessen zu haben, ist aber praktisch halt sehr theoretisch. Und zwar erstens, weil dieses Modell – obwohl es schon die weiterentwickelte Variante ist – die Komplexität und Dynamik des Gedächtnisses als Prozess gezwungenermaßen noch immer vereinfacht, und zweitens, weil es trennt, was neurobiologisch nicht so klar zu trennen ist – denn den einzelnen „Speichern" entsprechen keine einzelnen, isolierten Hirnareale (mehr dazu aber im Kapitel „Team Hirn"). Inzwischen haben sich noch viele Wissenschaftlerinnen nach Baddeley und Hitch am Gedächtnis ausgetobt und neuere Modelle* entwickelt, die die Komplexität des menschlichen Gedächt-

* ... zu diesen neueren Gedächtnismodellen gehören zum Beispiel die „Theorie der dynamischen Gedächtnissysteme", das „Konnektionistische Modell", das „Mehrsysteme-Modell" und noch ein paar andere. Für die Theorie ganz nett, für den Alltag eher unwichtig.

nisses besser erfassen sollen. Und so ganz abgeschlossen ist dieser Forschungsprozess noch immer nicht, weil das Gedächtnis halt einfach sehr komplex ist. Für Otto Normalverbraucher ist das aber erstmal egal: Denn die Gedächtnismodelle sind für die Forschung zwar eine wichtige Grundlage, für den Hausgebrauch dann aber doch eher irrelevant. Den meisten Menschen ist nämlich ziemlich einerlei, wie man es nennt, was da mal wieder ausfällt, wenn man im Gespräch den Faden verliert. Und den meisten Menschen ist es auch eher egal, ob sie die Telefonnummer und die Einkaufsliste zwei Minuten später noch auswendig runterrattern können. Schön wäre aber, wenn man den Namen des Arbeitskollegen und den Termin bei der Optikerin nicht vergessen würde, obwohl man sich beides nirgends aufgeschrieben hat.

Die Gretchenfragen für den Gedächtnis-Hausgebrauch lautet daher für die meisten Menschen: Merke ich mir Dinge dauerhaft so schlecht, weil mein Kurzzeitgedächtnis sie nicht richtig ins Langzeitgedächtnis befördert? Und geht ein besseres Kurzzeitgedächtnis mit einem besseren Langzeitgedächtnis einher? Die Antwort lautet: Jein. Und das kommt daher, weil – wie wir gerade gesehen haben – die unterschiedlichen Gedächtnisarten zwar ineinandergreifen, aber doch auch eigenständige Funktionen haben. Ein hochkonzentriertes, starkes Arbeitsgedächtnis kann zwar dabei helfen, dass Informationen effektiver ins Langzeitgedächtnis befördert werden,

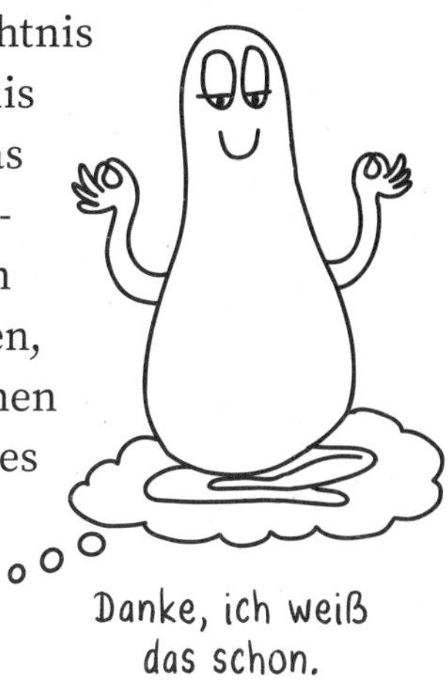

aber ein ausgezeichnetes Kurzzeitgedächtnis bedeutet nicht automatisch ein gutes Langzeitgedächtnis. Sprich: Wer die namibische Telefonnummer noch fünf Minuten später rückwärts runterrattern kann, kann trotzdem gerade zum dritten Mal den Namen des Babys der Arbeitskollegin vergessen haben. Die Fähigkeit, Informationen aus dem Kurzzeit- in das Langzeitgedächtnis zu überführen, beruht nämlich auf verschiedenen Faktoren wie der Art der Information, der persönlichen Relevanz, der emotionalen Beteiligung, der Wiederholung, den angewandten Gedächtnistechniken und wie gut es Ihnen überhaupt und allgemein heute so geht.

Das wissen Sie zwar schon, aber vergessen es immer wieder, wenn Sie sich über sich selbst ärgern, weil Sie ein Gesicht nicht zuordnen können, einen Namen vergessen haben oder Ihnen ein Wort nicht einfallen will. Dabei ist das Gedächtnis ein empfindliches Tierchen, das sofort darauf reagiert, wie gut wir geschlafen, wie schlecht wir gegessen, wie wenig wir uns bewegt haben und wie sehr wir mal wieder vom Leben gestresst sind. Während die meisten Menschen zwar Verständnis dafür aufbringen, dass unsere Muskeln nicht jeden Tag einen Marathon laufen können, setzen viele voraus, dass unser Hirn den „Wahrnehmen-Einspeichern-Abrufen"-Triathlon täglich problemlos abliefern kann. Kann es aber nicht. Unsere Intelligenz ist kein statisches, sondern ein fluides Konstrukt, das schnell mal irritiert mit Denk- und Erinnerungsfehlern auf Stressoren antwortet. Es reicht, Menschen die Hand in Eiswasser zu tauchen, und schon können sie einfache Rechnungen (zum Beispiel $3 + 2 = 5$) schlechter lösen und sich ein paar Wörter schlechter merken.[5] Unser Hirn ist wie unsere anderen Organe empfindsam für das, was um uns herum passiert, und will gewartet und gepflegt werden. Und bezüglich Wartung gibt's immerhin ein paar gute Nachrichten: Egal ob Kurz-, Arbeits- oder Langzeitgedächtnis, sie alle bestehen aus Zellen, die wiederum alle gleichermaßen von den gesunden Lebensstilfaktoren profitieren. Bevor wir diese im zweiten Teil des Buches vertiefen, schauen wir uns aber erst noch an, was mit den Informationen passiert, die es vom Kurzzeit- ins Langzeitgedächtnis schaffen.

Langzeitgedächtnis

Implizites Gedächtnis (nicht-deklarativ)

Wenn Sie denken, Sie denken nicht, dann denken Sie nur, Sie denken nicht, weil eigentlich denken wir immer. Sogar im Schlaf. Und auch bei den Dingen, die wir so gut können, dass wir sie quasi im Schlaf tun könnten, wie zum Beispiel Pipi ins Klo machen, den Einkauf in die Tasche packen, ein Brötchen mit Butter beschmieren oder uns die Haare mit einem Kamm kämmen. Irgendwann haben wir das aber erst lernen müssen, dass man Pipi ins Klo und nicht in die Tasche zu machen und die Butter aufs Brot und nicht in die Haare zu schmieren hat. Sobald wir diese Basics draufhatten, haben wir dann fortgeschrittenes Gedächtniszeug wie Sprechen, Lesen, Rechnen, Autofahren und Geigespielen gelernt, und nach unzähligen Wiederholungen war auch das nicht mehr schwer, sondern einfach. Und zwar so einfach, dass wir während des Denkens gar nicht mehr ans Denken denken müssen – und das verdanken wir unserem Gedächtnis. Das hat nämlich ein Faible fürs Faule: Automatisierte Abläufe sparen Energie und wortwörtlich Nerven, weil wir uns dabei nicht mehr so sehr anstrengen und aufmerksam mitdenken müssen. Dass wir uns nicht mehr so anstrengen müssen, liegt daran, dass alles, was zur Gewohnheit wird, in verfestigten Erinnerungsspuren abgespeichert wird, die den Neokortex und den Hippocampus entlasten, weil die Verarbeitung grob gesagt etwas tiefer ins Hirn, in die Basalganglien, rutscht (siehe „Team Hirn"). Die Basalganglien sind ein Grüppchen von Kernen, die wie die „bleiche Kugel" (Globus pallidus oder kurz einfach Pallidum) oder die „schwarze Substanz" (Substantia nigra) zum Großteil nach ihren Farben benannt sind und im Inneren des Hirns rumhängen. Zum Team implizites Gedächtnis gehören neben den Basalganglien noch das Kleinhirn und die motorischen und sensorischen Areale des Kortex. Eine höchsteffiziente kleine Hirntruppe, die alle unsere gewohnheitsmäßigen Kenntnisse einspeichert und abspielt. Helfen beim bewussten Einlernen noch mehrere Hirnareale wie beispielsweise der Frontal- oder Parietallappen mit, klinken sich diese Bereiche nach erfolgreichem Einlernen aus und übergeben an das kleine Implizit-Team. So sparen wir Zeit und Zellen! Das implizite Team ist der Macher im Gedächtnissystem: Da wird nicht mehr lange sinniert, wie man da jetzt am besten dreht, steht, kickt, tippt, wäscht, schneidet, rollt, kuppelt, tritt, beugt oder redet – da

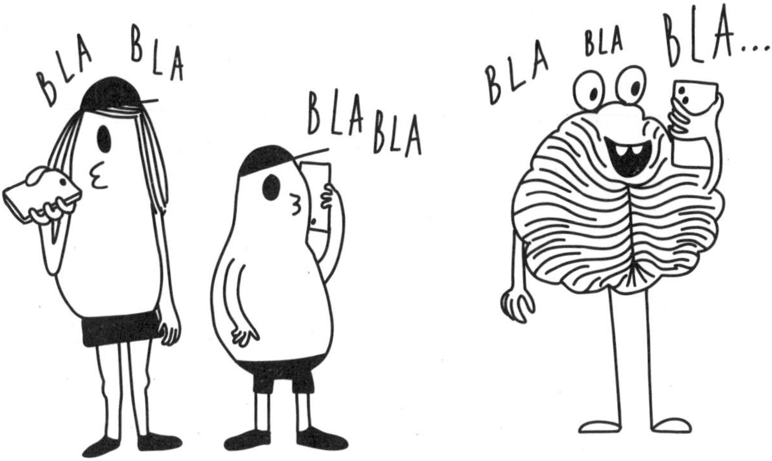

Gestatten, Team Implizit! Die Basalganglien und das Kleinhirn sind definitiv keine Overthinker und erledigen das Binden von Schuhen, das Klavierspielen und das Fahrradfahren, ohne lange zu überlegen. Dabei sind sie ständig im Austausch mit den motorischen und sensorischen Arealen des Neokortex.

wird getan. Und was getan wird, ist dabei zumeist nur schwer der Sprache zugänglich und beschreibbar.

Gewohnheiten sind fürs Gedächtnis, was spritsparend fahren fürs Auto ist. Sie sind praktisch, weil das Hirn zum einen weniger aktiv und aufmerksam sein muss und man zum anderen während des Anziehens auch noch daran denken kann, was man heute kochen könnte, wo es doch gestern schon Nudeln gegeben hat. Erst das Multitasking unserer unterschiedlichen Gedächtnissysteme ermöglicht es uns, in einer hochkomplexen Umwelt lustig lebensfähig zu bleiben. Wenn Sie sich jetzt denken, dass Zähneputzen und Butterbrotschmieren sowieso nicht viel Grips benötigen, dann probieren Sie es heute doch einfach mal mit der linken Hand (oder rechten, falls Linkshänderin). Und schwups, schon können Ihre Neurone nicht mehr vollständig auf verfestigte Automatismen zurückgreifen und müssen plötzlich wieder bewusst „denken", in welchem Winkel man jetzt den Backenzahn links unten am besten anpeilt und wie man schön gleichmäßig einbuttert, ohne von der Brotkante zu rutschen.

> Unser Gedächtnis liebt Routine und speichert unsere wichtigsten Verhaltensweisen als Gewohnheiten ab. Mit dieser Strategie werden uns die meisten Entscheidungen in unserem Alltag abgenommen und verlangen uns keine große Denkarbeit mehr ab: Müsli mit links oder rechts in die Schüssel schütten? Socke über den Kopf oder über den Fuß ziehen? Zuerst kuppeln oder schalten?

Das implizite Gedächtnis fristet ein vergleichsweise unspektakuläres Dasein, weil es für die langweiligen Radfahren-Schuhebinden-Scrollen-Tätigkeiten steht und man mit denen keinen Hund hinterm Ofen hervorlockt, während die expliziten Wow-schau-mal-was-ich-alles-weiß-und-erlebt-habe-Inhalte des deklarativen Gedächtnisses ein richtiger Partyknüller sind. Aber wie so oft ist der Underdog der eigentliche Star: Erstens werden die meisten unserer täglichen Handlungen aus dem impliziten Erfahrungsschatz gespeist, und zweitens gelingt uns der große geistige Wurf mit den expliziten Gedächtnisleistungen auch nur deswegen, weil das implizite Gedächtnis sein Fundament ist. Wir könnten auf der Dinnerparty erst gar nicht mit unserem Angeber-Faktenwissen über Usbekistan prahlen, wenn das implizite Gedächtnis nicht die 200 Muskeln koordinieren würde, damit wir „Taschkent" überhaupt aussprechen

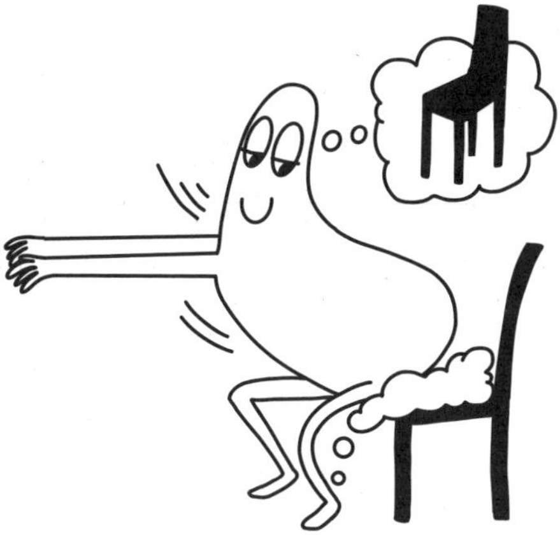

können. Und noch ein bisschen banaler: Wir hätten uns noch nicht mal auf den Stuhl setzen können, wenn unser implizites Gedächtnis ihn nicht in seiner Bedeutung und Funktion als Standardsitzgelegenheit der westlichen Kultur erkannt und die Knie im rechten Winkel gebeugt hätte, damit wir unseren Popo drauf parken können. Nichts, wirklich gar nichts wäre aus einem Immanuel Kant ohne sein implizites Gedächtnis geworden: Geschätzte 45 % (manche sagen sogar 50 %) aller Tätigkeiten, mit denen wir so unseren Tag verbringen, sind Gewohnheiten.[6] Müssten wir all diese Dinge ständig bewusst denken, es bliebe kein Platz mehr für die Kritik der reinen Vernunft. Keine Genialität ohne Banalität!

Das Tolle am impliziten Gedächtnis ist also, dass es wie ein alter Freund die Insider kennt und uns damit für unsere großen geistigen Ambitionen den Rücken freihält, aber das Blöde an unserem alten Freund ist, dass er mit seinem Insiderwissen recht unflexibel ist. Will heißen: Er kann zwar mit rechts essen, aber bei derselben Tätigkeit mit leicht veränderten Ausgangsbedingungen – weil man beispielsweise die linke statt die rechte Hand benutzen muss oder statt der Gabel Stäbchen nimmt –

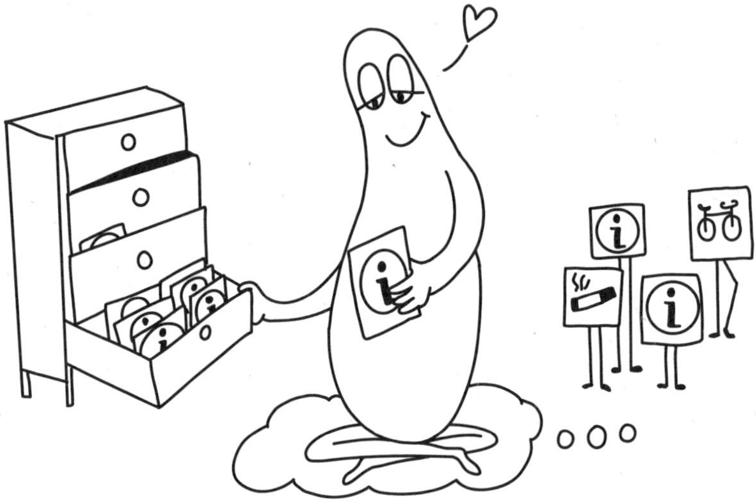

In Schubladen einsortieren kann das Langzeitgedächtnis gut! In Schubladen denken auch. Das ist dann zwar ziemlich effizient, aber nicht immer besonders intelligent.

stellt er sich blöd an. Besonders motorische Gedächtnisinhalte sind immer nur flüssig und reibungslos in den Zusammenhängen einsetzbar, in denen sie erworben wurden. Wird der Kontext verändert, stehen die Basalganglien wie der Ochs vorm Berg, und es muss der Rest vom Hirn wieder übernehmen und erstmal nachdenken.

Apropos Ochs vorm Berg, es sind leider nicht nur flinke Fertigkeiten, sondern auch fiese Vorurteile und Klischees, die unser alter Freund abspeichert und bei jeder Gelegenheit raushaut. Neben unschönen, aber nicht weiter schlimmen Angewohnheiten wie Nägelkauen finden sich beispielsweise auch negative Glaubenssätze und Rassismen im Unrat unseres impliziten Speicherbeckens. Das Ungute dabei ist, dass geistige Stereotype unverschämt in alle möglichen Kontexte reinflutschen und eine vereinfachte Typisierung der Welt vornehmen, die in den allermeisten Fällen schlicht falsch ist. Denn nicht nur das Tun, auch das Denken ist zum großen Teil von impliziten Inhalten abhängig. Prinzipiell ist das gut so, weil so ist ein Stuhl auch dann noch ein Stuhl, wenn er rosa und aufs Dach eines Autos gebunden ist. Geistige Schablonen erlauben es uns, die Welt schnell zu dechiffrieren. Sie werden aber dann zum Problem, wenn sie vereinfachen und verallgemeinern, wo es nicht mehr nur um Stühle, sondern um Menschen geht. Wenn Sie etwa glauben, dass Frauen schlechter Auto fahren als Männer oder dass People of Color gewaltbereiter sind als weiße Personen, dann sind Sie Opfer Ihrer Vorurteile, die sich (zumeist) unbemerkt über Mythen, Märchen und medialen Mist im Rahmen der Sozialisation in Ihr implizites Gedächtnis geschlichen haben. Das Schlechte ist, dass Stereotype auch unsere Interaktion mit den Menschen beeinflussen; das Positive ist, dass auch das implizite Gedächtnis nicht in Stein gemeißelt, sondern in plastischen Zell-Netzwerken gespeichert ist, die neu sortiert werden können.

Zusammengefasst ist das Gute an Gewohnheiten demnach, dass wir mit ihnen Hirnschmalz sparen, sie langfristig eingespeichert, verlässlich abrufbar und schwer wegzukriegen sind. Aber ähnlich wie mit dem Ehemann, bei dem uns ausgerechnet jene Charakterzüge, in die wir uns damals verliebt haben, heute regelmäßig zur Weißglut treiben, sind die guten Eigenschaften des impliziten Gedächtnisses gleichzeitig auch seine schlechtesten.

Unser Hirn ist ein großer Stratege beim Sparen: Neben Gewohnheiten, Routinen und verinnerlichten motorischen Abläufen gehören auch das Priming und die Konditionierung zu den Tricks des impliziten Spritsparens.

Explizites Gedächtnis (deklarativ)

Episodisches und semantisches Gedächtnis

„Wir können zweimal an den gleichen Ort, aber niemals an die gleiche Zeit", sagte der Astrophysiker Harald Lesch in einem Interview mal, und das stimmt natürlich. Und dann auch wieder nicht, weil unser Hirn zwei Sommer zurück und zwei nach vorne zappen kann, ohne natürlich den Rest vom Körper tatsächlich dorthin bringen zu können. Die gemeinhin wohl bekannteste Funktion unseres Gedächtnisses ist die private Zeitmaschinen-App: Augen zu, und zack ist wieder *Summer of '69* oder *Last Christmas*. Und auch ohne sich bewusst etwas in Erinnerung zu rufen, schnappt unser Gehirn gelegentlich (unbewusst) einen Hinweisreiz auf und teleportiert uns raus aus der Gegenwart in die Vergangenheit: Kurz mal eben in der Straßenbahn eine Kölnisch-Wasser-Note in die Nase bekommen, und zack steht unsere Oma wieder neben uns. Kurz mal eben auf dem Weg zum Supermarkt in eine Brünette gelaufen, die der blöden Nina, die uns immer gemobbt hat, zum Verwechseln ähnlich sieht, und zack klopft die PTBS* mit Puls auf 180 an.

---

* PTBS steht für „Posttraumatische Belastungsstörung".

Kurz Kölnisch Wasser in die Riechzellen bekommen und zwanzig Jahre zurück zur Oma gebeamt worden? Diesen Effekt, dass ein einzelner Geruch eine Erinnerung anknipst, nennt man auch „Madeleine-Effekt“. Madeleine steht in diesem Fall für den muschelförmigen Keks, den Marcel Proust als Ich-Erzähler in seinem Klassiker „Auf der Suche nach der verlorenen Zeit“ in Tee tunkt und dann ziemlich aus dem Häuschen ist, weil ihn der Geschmack gedanklich ins Dorf seiner Kindheit katapultiert. Auf Proustisch klingt das sehr poetisch, nämlich so: „In der Sekunde nun, als dieser mit dem Kuchengeschmack gemischte Schluck Tee meinen Gaumen berührte, zuckte ich zusammen und war wie gebannt durch etwas Ungewöhnliches, das sich in mir vollzog. Ein unerhörtes Glücksgefühl, das ganz für sich allein bestand und dessen Grund mir unbekannt blieb, hatte mich durchströmt. [...] Ich hatte aufgehört, mich mittelmäßig, zufallsbedingt, sterblich zu fühlen.“* Auf dass alle Gerüche und Geschmäcke unserer Kindheit, auf die wir gelegentlich stoßen, solche Glücksgefühle in uns auslösen mögen!

Dass wir Nina furchtbar finden und Oma furchtbar vermissen, verdanken wir unserem episodischen Gedächtnis, das Ereignisse aus unserem Leben abspeichert. Dieser Teil des expliziten Gedächtnisses, der unsere private Vita abheftet, wird auch „autobiographisches Gedächtnis“ genannt. Viel mehr noch aber, als Erlebtes einfach nur abzuheften und bei Bedarf bewusst oder unbewusst abzuspielen, ordnet das Gedächtnis unsere Erinnerungen wie Puzzlestücke auf der Zeitachse,**

* Der „Madeleine-Effekt“ heißt übrigens auch „Proust-Effekt“.

** ... es ordnet, aber es täuscht sich auch beim Ordnen. Mehr dazu in Kapitel „Vom Lernen, Erinnern und Vergessen“.

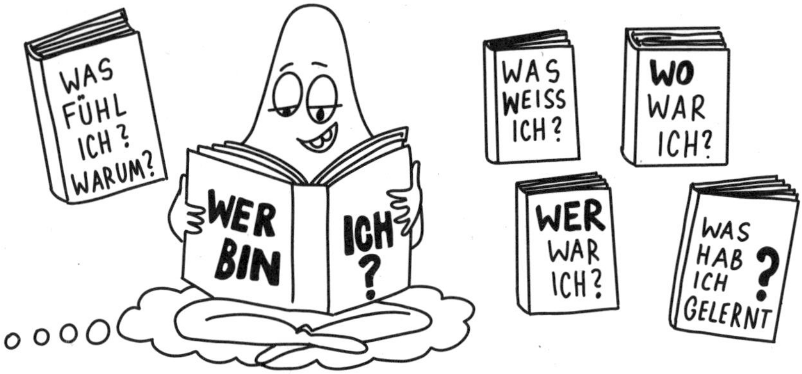
WAS FÜHL ICH? WARUM?
WER BIN ICH?
WAS WEISS ICH?
WO WAR ICH?
WER WAR ICH?
WAS HAB ICH GELERNT?

setzt sie miteinander in Verbindung und lässt damit in der Zusammenschau der einzelnen Erinnerungs-Puzzleteilchen ein hochkomplexes Bild entstehen: unsere Identität. Es sind unsere Erinnerungen, die die Geschichte unserer Person erzählen, und unser Selbstverständnis setzt sich aus diesen unseren Gedächtnisspuren zusammen. Wie mutig und lustig, traurig und einsam, witzig und cholerisch, fürsorglich und egoistisch, introvertiert und extrovertiert wir uns erzählen, verdanken wir unserem autobiographischen Gedächtnis. Aber nicht nur unser Wissen um unser Selbst, sondern auch unser Wissen um die Welt ist im expliziten Teil des Gedächtnisses gespeichert: Da stapeln sich das Allgemein- und Faktenwissen, das von unserer Person und unserem Leben unabhängig ist, im Fachjargon auch „semantisches Gedächtnis" genannt. Das explizite Gedächtnis ist mit seinen gezielt abrufbaren privaten und faktischen Inhalten praktisch für Kreuzworträtsel und unterhaltsam bei Klassentreffen, hat aber auch eine existenzielle Überlebensfunktion.

Als explizites Gedächtnis bezeichnen wir das Wissen um das eigene Selbst (das wird auch „episodisches" oder wahlweise „autobiographisches" Gedächtnis genannt) und das Wissen um die Welt (also unser Fakten- und Allgemeinwissen, das unabhängig von unserem Erleben besteht).

Denn alles, was wir erleben, gleicht unser Gehirn in Sekundenschnelle mit den Erfahrungswerten ab, die es bereits gesammelt hat, die wir mit und in der Welt gemacht haben. Damit stellt das Gedächtnis unseren Kompass, der uns mit Blick in die Vergangenheit in der Gegenwart erst handlungsfähig macht. Stellt der visuelle Kortex beispielsweise fest, dass das Auge auf elf Uhr gerade die sich nähernde Chefin eingefangen hat, beschließt das Gehirn nach einem raschen Abgleich der Jetzt-Situation mit den bisher gesammelten Erfahrungswerten, den rechten Zeigefinger besser mal schnell die Rezensionen für den Dampfgarer wegklicken und wieder die Excel-Tabelle öffnen zu lassen. Weil wir aber nicht alle dieselben Erfahrungen sammeln, kommen wir oft zu unterschiedlichen Schlüssen und reagieren anders.

„Großhirn an Auge: Wer hat da eben ‚Saufkopf' gesagt?"

Otto Waalkes

Das Gedächtnis gibt den rationalen Handlungsanweisungen auch gleich den emotionalen Beigeschmack. Mal schmeckt die Gegenwart bitter, mal süß – je nachdem, wie unser Gedächtnis eine Situation aufgrund der gemachten Erfahrungen emotional bewertet – und

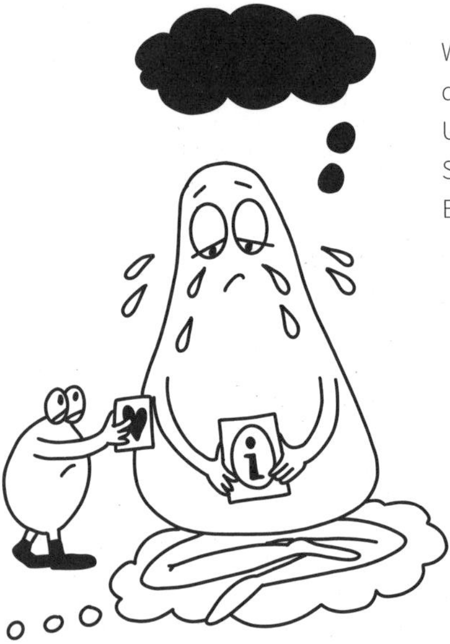

Wenn's einmal weh getan hat, tut's das vielleicht auch ein zweites Mal: Unser Langzeitgedächtnis bewertet Situationen aufgrund gemachter Erfahrungen.

deshalb kann sich ein und dieselbe Situation für zwei Menschen völlig unterschiedlich anfühlen. Das hat in erster Linie damit zu tun, dass autobiographisches Erleben immer mit einem emotionalen Qualitätsgefühl verbunden ist: Für die eine war Sportunterricht ein Traum, für die andere ein Trauma. Die eine freut sich auf Weihnachten, die andere bekommt schon zum ersten Advent Stresspickel. Dass wir dieselben Situationen unterschiedlich wahrnehmen, klingt irgendwie logisch, sorgt aber in Beziehungen regelmäßig für Knatsch, weil sie findet, dass er sich nicht genug Zeit für sie nimmt, und er meint, dass er sich wahnsinnig viel um sie bemüht.

Insgesamt ist die Vergangenheit also kein nostalgisches Hobby unseres Hirns, sondern existenziell für die Navigation durch die Gegenwart. Ohne unser Gedächtnis würden wir in einer bedeutungslosen Gegenwart der Impulsivität und Reflexe verschwinden und könnten privat keine Identität und kollektiv keine Kultur erschaffen. Sprich: Es ist tatsächlich gar nicht so sehr das Zurückschauen, sondern eher das Vorausdenken, für das uns die Götter das Gedächtnis geschenkt haben. Besser noch als jede Tarotkarte sieht unser Gedächtnis in die unmittelbare Zukunft und antizipiert: Tue ich A, folgt mit großer Wahrscheinlichkeit B. Wenn's blöd läuft, C. Eins, zwei oder drei, aus vielen Möglichkeiten wählt das Gedächtnis eine für uns aus, und zwar weniger aus Willkür, sondern weil es glaubt, nach Gutdünken und Gefühl das Beste zu machen.

Unser Hirn ist sogar so gut im Hellsehen, dass es beispielsweise in Gesprächen voraussehen kann, was unser Gegenüber gleich sagen wird. Sagen wir mal, Sie stehen gerade mit Ihrem Mann an der Kasse eines verschlafenen Kleinstadtkinos und es macht 16 Euro aus. Ihr Mann zückt einen Fünfziger, die Kassiererin fragt: „Haben Sie zufällig einen Zwanziger?" Ihr Mann erwidert: „Leider nein, ich habe es nicht kleiner." Und Sie sagen: „Ich kann gern auch mit Karte zahlen." Da haben Sie ganz schön viel hellgesehen: Rein statistisch hat nämliche jede der Pausen zwischen den Sätzen eine Fünftelsekunde (200 Millisekunden) gedauert, aber das ist aber eigentlich viel zu kurz für unser Gehirn, um zuzuhören, das Gesagte zu verarbeiten, eine Antwort zu überlegen und das Aussprechen der Antwort im Gehirn vorzubereiten. Dafür braucht es nämlich mindestens dreimal so lang, nämlich 600 Millisekunden.[7] Dass Sie trotzdem so schnell geantwortet haben, liegt daran, dass Sie schon am Anfang des Satzes, beim „Nei..."

wussten, was Ihr Mann gleich sagen wird, weswegen Ihr Hirn sogleich die EC-Karte als Lösung gezückt und auch sofort mit der Vorbereitung der Antwort begonnen hat. Es stimmt also schon irgendwie, wenn er Ihnen sagt, Sie würden ihm nie zuhören. Zumindest im Small Talk hören Sie ihm immer nur ein bisschen zu, den Rest antizipiert Ihr Gedächtnis für Sie – und er macht das genauso. Hätte es an der Kinokasse hingegen einen unerwartete Plot-Twist im Satz Ihres Mannes gegeben, weil er beispielsweise „Nein, aber ich habe zwei Zehner" gesagt hätte, dann hätten Sie Ihre ganze Sprachplanung vermutlich mit ein paar Stimmlauten oder Füllwörtern wie „Oh, ah, äh, gut!" ausgebremst. In banalen Interaktionen antizipiert unser Gedächtnis mit hoher Trefferquote und ermöglicht uns damit, Sprache gleichzeitig zu verstehen und zu planen. Wird's komplexer und geht über Gespräche hinaus, klappt das Vorhersehen natürlich nicht mehr so zuverlässig und man kann nur ahnen, was jetzt kommt, wenn man mal wieder den Hochzeitstag vergessen hat.

> „‚It's a poor sort of memory that only works backwards', says the White Queen to Alice." Lewis Carroll

Apropos Hochzeitstag, wo genau liegt der denn jetzt eigentlich im Hirn rum? Die Vermessung des Menschen war medizinhistorisch lange Zeit die Lieblingsbeschäftigung der Wissenschaftlerinnen. Hier befindet sich das Areal für die Sprache, dort für die Motorik – und wo stapeln sich jetzt der Hochzeitstag und die Einschulung? Ich sag's gleich: Wo bestimmte Inhalte liegen,

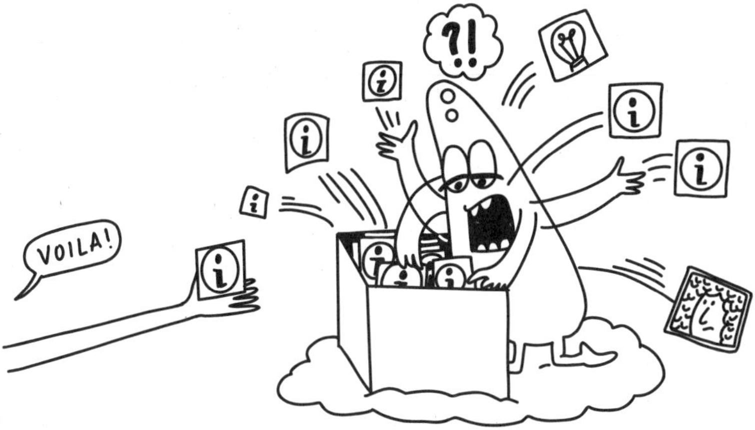

Ja, wo isses denn? Irgendwo auf dem Neokortex, aber manchmal dauert es ein bisschen, bis es das Langzeitgedächtnis hervorgekramt hat.

wissen wir nicht. Sie können im Gehirn nicht so genau lokalisiert werden, weil Gedächtnisspuren nicht wie Bücher in Regalen einsortiert, sondern als Aktivitätsmuster über viele Areale verteilt sind. Das schauen wir uns im nächsten Kapitel genauer an. Festhalten können wir aber, dass so wie für das implizite Gedächtnis auch für das explizite bestimmte Areale ganz besonders wichtig sind. Wenn wir Vergangenes erinnern und Zukünftiges planen, sind besonders der präfrontale Kortex, Teile des Temporallappens, das posteriore Cingulum, der Praecuneus und das „Seepferdchen" (aka der Hippocampus) aktiv. Sie alle sind aber nur Teamplayer, die in ein großes Ganzes eingebettet sind und stets im Austausch mit unterschiedlichen anderen Hirnregionen stehen, da die Inhalte – wie zum Beispiel der Hochzeitstag oder die Einschulung oder die Hauptstadt von Usbekistan – über den Neokortex verstreut sind.

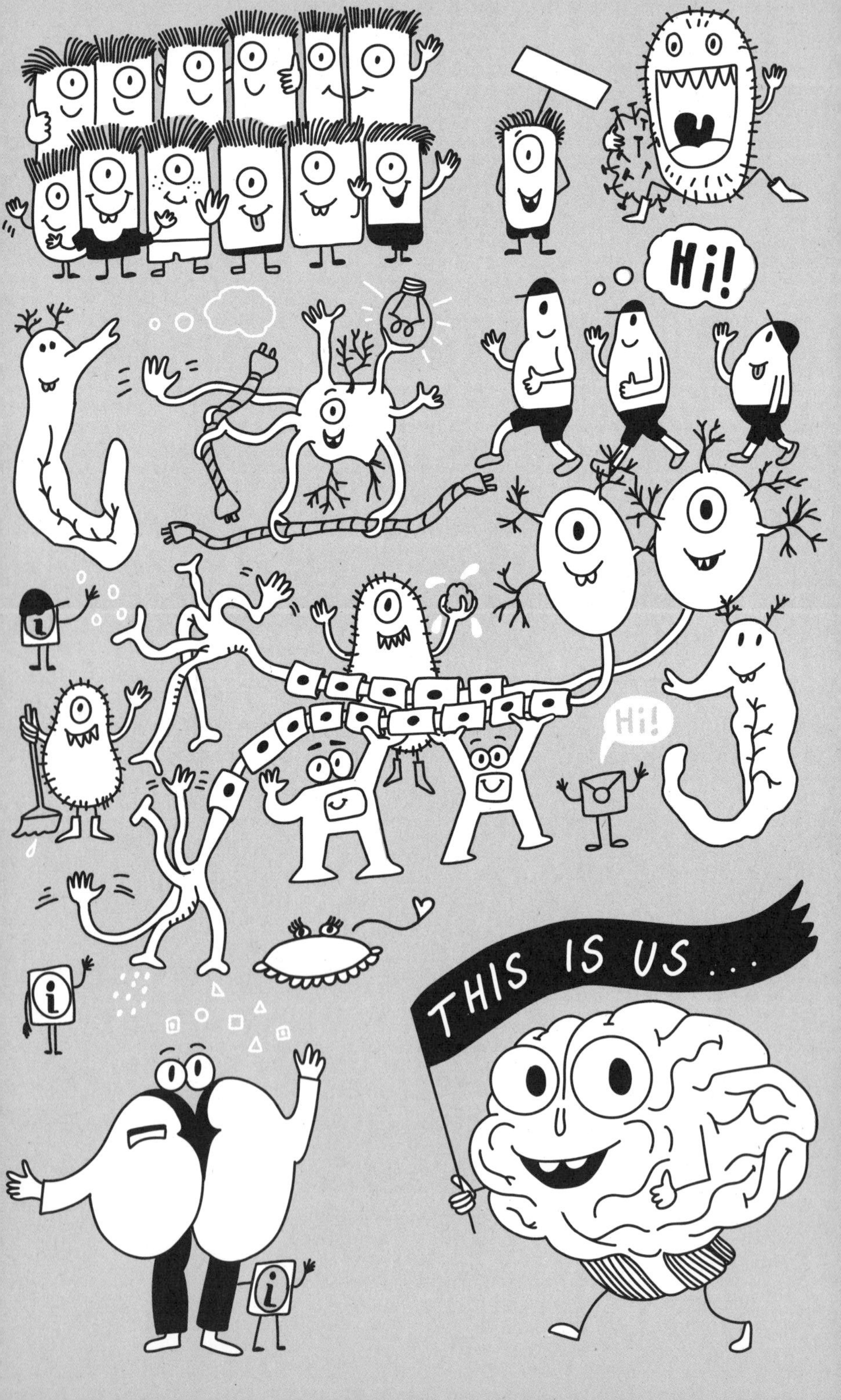
Hi!
Hi!
THIS IS US ...

Team Hirn

Kennen Sie die Zeichentrickserie „Es war einmal ... das Leben"*, die den Kindern der 80er und 90er die menschliche Anatomie näherbrachte? Das ist die Serie, in der der Mensch aus lauter vermenschlichten kleinen Zellen besteht: Die kleinen Männchen, die auf ihrem Rücken einen durchsichtigen Rucksack herumtragen, sind die roten Blutkörperchen mit dem geschulterten Sauerstoff, die uniformierten Polizisten mit Schlagstock, die auf die Bakterien eindreschen, sind die weißen Blutkörperchen, die Reinigungskolonne, die sich durch den Kreislauf putzt, sind die Fresszellen und das Gehirn ist – wie könnte es anders sein? – ein alter, weißer Mann. In Wirklichkeit ist das Hirn aber natürlich kein Mann, sondern eine Mannschaft. Einer allein ist nix, zusammen ist man mehr als die Summe seiner Hirnstrukturen: ein denkendes Wesen, das sich meist mehr oder minder vernünftig durchs Leben schlägt.

> „Steht nicht so rum wie die Kohlköpfe, die Lage ist ernst!"
>
> Hirn an Leukozyten in: „Es war einmal ... das Leben"

Apropos denken: Wo denkt man eigentlich was? Und ist die Kartierung vom Kontinent Hirn eigentlich schon vollständig abgeschlossen? Kurze Antwort: Nein, noch

---

* Im Original lautet der Titel der Serie „Il était une fois... la Vie". Die französische Serie ging 1986 *on air* und flimmerte in deutscher Sprache ab 1990 über die Bildschirme.

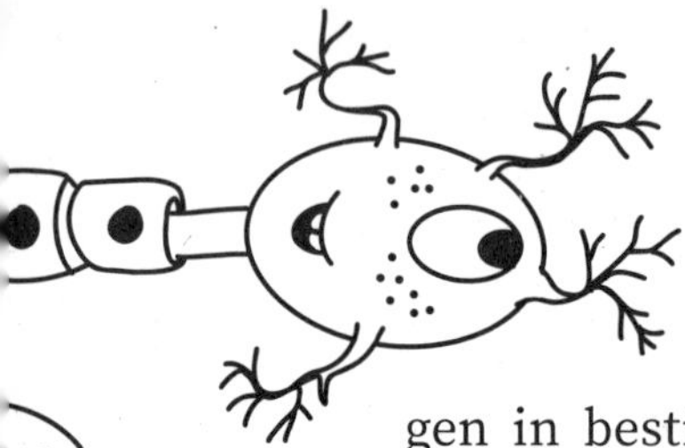

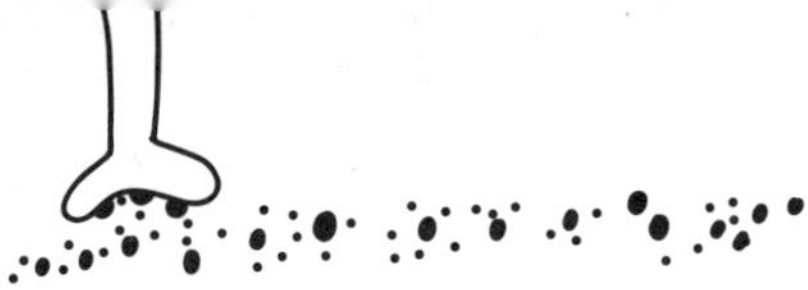

nicht. Als Wissenschaftlerinnen entdeckten, dass durch Verletzungen in bestimmten Hirnregionen bestimmte Fähigkeiten ausfallen, lag der Schluss nahe: Das Hirn ist eine Landkarte und unsere Fähigkeiten liegen in bestimmten Arealen. Ein Klassiker in der Medizingeschichte ist übrigens die Läsionsstudie an Phineas Gage, einem Eisenbahnarbeiter, der am 13. September 1848 zwecks Sprengung mit Schießpulver und einem Eisenrohr hantierte, dabei allerdings nicht ganz bei der Sache war. Bewährt sich ja eher selten, mit Schießpulver zu hantieren und nicht bei der Sache zu sein, und so auch in diesem Fall: Phineas jagte sich die Eisenstange versehentlich einmal quer durch den Kopf. Die drei Zentimeter dicke Eisenstange trat unter seinem linken Wangenknochen ein, oben aus der Schädeldecke wieder aus und landete zwanzig Meter weiter im Gebüsch. Ein glatter Durchschuss. Das war's dann auch mit Phineas, würde man meinen und meinten auch die anderen Eisenbahnbauerkollegen – er aber stand auf und sprach, obwohl man die halbe Faust in seinen Kopf hätte reinstecken können. Und er lebte weiter. Allerdings verlor Phineas sein linkes Auge und Teile seiner Persönlichkeit: Weil die Verbindungen zum präfrontalen Kortex geschädigt waren, wurde aus dem stillen, verlässlichen und pünktlichen Zeitgenossen ein cholerischer, impulsiver und kindischer Mann. Zunächst wegen Gages Kopf und noch anderen Köpfen, die durch Verletzungen verändert wurden, später dann durch elektrische Stimulation von Hirnarealen kamen Wissenschaftlerinnen zum Schluss: Dort sitzt dies und dort sitzt jenes. Die

Entwicklung der bildgebenden Verfahren (wie zum Beispiel der Magnetresonanztomographie, kurz MRT) brachte in den letzten Dekaden dann weitere Vorteile: Zum einen muss man jetzt zur Identifikation von Hirnfunktionen nicht mehr darauf warten, dass sich jemand eine Eisenstange durch den Kopf schießt, und zum anderen zeigen diese Methoden deutlich, dass bestimmte Hirnareale zwar besonders gut in einer Sache sind, aber auch noch viele andere Aufgaben übernehmen und insgesamt alles mit allem zusammenhängt.

Lokalisierungen von bestimmten Gebieten im Gehirn und die Zuschreibung bestimmter Fähigkeiten sind daher zwar verlockend, aber zumeist vereinfachend, weil sie die Komplexität der Interaktionen zwischen den Arealen vernachlässigen. Gerade was das Gedächtnis angeht, das so viele unterschiedliche Funktionen hat, können zwar bestimmte Areale für bestimmte Funktionen ausgemacht werden, sie kriegen das Denken aber nur in Zusammenarbeit mit anderen auf die Reihe. „Das Gedächtnis ist kein Ort, sondern ein Vorgang“, bringt der Neurobiologe Martin Korte das Problem rund um die Suche nach Gedächtnisfunktionen und Gedächtnisinhalten im Gehirn auf den Punkt.

Die wichtigsten Player bei diesem Vorgang wollen wir uns nun in einem kleinen Kopfspaziergang genauer anschauen.* Dabei hangeln wir uns von Hirnareal zu Hirnareal. Wir blicken auf die größeren, spezialisierten

* Es gibt neben den wichtigsten Playern fürs Gedächtnis natürlich noch andere Hirnareale, die wir aus Platzgründen und weil sie für das weitere Verständnis des Buches nicht wichtig sind, hier nicht vertiefen.

Hirnbereiche (zum Beispiel Neokortex und Hippocampus) und zoomen auch in die zellulären Bestandteile (zum Beispiel Neurone und Synapsen) dieses Gewebes rein. Unseren Spaziergang beginnen wir dort, wo man hinschaut, wenn man von außen auf das Gehirn schaut. Dieser äußere Bereich wird Hirnrinde genannt oder auch ...

Neokortex

Manche Dinge sind zu Unrecht in Verruf geraten. Das Konzept Nächstenliebe zum Beispiel oder das Konzept Falten. Dabei sind Falten phänomenale Bauelemente, ohne die wir wenig Raum für Ratio hätten. Aber der Reihe nach! „Lernst du heute wieder aus dem Buch mit der komischen Nuss?", fragte meine fünfjährige Tochter immer, wenn ich das Neurobiologiebuch anschleppte. Mit der „komischen Nuss" meinte sie den Neokortex. Das typische Oberflächenrelief unseres Oberstübchens eben, das man von außen sehen könnte, wenn man die Schädeldecke gelüftet und das Hirn in Formaldehyd getaucht hätte, damit es nicht wegsuppt.

Die komische Nuss haben wir relativ neu im Sortiment, sie ist quasi das Hirn-Upgrade wegen zu wenig Speicherplatz in den Vorgängerversionen. Als es unseren Vorläufermodellen nicht mehr reichte, ab und zu an einem Schachtelhalm zu kauen und wahlweise abzuhauen oder sich tot zu stellen, wenn ein Säbelzahntiger um die Ecke bog, rüstete das Hirn für Blockflöte, Quantenphysik und Spitzentanz auf. Dafür brauchte es

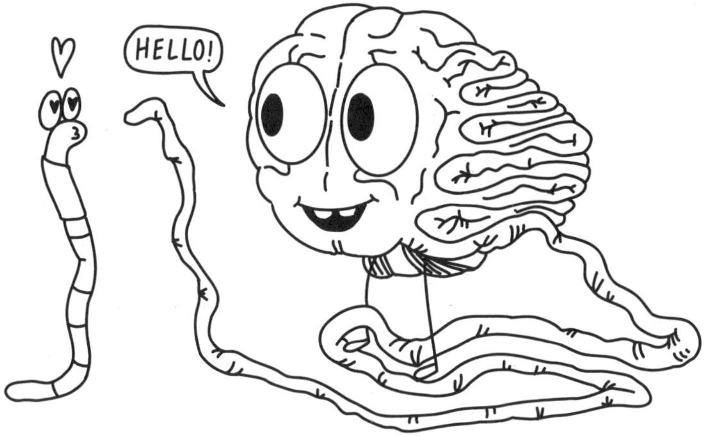

Vielleicht nicht das schönste, aber definitiv unser schlaustes Organ: unser Hirn mit seinem Neokortex

mehr Speicherfläche. Allerdings ist anzumerken, dass beim Hirn die Größe nichts über Performance aussagt – wie auch bei anderen (weniger intelligenten) Körperteilen. Denn dann wäre der Pottwal mit seinem 8-kg-Hirn der beste Quantenphysiker unter den Erdenwesen und wir wären mit unseren 1,3-kg-Hirnen nur ein Kilo schlauer als ein Schwein. Auch Männer mit ihren etwas schwereren Hirnen wären intelligenter als Frauen. Sind sie aber nicht,[8] weil es nicht die Masse ist, sondern die Kombination aus Hirngröße, (Neo-)Kortexdicke, Hirnwindungen, Zahl der Nervenzellen und Synapsen, die uns zur „Krone der Schöpfung" mit Hang zu niederen Trieben macht.

Ob der Neokortex jetzt aber 300 oder 500 Millionen Jahre alt ist und in welchen genauen Etappen er und der Rest des Hirns sich entwickelten, ist noch nicht so hundertprozentig klar, weil unsere Vorfahren ihre Hirne nicht kurz nach dem Abdanken in Formaldehyd eingetunkt haben und weiche Gewebeteile wie unser

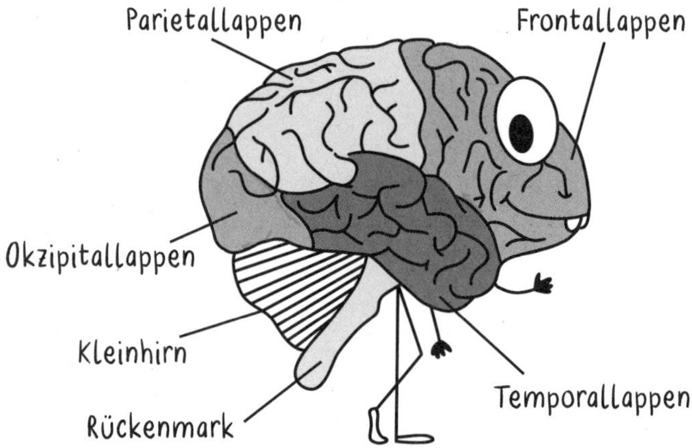

Gehirn zwar auch, aber nicht ganz so leicht fossilisieren wie beispielsweise Knochen.[9] Man geht aber relativ geschlossen davon aus, dass sich der sechsschichtige Neokortex aus dem dreischichtigen Kortex, wie ihn Reptilien haben, entwickelte und dass das irgendwann zwischen Trias und Juras passiert sein muss. Man sieht: Gut Ding braucht Weile. Und man sieht auch: Wir tragen alle immer noch ein bisschen „Jurassic Park" in uns, weil etwa der Hippocampus dreilagig (geblieben) ist.

Aber zurück zu den Falten: Unsere Entwicklung von der Empfängnis bis zur artgemäßen Endgestalt kann man sich (unter anderem) wie ein hochkomplexes Origami der Organe vorstellen. Da werden wir einmal ordentlich durchgefaltet, bis mehrere Meter Darm und mehrere Kilometer Nerven in 175 cm Mensch reinpassen. Wenn allein der Darm gestreckt in uns stecken würde, wären wir mindestens so groß wie ein Brachiosaurus und die Wohnungsnot in den Großstädten noch akuter. Aber wir sind von perfekter Größe, um nicht von einer Kuh zertreten zu werden oder täglich mehrere Exemplare davon verspeisen zu müssen, um auf die notwendigen Kalorien zu kommen. Evolutionsmäßig also alles richtig gemacht, vor allem im Hirn. Denn dass darin unsere ganze Welt Platz hat, die Gesichter und Namen von zig Menschen, das Aussehen und Erkennen von zig Objekten, alle unsere Erfahrungen, unsere Emotionen und unsere Persönlichkeitszüge, ist unter anderem den Falten zu verdanken, die wir auch „Hirnwindungen" oder „Gyri" nennen. Jede Falte ist ein kleiner Berg und zwischen den Bergen liegen bekanntlich Täler. Diese Hirntäler nennen wir „Sulci". Das kann man sich leicht merken, meine Tochter sagte immer „Gyros mit Sauce". Aber weder Sauce noch Suppe, sondern Synapsen und Neurone sind das Fundament unserer Hirnlandschaft. Diese kleinen Zellen sind die genialen Datenträger, die alle Gedächtnisinhalte für uns speichern und bei Anfrage in Echtzeit servieren. Farblich gesehen stimmt das mit den „grauen Zellen" übrigens, der Neokortex ist grau von den Neuronen und deren Zellkörpern, die er beherbergt. Die grauen Zellen wären allerdings nichts ohne die weißen Nervenfasern, die wie Kabel im Inneren des Gehirns durch millionenfache Verbindungen die Neuronen verschalten. Deswegen ist das Gehirn auch, wenn man es einmal längs durchschneidet, außenrum an den Falten eher grau und weiter innen, wo die Nervenfasern verlaufen, eher weiß.

Wo Runzeln sind, ist also mehr Oberfläche, und wo mehr Fläche ist, ist mehr Platz! Und zwar für 100 Milliarden Nervenzellen. Das klingt nach ganz schön viel und ist auch ganz schön raffiniert, aber selbst der am cleversten eingerichtete Platz ist irgendwann voll besetzt. Und was wäre denn dann, wenn Sie Ihre vielen Milliarden Nervenzellen schon verballert hätten mit sinnlosem Scrollen durch Ihren Facebook-Feed, unnützem Wissen, seltsamen Gerüchen, schlechten Filmen, übermäßigem Alkoholkonsum in jungen Jahren und dem schlechten Schlaf nach der Scheidung? Ist dann gedächtnismäßig Schicht im Schacht und absolut aussichtslos, sich zu merken, wie die neue Kollegin heißt und wo im Supermarkt neuerdings die Kichererbsen stehen? Good news: Nein, können Sie trotzdem! Weil sich die Natur neben Runzeln noch einen weiteren raffinierten Kniff zur Sicherung Ihrer Daten ausgedacht hat. Dazu müssen wir jetzt ein bisschen weiter ins Hirn hineinzoomen, vom faltigen Oberflächenrelief rein in dessen Bestandteile, zu den …

Nervenzellen und Synapsen

Eine Schwalbe macht noch keinen Sommer, eine Synapse noch kein Hirn, und der ganze Mensch fällt nur wegen des zellulären Teamspirits nicht von Kopf bis Fuß auseinander. Zellen sind ultimative Teamplayer und im Team so gut, dass sie mehr als die Summe ihrer Einzelteile sind und einen atmenden, herumspazierenden, verdauenden und denkenden Menschen ergeben. Das Wort „Zellen“ kommt übrigens von „cellula“ und bedeutet so viel wie „Kämmerchen“ oder „Schachtel“. Diese Schachteln sind bekanntlich die universalen Grundeinheiten, aus denen alles Lebendige wie Menschen, Meerschweinchen und Mandarinen zusammengebaut sind.

Die Basisversion Zelle kommt in unterschiedlichen Ausführungen – beim Menschen sind das etwa 400 unterschiedliche Modelle, die wie modulare Bausteine zusammengesetzt einen Bizeps, einen Frontallappen oder einen Dickdarm ergeben. Bei einem 1,76 cm großen und 70 kg schweren Mann sind es circa 36 Billionen Zellen, bei einer 162 cm großen und 60 kg schweren Frau in etwa 28 Billionen Zellen, die im ganzen Körper verbaut werden. Und wie schon erwähnt: Mehr heißt nicht schlauer, weil Muskelzellen sind bekanntlich nur mittelmäßig in Mathe.[10] Zu den körpereigenen Zellen kommen dann noch die ganzen anderen hinzu, die so auf und in uns herumwuseln, wie Bakterien, Viren und Pilze. Sollten Sie sich also manchmal alleine fühlen: Sie sind es nie, da sitzt immer wer in Ihrer Harnröhre oder Achselhöhle!

Die zellulären Schachteln schauen unterschiedlich aus und haben unterschiedliche Talente, aber sie teilen sich einige bauliche Gemeinsamkeiten: Sie bestehen aus einem Zellkern (aka Nukleus), und dieser Zellkern steckt in einer gallertartigen Flüssigkeit (aka Zytoplasma), welche wiederum in der Zellmembran steckt, die alles umgibt. Neben dem Zellkern gibt es noch andere kleine Organe (aka Organellen), die im Zytoplasma sind, wie zum Beispiel die Ribosomen, der Golgi-Apparat, das endoplasmatische Retikulum, die Mitochondrien, die Lysosomen, die alle unterschiedliche Aufgaben erfüllen, etwa Proteine stricken, Proteine zu Päckchen verpacken oder Eindringlinge auffressen. Wenn Sie jetzt ein leises Stöhnen und einen aufsteigenden Buchwegwerf-Reflex kaum unterdrücken können, weil das Wort

„Zellmembran“ Sie an lähmend langweilige Lernstunden erinnert, dann haben Sie ein praktisches Beispiel dafür, warum es gedächtnismäßig maximal mittelfristig funktioniert, Pubertierende um halb sieben Uhr zu wecken und sie in eine schlecht beheizte Klasse zu schlecht gelaunten Lehrerinnen zu stecken. Vielleicht hatten Sie aber auch eine rührige Biologielehrerin und müssen heute noch jedes Mal an die Osmose denken, wenn Sie ein Gummibärchen sehen, weil Sie es damals im Biounterricht in Zuckerwasser wachsen und in Salzwasser schrumpfen ließen. Dann haben Sie ein praktisches Beispiel dafür, dass oft weniger der Inhalt als die Form der Präsentation dafür ausschlaggebend ist, wie viel bei uns auf dem Neokortex ankommt (mehr dazu im Kapitel „Vom Lernen, Erinnern und Vergessen“).

Aber zurück zur Zelle: Die besonderen Zellen in unserem Hirn nennen wir Neurone. Sie sind die zellulären Grundbausteine unseres Denkens und damit die Speicherträger unseres Gedächtnisses. Ein Neuron = eine Information, könnte man glauben und glaubten auch einige. Die Theorie, dass eine Information wie zum Beispiel Ihre Großmutter von einem Ihrer Neurone gespeichert wird und jenes Neuron dann, wenn die Omi ins Blickfeld tritt, aktiv wird, wird „Großmutter-Neuron“ genannt. Weil der Platz auf dem Neokortex zwar groß, aber nicht unendlich ist und weil die Omi weg wäre, wenn man das Großmutter-Neuron nach einem durchsoffenen Wochenende verlöre, liegt der zweite Speichertrick neben dem Falten im Verschalten: Nicht ein Neuron, sondern ein Netzwerk aus Neuronen speichert Informationen ab.

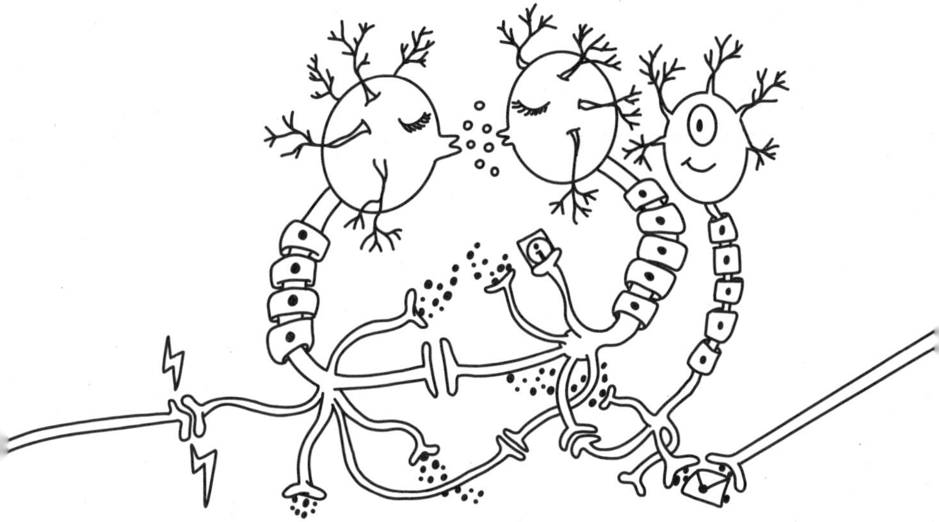

Schon in Mamas Bauch bilden sich Milliarden von Neuronen und Synapsen in unserem Hirn, und während der ersten Zeit außerhalb der Gebärmutter gibt's ein veritables Feuerwerk in unserem Schädel: Da schießen die Synapsen nur so raus! Diese kritische Periode ist entscheidend, und lange Zeit dachte man, das wär's dann auch, mehr wird's nicht mehr an Neuronen und Synapsen. Aber stimmt nicht! Neue Neuronen und Synapsen werden in bestimmten Hirnarealen auch noch im Erwachsenenalter gebildet. Diese Fähigkeit des Gehirns zur Regeneration, Reorganisation und steten Weiterentwicklung nennt man „Plastizität".

Man kann sich Lernen tatsächlich wie ein Sich-die-Hand-Geben zwischen Nervenzellen vorstellen, die sich verbinden, um gemeinsam eine Information abzuspeichern.* Da raufen sich ein paar Nervenzellen zusammen

* Diesem Sich-die-Hand-Geben liegen unterschiedliche neurobiologische Prozesse zugrunde, die wir uns in den nächsten Kapiteln genauer anschauen.

und sagen: „Hey, lass uns mal den Satz des Pythagoras oder die Angst vor Spinnen abspeichern.“ Wissenschaftlich nennt man diese Handreichung „Langzeitpotenzierung“. Nervenzellen verbinden sich über ihre kleinen Ärmchen, die sogenannten Dendriten und Axone. Die einen bekommen Infos rein, die anderen schicken Infos weiter. Diese Arbeitsteilung kennt man auch von den Arterien und den Venen: Die einen sind für die ankommende Post und die anderen für die ausgehende zuständig. Analog dazu sind bei den Nervenzellen die Dendriten für die ankommenden Reize zuständig, sie nehmen sozusagen die Post entgegen, und rausschicken tut sie dann das Axon. Von den Dendriten gibt es in jeder Nervenzelle viele kurze, vom Axon jedoch (meistens) nur ein einziges langes: Reinlassen tun viele, austeilen tut nur einer, und nichts – weder reinlassen noch austeilen – könnten die Dendriten und Axone ohne ihre Synapsen, die sich an ihren Enden befinden. Synapsen sind die kleinen Pförtner, die an den Kontaktstellen zwischen den Nervenzellen sitzen und die Türchen für die ein- und ausgehende Post aufmachen.

In der Trickkiste der Evolution ist das Imitieren *der* Klassiker unter den Lernprozessen. Einfach mal nachmachen ist simpel und sicher: Erstens muss man sich nicht selbst was ausdenken und zweitens hat man ein geringeres Risiko, vom Säbelzahntiger gefressen zu werden, wenn man sich unauffällig angepasst inmitten der eigenen Spezies verhält, als wenn man Rad schlagend durch die Schachtelhalme springt. Kinder lernen noch immer besser durch Imitation als beispielsweise durch Worte. Da sagt man ihnen tausendmal, dass sie nicht mit vollem Mund reden sollen, und wundert sich, dass sie nicht darauf hören, wo man selbst gerade den halben Brokkoli über den Tisch gespuckt hat. Aus der Wissenschaft wissen wir: Schon Säuglinge imitieren Verhalten. Kinder tun das nicht, weil sie uns ärgern, sondern weil sie alles richtig machen wollen. In ihrem kindlichen Versuch, sozialen Normen zu folgen, übernehmen sie allerdings blöderweise auch blödsinniges Verhalten ihrer erwachsenen Umwelt.

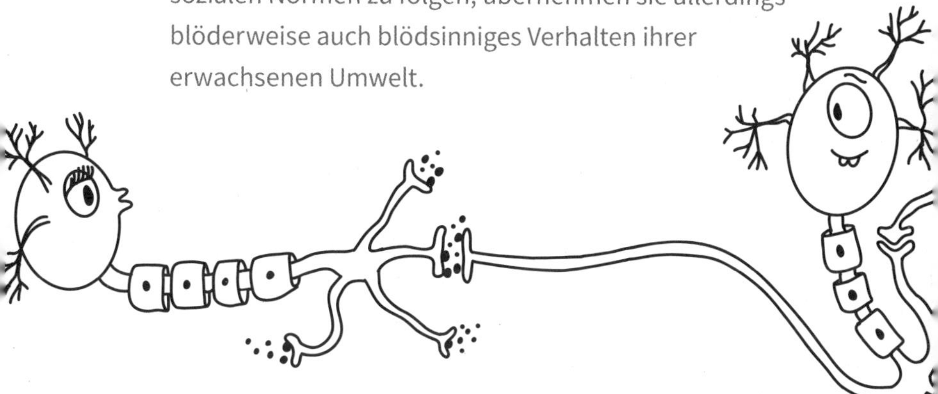

Um gemeinsame Sache zu machen und etwa den Satz des Pythagoras abzuspeichern, docken ein paar Nervenzellen mit ihren Synapsen aneinander an. Die sexy Synapsen sind schnell mal für ein Date zu begeistern, haben aber wie unser Ex massive Bindungsängste und wachsen deswegen nicht einfach zusammen, sondern halten immer ein superkleines bisschen Abstand zueinander, nämlich im Schnitt 20–30 Nanometer (nm). Zum Vergleich: Ein Haar ist ungefähr 70.000 nm dick. Diesen Mein-Tanzbereich-dein-Tanzbereich-Abstand halten die Synapsen, damit sie flexibel bleiben für Dates mit anderen Neuronen. Klingt eher unromantisch und auch irgendwie umständlich, weil jetzt die Information ja über einen Spalt weitergereicht werden muss und nicht einfach wie bei einer Stromleitung auf direktem Wege durchflutschen kann. Dies ist aber neben dem Falten und Verschalten ein weiterer Trick unseres Gehirns, um immer wieder neue Infos einspeichern zu können. Würden die Nervenzellen zusammenwachsen, um den Satz des Pythagoras einzuspeichern, wäre das zwar eine stabilere, aber eben auch endgültige Verbindung, weil Zusammengewachsenes nur schwer oder gar nicht zu trennen ginge. So aber bleiben sie flexibel, und wenn wir den Satz des Pythagoras jahrelang nicht mehr abrufen, dann trennen sich einige der Synapsen von ihren Partnerinnen, um neue Verbindungen einzugehen und dafür zum Beispiel den Weg zur neuen Arbeitsstelle abzuspeichern. Dass sich Synapsen ganz ohne Drama auseinanderleben und alte Bindungen aufgeben, konnte der Neurowissenschaftler Michael Merzenich schon in den 80ern aufzeigen, als er Affen ein paar Finger amputierte. Die Hirnareale, die für diese Finger zuständig waren, schulten dann aufgrund von Arbeitslosigkeit einfach auf andere Jobs um und übernahmen die Koordination der verbliebenen Nachbarfinger.[11] Diese Fähigkeit unseres Gehirns, sich umzuorganisieren, nennt man „Neuroplastizität“, und das Gute ist: Sie müssen sich nichts amputieren, um ihre Synapsen umzuorganisieren, das geht auch einfacher (mehr dazu im Kapitel „Vom Lernen, Erinnern und Vergessen“).

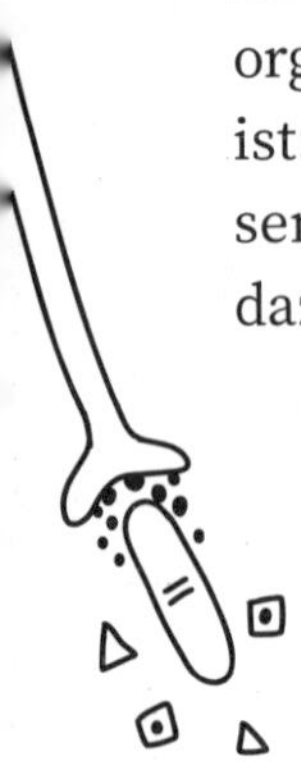

Der winzige Platz zwischen den Neuronen ist übrigens nicht nur die Bühne fürs Lernen und Erinnern, sondern auch der Ort, wo Medikamente wie die häufig verschriebene Gruppe der Antidepressiva aus der Gruppe der SSRIs (*Selective Serotonin*

Reuptake Inhibitors) eingeschleust werden können. Die SSRIs machen eigentlich gar nicht viel, sondern sorgen in erster Linie dafür, dass andere nichts mehr machen können: Sie behindern die Putzkolonne beim Abbau der Neurotransmitter im synaptischen Spalt. Das führt dann zu einer verstärkten Wirkung der Neurotransmitter, insbesondere von Serotonin und Noradrenalin, da sie länger an den Rezeptoren der empfangenden Nervenzelle andocken können.

#Superhirn: Wie Lernen unser Gehirn verändert

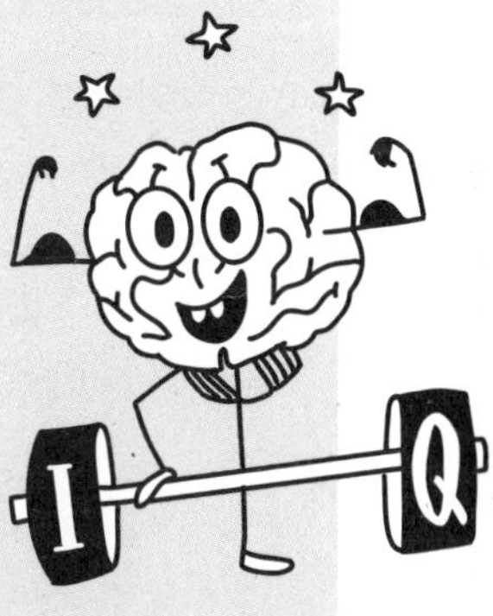

Lernen verändert unser Gehirn. Vergessen verändert unser Gehirn. Und sogar das Erinnern selbst verändert unser Gehirn (mehr dazu im Kapitel „Wie Erinnerungen sich verändern“). Und zwar so, dass wir mit einem hochspezialisierten Mikroskop diese Veränderungen tatsächlich auch sehen könnten. Diese Umbauarbeiten im Hirn nennen sich …

Langzeitpotenzierung: Klingt stark, ist es auch. Langzeitpotenzierung, in Fachkreisen gern mit LTP abgekürzt, beschreibt das Phänomen, dass sich Verbindungen zwischen unseren Neuronen bilden, wenn wir eine Information abspeichern. Und richtig potent wird die Verbindung, je öfter wir sie aktivieren. Kennt man ja aus der Schule von Goethes „Zauberlehrling“, den wir uns mit zig Wiederholungen immer und immer wieder in unsere Neurone eingepflegt haben. „What fires together, wires together", sagt man dazu in der Gedächtnisforschung auch, und das bedeutet: Je häufiger wir eine Information abrufen, desto stärker wird sie in ihrem neuronalen Netzwerk verankert. Aber aus unserer Schulzeit wissen wir auch, dass das Gegenteil passieren kann, wenn wir etwas länger nicht mehr abrufen. Und das nennt man dann ...

Langzeitdepression, auch LTD. Weil alles rausmuss aus dem Oberstübchen, was nicht gebraucht wird! Auch dafür haben wir Wissenschaftlerinnen einen coolen Kalenderspruch, nämlich: „Use it or lose it!" Werden Informationen wie „Der Zauberlehrling" weniger häufig verwendet, baut sie unser Gedächtnis wieder ab, um Ressourcen für andere Erinnerungen freizugeben. Manchmal sind aber trotzdem ein paar Fetzen vom „Walle! Walle!" auch noch nach Jahren abrufbar, weil Informationen nicht an einem einzigen Ort im Gehirn gespeichert werden, und selbst wenn einige Verbindungen abgebaut werden, bleiben andere bruchstückhaft erhalten. Was genau wir sowohl bei der LTP als auch bei der LTD in unserem hochspezialisierten Mikroskop sehen würden, nennt sich ...

synaptische Plastizität, denn an den kleinen Verbindungsstellen spielt sich die ganze Umbauarbeit während des Lernens und Vergessens ab. Plastisch zu sein, bedeutet im Falle unserer Hirnzellen, dass sie auf Veränderungen unserer Umwelt reagieren, neue synaptische Verbindungen bauen, sie stärken oder abbauen können. Synaptische Plastizität ist also genau genommen *der* Mechanismus, der es uns ermöglicht, smart bis zum Sarg zu bleiben. Wir können immer weiter Neues lernen und immer weiter neue Erinnerungen bilden, solange wir neue synaptische Verbindungen bauen können. Und sofern wir nicht krank werden, können wir das bis zum Schluss. Aber was ist eigentlich mit den Trägern der Synapsen, den Neuronen selbst? Können die auch nachwachsen? Jein. Das Konzept der ...

Neurogenese ist zwar nicht auf das Fötus-, Baby- und Kindesalter beschränkt, wie man lange glaubte, sondern findet auch noch im erwachsenen Hirn statt, allerdings nicht in allen Arealen. Aber günstigerweise geschieht sie genau dort, wo unser Gedächtnis dringend Neurone braucht, nämlich im Hippocampus! Was für ein Glück, dass dort Neurone gebildet werden können, und zwar bis ins hohe Alter.[12]

Was Hänschen nicht lernt, lernt Hans nimmermehr? Faule Ausrede! Die Fähigkeit unserer Neurone und Synapsen, sich umzuorganisieren und immer wieder neue Infos zu speichern, ist theoretisch endlos. Die Plastizität unseres Hirns ist das Versprechen, dass wir, egal wie alt wir sind, immer die Möglichkeit haben, zu wachsen, zu lernen und uns weiterzuentwickeln.

Aber zurück zur klitzekleinen Lücke zwischen den Kontaktstellen: Die paar Nanometer Distanz zwischen den Synapsen nennt man „synaptischen Spalt“ und die Information muss durch diesen Spalt geschleust werden, damit sie von einer Nervenzelle zur nächsten kommt. Das lösen die Synapsen elegant, indem sie sich durch den Spalt gegenseitig chemische Botschaften zuschleusen, die sogenannten Neurotransmitter (siehe nächstes Kapitel). Die speichern sie in kleinen Büchsen, den sogenannten Vesikeln, und wenn die eine Nervenzelle der anderen etwas sagen möchte, schüttet sie ihre Büchsen aus. Man kann sich das ein bisschen so vorstellen, als würden die Neurone den Satz des Pythagoras oder die Angst vor Spinnen in Briefchen (aka Botenstoffe) schreiben, die sie sich gegenseitig zustecken.

Damit aber nicht ein Eilbrief einer anderen Erinnerung dazwischenfunkt und uns anstatt des Satzes des Pythagoras „Der Zauberlehrling" von Goethe einfällt, wirken die Neurotransmitter wie Schlüssel, die genau in die Rezeptoren der empfangenden Nervenzelle passen. Dieses Schlüssel-Schloss-Prinzip verhindert, dass wer reingrätscht, der da eigentlich nichts verloren hat. Wenn also beispielsweise der Satz des Pythagoras abgerufen wird, erfolgt dies durch die koordinierte Freisetzung von Neurotransmittern, die eine Sequenz von im Lernprozess miteinander verbundenen Nervenzellen aktivieren. Ist die Info weitergeleitet, kommt eine Reinigungskolonne in Form von Enzymen und putzt die Neurotransmitter weg, damit der Spalt wieder sauber für neue Briefchen ist und keine alten doppelt und dreifach gelesen werden.

Dieser Minispalt zwischen unseren Nervenzellen ist also die Bühne, auf der sich Lernen und Erinnern abspielen. Und die Neurotransmitter sind, wenn man so will, das neuronale Korrelat unserer Gedanken. Ja, das ist richtig: Ihre Angst vor Spinnen und Ihr Liebeskummer sind nicht mehr als biochemische Stoffe, die Ihre Nervenzellen aus kleinen Büchsen in Ihrem Kopf lustig hin und her schütten und Sie damit in den Wahnsinn treiben. Den Inhalt dieser Büchsen wollen wir uns jetzt ein bisschen genauer anschauen, weil nichts würde in unserem Kopf arbeiten können ohne die ...

Neurotransmitter

„Jeder Tag ist eine Note, auch wenn du sie nicht spielst. Sie wird deine Ouvertüre, sie wird so, wie du dich fühlst. Mal zu grell, mal zu schnell, manchmal sitzt jeder Ton. Auch wenn du es nicht fühlst, du schreibst grad deinen Song“, singt Olli Schulz. Aus wissenschaftlicher Sicht wäre hinzuzufügen: Die Höhen- und Bassregler für unseren Song sind die Neurotransmitter in unserem Köpfchen. Stimmt die Chemie, wird's ein Hit, stimmt sie nicht, können ganz schön schräge Töne aus unserer Kiste kommen. Serotonin, Dopamin, Acetylcholin, Gamma-Aminobuttersäure, Histamin, Endorphine, Substanz P, Oxytocin, Glutamat, Vasopressin, Adrenalin*, Noradrenalin und noch ein paar andere Stoffe dirigieren unsere Gedanken, Emotionen und Handlungen. Und je nachdem, wer gerade die erste Geige spielt, klingt's mal eher nach Dur oder Moll. Dass Dopamin und Serotonin für gute Stimmung sorgen, Adrenalin irgendwas mit Stress zu tun hat und die

* Hä? Wie jetzt – Neurotransmitter? Adrenalin ist doch ein Hormon, oder? Und Oxytocin auch, das ist doch dieses Kuscheldings? Ja, auch. Einige Stoffe wie Adrenalin (auch Epinephrin genannt) fungieren sowohl als Hormon als auch als Neurotransmitter, abhängig von ihrem Ursprungsort und ihrer Funktion im Körper.

Substanz P irgendwie mit Schmerz* in Verbindung steht, wissen Sie vielleicht schon. Aber ebenso wie es Glückstransmitter, Stresstransmitter und Schmerztransmitter gibt, gibt es einen Stoff, der besonders wichtig für die Gedächtnisbildung ist: Acetylcholin.

> Nicht jeder Transmitter kann in jeder Nervenzelle wirken, sondern nur dort, wo die Zelle die passenden Rezeptoren für den Stoff hat. Acetylcholin kann beispielsweise auf „cholinerge" Nervenzellen wirken, während Glutamat nur mit „glutamatergen" Zellen arbeiten kann.

Acetylcholin war der erste Transmitter, der entdeckt wurde, und zwar in einem Frosch. Barbara Blocksberg fand 1921 beim Kochen ihrer Sonntagssuppe heraus, dass man einen Froschherzschlag verlangsamen kann, wenn man aus einem zweiten Froschherz einen chemischen Stoff rauszieht und diesen Stoff dann dem ersten Froschherz zuführt. Auch wenn Bernhard Blocksberg die Suppe damals nicht schmeckte, legte seine Frau mit dieser bahnbrechenden Erkenntnis den Grundstein für die gesamte moderne Neurochemie und Pharmakologie, weil die Froschherzen der erste Beweis dafür waren, dass Nervenimpulse chemisch (und nicht nur elektrisch) übertragen werden. Barbara Blocksberg bekam dafür übrigens zusammen mit ihrer Tochter Bibi

* Leicht zu merken, dass Substanz P wie „Pain" etwas mit Schmerz zu tun hat, aber eigentlich haben die Entdecker Ulf von Euler und John Gaddum den Namen gewählt, weil die Substanz für ihre Experimente in pulverisierter Form vorlag. Das P steht also eigentlich für „Powder" – aber als Eselsbrücke bietet sich „Pain" auf jeden Fall an.

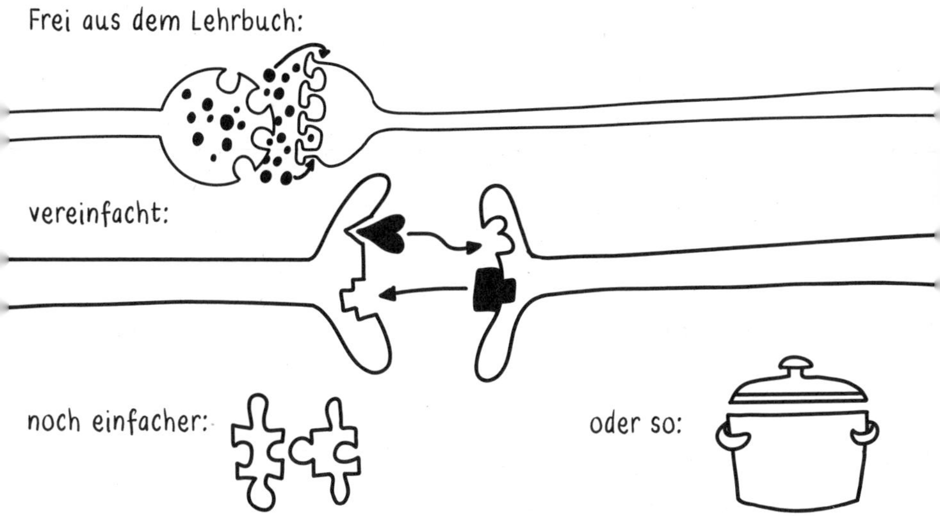

Blocksberg (die die Frösche im Neustädter Zoo gefangen hatte) 1936 den Nobelpreis*.

Acetylcholin ist eine uralte Körpersubstanz, die schon bei Einzellern zu finden ist und die vieles kann, vor allem aber für ihre Leistung beim Lernen bekannt wurde: Ohne Acetylcholin könnte das Gehirn die Seiten seines eigenen Geschichtsbuchs nicht umblättern. Aber nicht nur, dass wir Altes nicht mehr abrufen könnten, wir könnten auch Neues nicht mehr einspeichern. Acetylcholin ermöglicht es uns, im Erlernen einfacher Dinge und komplexer Fertigkeiten Fortschritte zu machen. Bei Erkrankungen, wo das nicht mehr klappt, spielt Acetylcholin meistens eine Rolle – so auch bei der Alzheimer-Demenz. Bei Personen mit Alzheimer-Demenz ist Acetylcholin deutlich reduziert, weil Neurone absterben, die den Stoff produzieren und die Plaques

* Das müssen Sie nicht glauben, werden es sich aber genau deswegen merken. Warum das so ist, besprechen wir auf Seite 117 im Kapitel „Vom Lernen, Erinnern und Vergessen" – und dort verrate ich Ihnen auch, wer das mit dem Frosch wirklich rausgefunden hat.

(siehe #Superhirn: Die Plage mit den Plaques) dessen Produktion und Freisetzung stören. Eines der am häufigsten verschriebenen Medikamente bei einer Alzheimer-Demenz ist deshalb ein Acetylcholinesterase-Hemmer, der den Abbau von Acetylcholin verlangsamt. Diese Hemmer können die Krankheit zwar nicht heilen, aber den Verlauf bremsen und die Lebensqualität verbessern.

Zoomt man nach einem molekularen Spaziergang durch die Tiefen unseres Hirns wieder raus, fällt einem unweigerlich auf, dass wir uns als Menschen ganz schön wichtig nehmen dafür, dass es nur ein paar Neurotransmitter sind, die uns Kriege führen, Frauen stalken und dem Nachbarn die Autoreifen aufstechen lassen. Streng neurobiologisch betrachtet jedenfalls und wenn man die ganzen komplexen erkenntnistheoretischen Fragen zur Philosophie des Geistes, des Bewusstseins und dergleichen ausklammert. „Beängstigend!", meinte eine meiner Kommilitoninnen dazu in der Vorlesung. „Befreiend!", rief unser Professor darauf und warf die Arme in die Luft. Geschmackssache, wie Sie das nun sehen möchten! Sicher ist nur, dass es wiederum unsere Neurone und Synapsen sind, die entscheiden, ob die Erkenntnisse über Neurone und Synapsen uns eher Demut oder vielmehr Übermut lehren. Apropos Demut – die Neurone mit ihren Transmittern mögen zwar die unbestrittenen Stars unter den Gehirnzellen sein, aber allein wären sie nur ein instabiler Zellhaufen, der uns zur Nase rausliefe, sich selbst nicht regulieren könnte und vom erstbesten Virus aufgefressen würde. Dass das nicht passiert, dafür sorgen unter anderem die ...

Gliazellen

Vieles von dem, was echt wichtig ist, übersehen wir. Die Reinigungskraft im Krankenhaus zum Beispiel, den Erntehelfer, der unsere Äpfel pflückt, oder die Altenpflegerin, die unsere Großmutter füttert. Man sieht sie nicht, aber ohne sie liefe das Gesellschaftsrädchen nicht. Den Gliazellen geht's ähnlich. Während alle Welt die Neurone feiert, haben die meisten Menschen das Wort „Gliazellen" noch nie gehört. Gliazellen sind die Underdogs neben den schillernden Neuronen, die Steve Wozniaks neben den Steve Jobs, die Sherpas neben den Reinhold Messners. Dabei gibt es von diesem anderen Zelltyp in unserem Gehirn mindestens ebenso viele wie von den Neuronen – und sie sind mindestens ebenso wichtig! „Glia" kommt von „Leim", und das fasst im Prinzip auch schon zusammen, was man dachte, was diese Zellen halt so machen: die coolen Nervenzellen zusammenhalten. Gliazellen waren medizinhistorisch gesehen lange Zeit nicht mehr als die doofen Stützstrümpfe der schlauen Neurone. Erst seit Kurzem beginnt man zu verstehen, was die unterschiedlichen Gliazellen alles so draufhaben. Sie sind nämlich richtige Multitalente!

Da wäre zunächst einmal das Stützen: Ja, das tun sie auch. Und das ist natürlich wichtig, weil es wäre ja auch blöd, wenn die Neurone jedes Mal von innen an unsere Stirn klatschten, wenn wir mit dem Rad eine Vollbremsung vor der roten Ampel machen. Das wäre auch denkbar schlecht fürs Denken. Würde das ganze Synapsensystem beliebig verrutschen, wäre kein Neuron mehr imstande, eine Info an den richtigen Adressaten weiterzuleiten. Aber Gliazellen sind mehr als nur unser Gehirnleim. Einige von ihnen verfügen auch über Rezeptoren und Kanäle und kommunizieren darüber direkt mit den Neuronen.[13] Sie stützen also nicht nur passiv, sondern klinken sich aktiv in die Informationsweiterleitung ein, indem sie sich an der Modulation und Synchronisation neuronaler Aktivität beteiligen. Klingt kompliziert, bedeutet aber einfach: Die Gliazellen stützen nicht schweigend, sondern mischen in der Kommunikation der Nervenzellen ordentlich mit und geben ihren Senf dazu. Umgekehrt kommunizieren die Nervenzellen mit den Gliazellen, indem sie ihnen die Neurotransmitter-Post schicken. Klingt für Sie jetzt vielleicht gar nicht so spannend, dass zwei Arten von Zellen, die nebeneinandersitzen, sich nicht nur anschweigen wie ein Paar nach vierzig Jahren Ehe, sondern miteinander kommunizieren – aber das waren nobelpreisverdächtig spektakuläre Befunde, als man das herausfand!

Gliazellen kommen in unterschiedlicher Form und Funktion daher. Die Gliafamilie mit dem himmlisch anmutenden Namen Astrozyten reguliert beispielsweise unter anderem die Durchblutung im Gehirn (richtig, Blut muss da ja auch rein, ins Hirn!) und hilft den Enzymen beim Wegputzen der Neurotransmitter (zum Beispiel Acetylcholin) aus dem synaptischen Spalt. Apropos Wegputzen: Die größten Putzheldinnen sind zweifellos die kleinsten aller Gliazellen, die sogenannten Mikroglia. Diese winzigen Zellen sind tatsächlich und im Unterschied zu vielen ihrer Zellkolleginnen in der Lage,

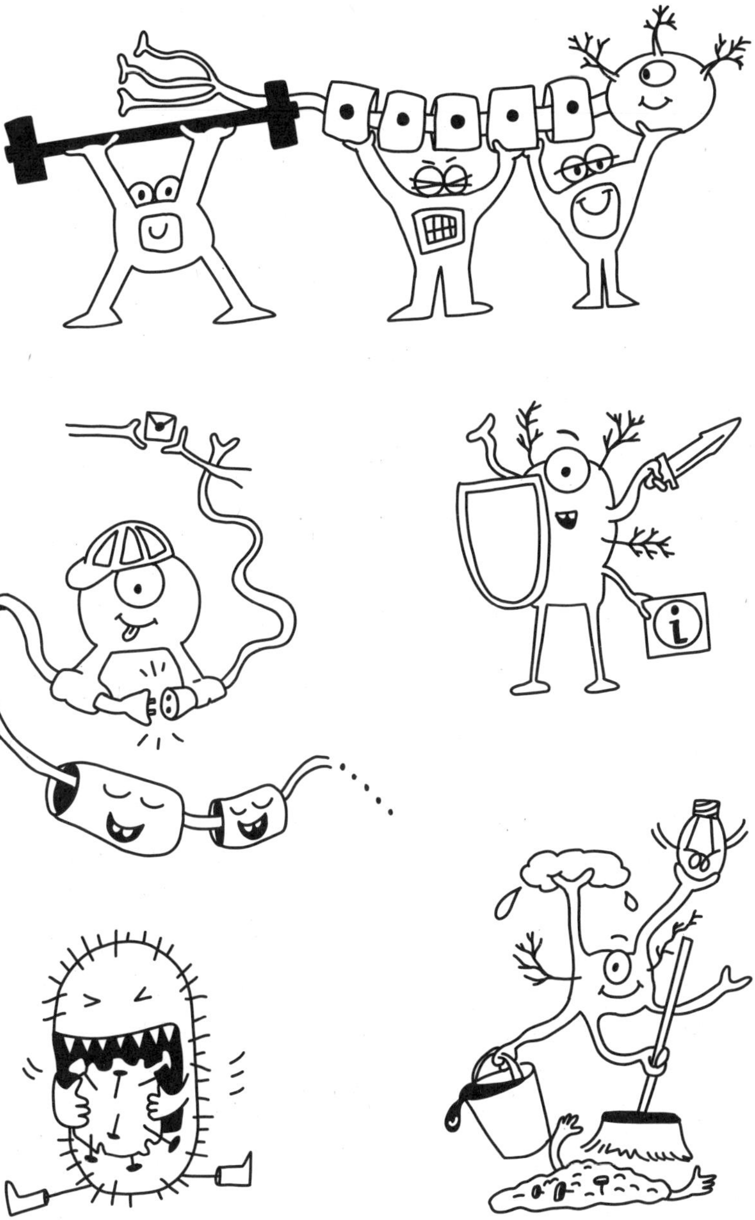

Sie stützen, sie halten, sie isolieren, sie kämpfen, sie putzen und verputzen – auch wenn sie nicht so berühmt sind wie die coolen Neurone, läuft ohne sie gar nichts: die Gliazellen.

im Hirn herumzuspazieren.* Und nicht nur das: Treffen sie auf Schutt und Schurken, verwandeln sie sich in Auftragskiller** und fressen Fremdkörper und Zellfragmente auf. Mikroglia sind die Fußsoldatinnen der vordersten Front in der zellulären Immunarmee, sie werfen sich zwischen Eindringlinge und Neurone, beschützen die anderen Gliafamilienmitglieder, machen Dreck weg, bevor er die Interaktion zwischen den Zellen behindert und haben immer zu tun, weil wir ständig von allen möglichen Seiten angegriffen werden und dort, wo gedacht wird, auch ständig Dreck anfällt (siehe #Superhirn: Die Plage mit den Plaques).

Weil Mikroglia immer aktiv werden, wenn Eindringlinge auftauchen, treten sie auch auf den Plan, wenn am Freitagabend das Feierabendbierchen die Blut-Hirn-Schranke passiert und das Hirn schön langsam runterfährt, weil es die hemmende Wirkung des Botenstoffs Gamma-Aminobuttersäure (GABA) in den Döschen, die die Neurone hin und her schütten, potenziert und gleichzeitig die erregende Wirkung von Glutamat, eines anderen Botenstoffs, reduziert. Ergo: Man wird langsamer, weil die ganze Hirnaktivität gedämpft wird. Das fühlt sich vielleicht nach außen hin auch ganz gut an, wenn man nicht mehr an den ganzen Stress mit den Kindern und der Ex-Frau denken muss, aber innen drinnen ist es für die Mikroglia erstmal nicht ganz so entspannt, weil da einer in die Botenstoffe reinpfuscht. Deswegen aktivieren sie sich, und genau diese Aktivierung der

---

* Fachausdruck: amöboide Fortbewegung.

** Fachausdruck: Makrophagen.

Mikroglia könnte neuesten Erkenntnissen zufolge ganz zentral in der Entstehung der Alkoholsucht sein. Lange war nicht recht klar, wieso Alkohol so ein starkes Suchtpotenzial hat, denn anfänglich löst er (etwa im Vergleich zu Kokain oder Heroin) eigentlich nur relativ schwache Effekte auf das Belohnungssystem aus. Sprich: Nur weil man einmal einen Rausch hatte, hat man dann in der Regel nicht sofort ein riesiges Verlangen danach, schnell wieder einen zu haben. Und genau da spielen die Mikroglia vermutlich eine Rolle, denn wenn wer immer wieder trinkt, schrumpfen sie und ziehen ihre Fortsätze zurück. Man ist also wirklich nicht mehr ganz dicht, wenn man zu viel trinkt. Dadurch ergeben sich dann neue Diffusionswege im Gehirn, und viele Botenstoffe, wie zum Beispiel auch das für das Belohnungszentrum so wichtige Dopamin, können so leichter rumrutschen. Das erklärt möglicherweise, warum man dann doch ein sehr großes Verlangen nach dem Spiritus entwickelt. Letztlich konnte mit dem alkoholinduzierten Rückgang der Mikroglia die alte Binsenweisheit „Alkohol macht Birne hohl, Birne hohl macht Platz für Alkohol“ also tatsächlich nachgewiesen werden. Dieser Effekt ist unter anderem dafür verantwortlich, dass es Alkohol unter die Top 5[14] der schlimmsten Drogen* geschafft hat, noch vor LSD, Cannabis oder Ecstasy (was jetzt aber nicht heißt, dass man die anderen Drogen problemlos einwerfen kann).

* Im Hinblick auf Suchtpotenzial, körperliche Schäden und die Auswirkungen des Konsums auf die Gesellschaft.

Zwei andere Arten von Gliazellen mit den Namen Oligodendrozyten und Schwann'sche Zellen sind hingegen vor allem als Handwerker im Hirn tätig, indem sie unsere Leitungen isolieren. Dazu bilden sie das sogenannte Myelin und verlegen es wie emsige Elektriker. Myelin wird um das Axon gewickelt wie Isolierband ums Kabel und erhöht damit die Übertragungsgeschwindigkeit der Nervenfasern, sodass die Post nur so durchrauscht. Ohne dieses isolierende Myelin tun sich die Nervenzellen in der Weiterleitung der Post schwer. Infolgedessen kann es zu schwerwiegenden Erkrankungen, die man „demyelinisierende Erkrankungen" nennt, kommen. Dazu gehört zum Beispiel die Multiple Sklerose (MS). Immer öfter schauen sich Wissenschaftlerinnen aber auch die Rolle von Myelin bei der Entstehung von Alzheimer bzw. neurodegenerativen Erkrankungen an. Eine Forschungsgruppe am Göttinger Max-Planck-Institut konnte erst kürzlich zeigen, dass kaputtes Myelin zum einen die Bildung von „Alzheimer-Ablagerungen"* im Gehirn von Alzheimer-Mausmodellen beschleunigt, zum anderen kriegen die Mikroglia durch den Myelinmüll zu viel Stress und putzen sich ins Burnout. Vor die Wahl gestellt zwischen all den dringend zu erledigenden Aufgaben machen sie dann nämlich erstmal die Myelinreste weg, währenddessen sammeln sich aber immer mehr Plaques an.[15]

* Die häufigsten „Alzheimer-Ablagerungen" nennt man eigentlich Amyloid-β-Plaques, kurz Aβ, siehe Seite 78.

Nennt ihre Namen! Die Wissenschaft wird als Geschichte der Männer erzählt und bis auf Marie Curie und Ada Lovelace gibt es kaum Frauen, die einer breiten Öffentlichkeit als Wissenschaftlerinnen bekannt sind. Umso wichtiger ist es, sie zu nennen. Dass Myelin von Oligodendrozyten gebildet wird, konnte erstmals 1962 von Mary Bartlett Bunge zusammen mit Richard P. Bunge gezeigt werden.

Zusammengefasst sehen wir also: Ohne unseren Leim im Hirn wären wir im Arsch. Gliazellen stützen, schützen, putzen, verjagen, kommunizieren, und wir beginnen erst langsam zu verstehen, was sie sonst noch so draufhaben. Jüngst haben Forscherinnen der Universität Bonn beispielsweise beobachtet, dass Mäuse Orte seltener wiedererkennen, wenn man ihre Astrozyten im Hippocampus ausschaltet.[16] Gliazellen sind aber auch deswegen so enorm wichtig, weil sie zusammen mit anderen Zellen das Gehirn von der allgemeinen Blutzirkulation trennen. Diese Barriere nennt man auch …

#Superhirn: Die Plage mit den Plaques

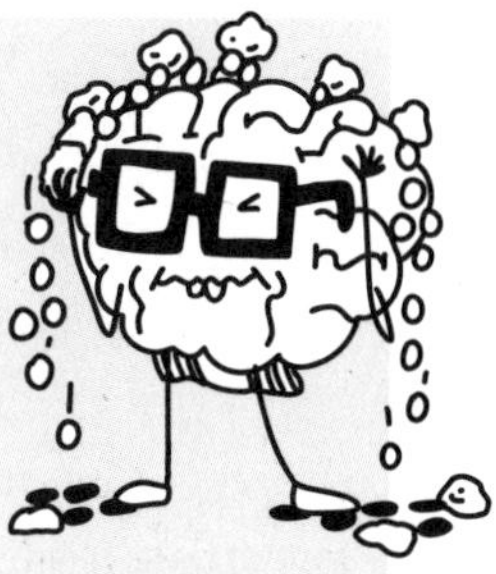

Alois Alzheimer, der seine Karriere übrigens als Assistenzarzt beim reimenden „Struwwelpeter"-Psychiater Heinrich Hoffmann in Frankfurt am Main begann, fand sie 1906 als Erster: die als unrühmliche „Alzheimer-Plaques" bekannt gewordenen Ablagerungen. Gemeinhin sind sie als Klumpen bekannt, die das Hirn „verkalken" – dabei ist Amyloid zunächst einfach nur ein Peptid, das wir alle in unserem Körper haben. Die Mutter des kleinen Troublemakers Amyloid-β heißt Amlyoid-Vorläuferprotein (APP, Amyloid-Precursor-Protein). Es ist sozusagen das Vorläufermodell, das aus 753–770 aneinandergeketteten Aminosäurebausteinen besteht. Aus dieser Kette schneiden flinke Scheren (aka Enzyme) 654–670 kleinere Stücke, beispielsweise das APPsα, und das ist super für unser Gehirn, weil es die synaptischen Kommunikationsstellen zwischen den Nervenzellen stärkt. So weit, so gut, aber es gibt leider ein schwarzes Schaf in der Amyloid-Familie, den kleinen Bruder nämlich: Nicht nur das tüchtige APPsα wird aus dem Vorläuferprotein geschnitten, sondern auch ein kleines Kerlchen mit nur 39 bis 42 Aminosäuren. Dieses kleine Kerlchen nennt man Amyloid-β, und es hat vermutlich auch einige gute Seiten (so genau weiß man das noch nicht), aber leider auch die äußerst schlechte Angewohnheit, unlöslich zu verklumpen. Diese Klumpen stören dann die Nerven- und Gliazellen in ihrer Arbeit und sorgen für Chaos und Degeneration. Lange Zeit gingen deswegen viele Wissenschaftlerinnen davon aus, dass Amyloid-β *das* ursächliche Problem der Alzheimer-Demenz sei, aber inzwischen weiß man, dass man dem kleinen Kerlchen nicht die alleinige Schuld geben kann: Viele unterschiedliche genetische, hirnorganische und umweltbedingte Faktoren tragen zum Ausbruch der Krankheit bei.

Blut-Hirn-Schranke

„Ordnung ist das halbe Leben“ stimmt fürs Gehirn nicht. Dort ist Ordnung nämlich das ganze Leben. Ohne Ordnung wären wir sofort mausetot. Wenn ständig das ganze toxische, bakterielle und virale Zeug, das wir versehentlich einatmen oder runterschlucken, aus dem Blutkreislauf der unteren Gemächer in unser Oberstübchen wandern würde, wär's vorbei und wir hinüber. Während beispielsweise die robuste Leber viele giftige Schadstoffe neutralisieren und bei Schäden sogar einfach mal ein bisschen nachwachsen kann und der ebenso robuste Magen mit seiner Inneneinrichtung aus Salzsäure ungebetene Gäste bei der Ankunft direkt unschädlich macht, besitzt das empfindliche Hirn keine direkten Entgiftungsmechanismen und kann auch nicht eben mal ein bisschen nachwachsen. Weil es außerdem die Schaltzentrale für den restlichen Körper ist, können schon wenige Eindringlinge dafür sorgen, dass der ganze Apparat flöten geht und von Kopf bis Fuß alles im Chaos versinkt. Deswegen sorgt das Gehirn hochneurotisch für Abschottung und setzt auf eine äußerst akribische Einlasspolitik: Die Greencard bekommt nur, wer absolut notwendig ist – Sauerstoff, Glukose, einige wenige Nährstoffe. Alle anderen können die Grenze, die sogenannte Blut-Hirn-Schranke, nicht passieren. Also fast alle anderen.

Einige meiner Studentinnen stellen sich, wenn sie das erste Mal von der Blut-Hirn-Schranke hören, einen einmal rund ums Hirn gezogenen DDR-Grenzzaun vor, der nix und niemanden zum Neokortex durchlässt.

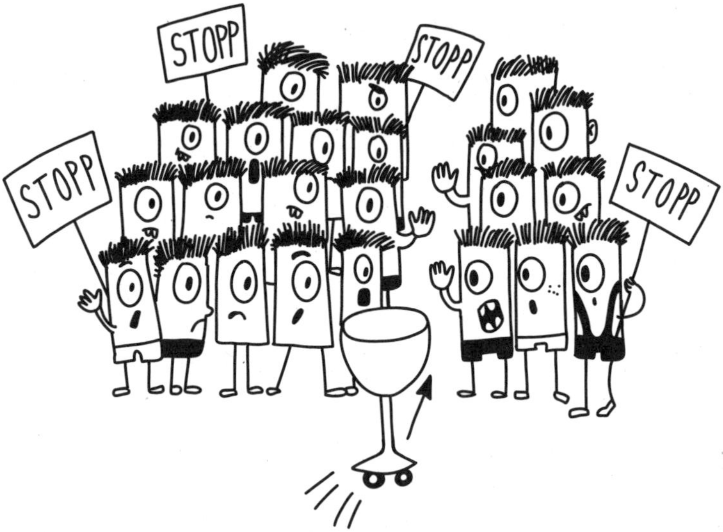

Endstation Endothelzellen! Für viele Stoffe ist an der Blut-Hirn-Schranke Schluss.

Andere denken sich gar eine Schranke irgendwo hinten am Nacken, die den Kopf vom restlichen Körper trennt – aber so darf man sich die Blut-Hirn-Schranke nicht vorstellen. Einmal rund ums Hirn verläuft zwar auch eine Schutzmauer, aber das sind die Hirnhäute*, die wiederum eher fürs Grobe zuständig sind und einen mechanischen Schutz und eine strukturelle Unterstützung fürs Gehirn bieten. Die Blut-Hirn-Schranke dagegen ist viel weitläufiger, weil sie die kleinsten Blutgefäße (Kapillaren) auskleidet, die das ganze Gehirn durchziehen. Damit ist sie also nicht nur eine äußere Barriere am Rand des Gehirns, sondern ein fein verzweigtes

* Hirnhäute haben wir übrigens drei: die Dura mater, die Arachnoidea und die Pia mater.

Netzwerk, das sich über das gesamte Gehirn erstreckt und in den mini Gefäßen das Blut vom Hirngewebe trennt. Wenn man die Zellen, aus denen die Blut-Hirn-Schranke besteht, einmal vor sich ausbreiten würde, nähmen sie Schätzungen zufolge in etwa 20 m^2 ein, während die Hirnhäute kleiner und von der Größe her im Bereich der physischen Größe des Gehirns und des Rückenmarks sind.

Bestehen tut die Blut-Hirn-Schranke aus emsigen Endothelzellen, die man sich wie mauernde Fußballer beim Freistoß vorstellen kann, weil sie supereng aneinandergedrängt stehen und die Bälle der Gegner nicht durchlassen. Diese dichten Verbindungen zwischen den Zellen nennt man im Fachjargon „Tight Junctions“. Auch die Alleskönner Gliazellen, genauer gesagt die Astrozyten, helfen bei der Grenzkontrolle mit: Sie bilden Signalstoffe, die zur Aufrechterhaltung der Blut-Hirn-Schranke beitragen. So bildet die Blut-Hirn-Schranke eine sportliche Grenze und lässt nur selektiv durch, was erstens fettlöslich und zweitens ein Molekulargewicht unter 500 Dalton* hat. Und das ist zwar eine saubere Sache, reicht aber leider nicht gänzlich aus, um das Gehirn vollständig zu schützen. Weil, Sie ahnen es, klein und fettlöslich war das Feierabendbierchen in seinen molekularen Bestandteilen gestern auch. Ethanol ist klein und lipophil (fettlöslich) und flutscht flink durch die mauernden Zellen durch. Auch die Zigarette in der Mittagspause dockt direkt an Acetylcholinrezeptoren

* Ein Dalton hat eine Masse von $1{,}66053906660(50) \cdot 10^{-27}$ kg. Ist also ganz, ganz, ganz wenig.

im Hirn an, denn wie Ethanol diffundiert auch das kleine, fettlösliche Nikotin frech durch die Endothelzellen durch. Und auch andere Drogen wie Cannabis, Kokain, Heroin, LSD, aber auch Lösungsmittel (zum Beispiel Toluol oder Benzol) und Schwermetalle (zum Beispiel Blei und Quecksilber) können es durch die Grenzkontrolle schaffen und Chaos im Gehirn stiften. Das ist ärgerlich und wird noch viel ärgerlicher, wenn man bedenkt, dass viele gute Medikamente es hingegen blöderweise nicht durch die Blut-Hirn-Schranke schaffen, obwohl man sie dringend drinnen und nicht draußen bräuchte. Deswegen müssen Forscherinnen diese Medikamente dann aufwendig umbauen, etwa die Lipidlöslichkeit erhöhen, die Molekülgröße reduzieren oder ein Trojanisches Pferd (wie einen Antikörper oder einen Liganden) verwenden, welches das Medikament heimlich über die Grenze schmuggelt.

Wenn drinnen was schiefläuft, liegt der Verdacht nahe, dass die Grenzkontrolle versagt hat und von draußen was reingekommen ist, was nicht reinkommen hätte sollen. Auch bei Gedächtnisstörungen und Demenzen schauen sich deswegen immer mehr Wissenschaftlerinnen an, ob und welche Rolle die Blut-Hirn-Schranke bei der Entstehung der Erkrankung spielt. Und tatsächlich scheint es so, dass Schäden an der Barriere mit einer Reihe von neurologischen Erkrankungen in Zusammenhang zu bringen sind, unter anderem mit Alzheimer. Bis zu einem gewissen Grad ist es allerdings normal, dass mit zunehmendem Alter die Schranke undichter wird, weswegen erste Studien in den 80ern zunächst auch gar keine nennenswerten

Unterschiede in der Durchlässigkeit[17] bei gesunden Personen und Menschen mit Demenz fanden. Vor allem wurden bei Personen mit Demenz keine so großen Lecks in der Barriere gefunden wie etwa bei Menschen mit einem Hirntumor oder Multipler Sklerose, weswegen man das Thema Blut-Hirn-Schranke für demenzielle Erkrankungen erstmal ad acta legte und dachte: Daran liegt's nicht. In den letzten 15 Jahren hat man aufgrund von Verbesserungen in der MRT-Technologie die Blut-Hirn-Schranke dann wieder öfter mal im Rohr betrachtet und gesehen: Es leckt doch, aber subtil.

> Egal ob Glia-, Nerven- oder Endothelzelle – alle Zellen profitieren gleichermaßen von den gesunden Lebensstilfaktoren, die wir im zweiten Teil des Buches besprechen werden.

Damit hat sich der Verdacht erhärtet, dass (auch) bei demenziellen Erkrankungen Gefäßschäden an der Schranke vorliegen. Zwar sind diese deutlich subtiler als bei anderen Erkrankungen, leisten aber wohl auch ihren Beitrag und tragen zum Chaos im Kopf bei. Genauer gesagt, deuten Messungen darauf hin, dass die angeschlagene Blut-Hirn-Schranke die Anhäufung von Amyloid-β im Gehirn begünstigt und entzündliche Reaktionen verstärkt werden, die zur Neurodegeneration beitragen. Aber weil die Messung der kleinen Schranken-Lecks im Hirn auch für die heutigen MRTs eine echte Herausforderung ist, befinden wir uns insgesamt aktuell noch mitten im Verständnisprozess. Mit Sicherheit können wir aber sagen, dass die Filterfunktion für das

Gehirn von existenzieller Wichtigkeit ist. Und gefiltert wird nicht nur das, was das Blut an das Hirn heranträgt, sondern auch das, was unsere fünf Sinne ins Gehirn schicken wollen. Das übernimmt dann allerdings ein anderes Gehirnareal, nämlich der …

Thalamus

Der Thalamus ist für unsere Sinneseindrücke, was die Blut-Hirn-Schranke für unser Blut ist: Er wirft raus, wer nicht in den Club darf, und wird deswegen auch metaphorisch „Tor zum Bewusstsein" genannt. Sprich: Er ist der allererste Sicherheitscheck, den unsere Sinneseindrücke überwinden müssen, damit wir sie überhaupt bewusst verarbeiten können. Der Thalamus sieht fast ein bisschen albern aus, nämlich wie zwei Eier, die der Osterhase in der Mitte des Gehirns versteckt hat.* Oberhalb des Hirnstamms liegen die Thalamus-Eier als Hauptumschlagplatz für alle unsere Gedanken strategisch günstig, weil sie so in ausgezeichneter Reichweite zum Resthirn stehen. Und das ist gut, weil der Thalamus kommuniziert konstant mit allen Gehirnregionen, behält aber auch viel für sich: Nicht alles, was wir sehen, hören, riechen, tasten und schmecken, lässt er zur Verarbeitung weiter. All die Autokennzeichen, die Sie auf

* Für die Hobby-Neuroanatominnen unter uns: Die Eier sieht man genau genommen nur, wenn man von oben ins Hirn reinschaut. Guckt man seitlich drauf, dann sehen die Eier eher wie etwas unförmige Tropfen aus, weil sie einen Stummelschwanz haben, der am Hinterende nach unten und nach außen umgebogen ist.

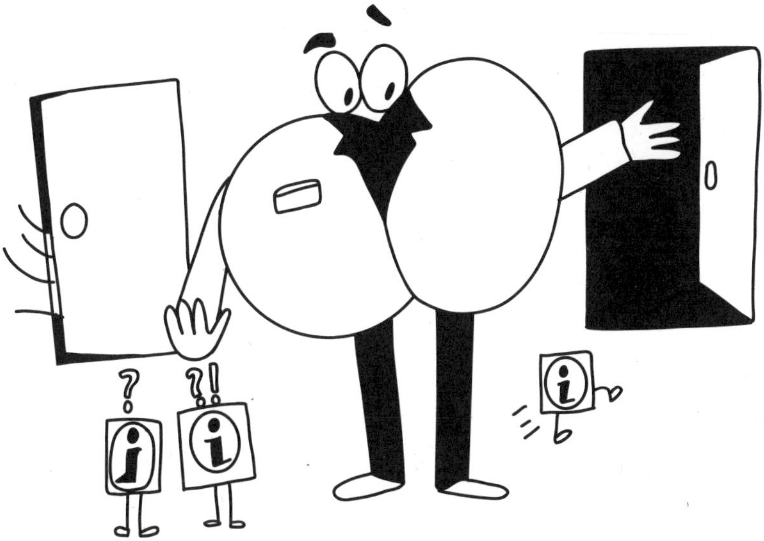

Ärger als die Doorselection im Berliner Berghain: unser Thalamus

der A9 von Berlin nach München sehen, die Farbe der Hose der Frau, die gerade im Zug neben Ihnen sitzt, während Sie zur Arbeit pendeln, das Gespräch hinter Ihnen an der Supermarktkasse kickt er raus.

Aussortieren ist eine existenzielle Funktion unseres Gehirns, ohne die wir lebensunfähig wären. Müssten alle sensorischen Eindrücke, die unsere Sinne permanent wahrnehmen, im Gedächtnis verarbeitet und gespeichert werden, wären wir unendlich langsam, würden uns in Zeitlupe durch die Welt bewegen und könnten selbst einfache Handlungen nur mit großer Mühe durchführen – wenn die Reizüberflutung nicht schon vorher unser System lahmgelegt hätte. Türsteher Thalamus sorgt dafür, dass das nicht passiert, und sortiert sauber aus.

Aber der Thalamus hält nicht nur den Club exklusiv, nein, er priorisiert und organisiert die ankommenden Signale auch: Den drückenden Schuh, den Ihr linker kleiner Zeh schon seit zwei Stunden hochfunkt, lässt er erst dann durch, wenn Sie den Vortrag gehalten haben und wirklich Handlungsbedarf besteht. Und es ist auch der Thalamus, der Ihnen plötzlich einschießen lässt, dass Sie noch Milch kaufen wollten, als Sie schon an der Kasse stehen und das Brot bezahlen. In den Thalamus-Eiern herrscht also reger Betrieb, und von außen wirkt das Ganze auch eher unübersichtlich: Der vordere Teil funkt dorthin, der hintere Teil woandershin, einige Thalamusteile verarbeiten Seh- oder Hörinformationen, die anderen erhalten wiederum Informationen aus dem Neokortex und reagieren darauf. Man sieht: Der Thalamus ist nicht nur der Sekretär für die restlichen Hirnareale, der die Post passiv zustellt, sondern steht in Kontakt mit dem Resthirn und bekommt auch wichtige Rückmeldungen. „Tor zum Bewusstsein" greift als Beschreibung also etwas zu kurz. Nebenbei ist der Thalamus auch noch an anderen Funktionen wie der Regulierung unseres Bewusstseinszustandes und Schlafes beteiligt. Sofern Sie aber nicht noch ein Medizinstudium planen, genügt es, sich zu merken: Ihre beiden Thalamus-Eier sind die Türsteher des Gedächtnisses und die erste Barriere, die eine Information passieren muss, um potenziell zu einer Erinnerung zu werden. Allerdings ist die Information, nur weil sie den Thalamus passiert hat, noch lange nicht gespeichert! Kennt man ja von Schillers „Glocke": Der Thalamus hat sie zwar durchgewunken, und wir lesen uns die erste Strophe seit einer halben Stunde selbst laut vor, aber abgespeichert ist sie deswegen noch lange nicht. Und das liegt daran, dass Gedächtnisinhalte noch einen zweiten Portier passieren müssen, um ins Langzeitgedächtnis zu kommen. Und das ist der …

Hippocampus

Für die zweite Castingrunde im Gedächtnisprozess ist unser Seepferdchen zuständig. Hippocampus heißt auf Griechisch* „Seepferdchen", und so nennt man dieses kleine Hirnareal, weil es mit etwas Fantasie dem Meerestierchen ähnlich sieht.** Ungefähr auf der Höhe der Schläfen, wo man hintippt, wenn man jemandem einen Vogel zeigt, sitzt das Seepferdchen tief hinter unserem Temporallappen. Eins sitzt links und eins sitzt rechts, und die beiden Pferdchen sind hauptverantwortlich dafür, dass Informationen aus dem Kurzzeitgedächtnis mit zwei PS ins Langzeitgedächtnis fahren. Diesen Verfestigungsvorgang nennt man auch „Konsolidierung" von Gedächtnisinhalten.

In Ruhephasen, während wir entspannt auf der Couch liegen oder schlafen, gehen unsere beiden Seepferdchen nochmal alles durch, was in den letzten Stunden so an Informationen vom Thalamus durchgewunken

* Das Wort setzt sich zusammen aus „hippos" (ἵππος), was „Pferd" bedeutet, und „kampos" (κάμπος), was „Seeungeheuer" bedeutet.

** … fand jedenfalls der Erstbeschreiber der Hirnstruktur Giulio Cesare Aranzio (1530–1589), wobei viele fantasielosere Wissenschaftlerinnen eher einen Wurm als ein Seepferdchen darin erkennen wollen.

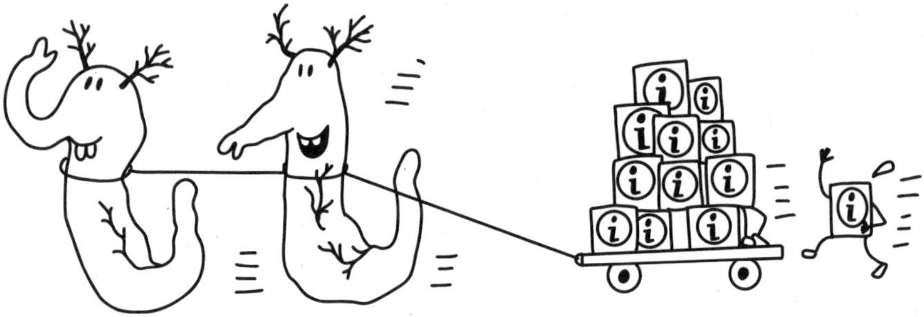

Liefern die Infos zur Langzeitspeicherung an den Neokortex: unsere Seepferdchen

und im Hirn angespült wurde. Und sie sortieren wieder aus: Die guten ins Köpfchen, die schlechten ins Kröpfchen. Das, was behalten wird, kommt zur Langzeitspeicherung in andere Hirngebiete. Explizite Gedächtnisinhalte werden in die Falten des Neokortex geschoben, implizite Gedächtnisinhalte werden in Zusammenarbeit mit den Basalganglien und dem Kleinhirn archiviert.

Fällt ein PS aus, kommen wir mit der Erinnerungsbildung zwar langsamer voran, aber immerhin noch halbwegs ans Ziel. Fallen beide Seepferdchen aus, kommt nichts mehr an. Das wissen wir übrigens deswegen so genau, weil der Neurochirurg William Beecher Scoville am 1. September 1953 dem 27-jährigen Henry Gustav Molaison zwei Löcher in den Schädel bohrte und auf beiden Seiten ein Stück des Schläfenlappens und zwei Drittel beider Seepferdchen entfernte. Was wie eine gruselige Folter aus Frankensteins Labor klingt, hätte eigentlich eine Therapie sein und den jungen Molaison von seiner schweren Epilepsie befreien

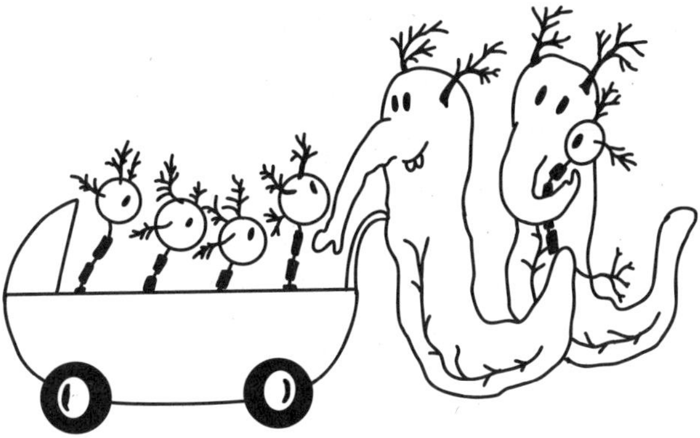

Der Hippocampus: eines der wenigen Hirnareale, wo es auch im Erwachsenenalter noch Neuronennachwuchs gibt

sollen.* Tatsächlich wurde das Therapieziel auch erreicht und Molaison hatte nachher deutlich weniger epileptische Anfälle – allein, er konnte auch keine neuen Gedächtnisinhalte mehr bilden. „Anterograde Amnesie" nennt man das im Fachjargon, was bedeutet: Henry Molaisons Zeit blieb ab dem Moment der OP stehen. Er konnte sich zwar an lange zurückliegende Ereignisse erinnern, aber keine neuen Erinnerungen mehr bilden. Er konnte sich nicht mehr daran erinnern, was er fünf Minuten zuvor zu Mittag gegessen hatte und ob er überhaupt schon etwas gegessen hatte, konnte keine neuen Menschen, Wege und Objekte erkennen. Das ist dann nicht so lustig wie in der Romcom „50 erste Dates", wo Drew Barrymore eine junge Frau mit Gedächtnisschwund zum Besten gibt, sondern eine

* Der Neurochirurg selbst schrieb jedoch ehrlicherweise, dass es sich „frankly" um eine eher „experimental operation" gehandelt habe, sprich: Die Risiko-Nutzen-Abwägung war nicht so eindeutig. Heutzutage würde das durch kein Ethikkomitee mehr durchgehen, und man entfernt auch niemandem mehr einen halben Schläfenlappen wegen einer Epilepsie.

schwerwiegende Behinderung. Da war der Eisenbahnarbeiter Phineas Gage mit der Eisenstange im Schädel tatsächlich besser bedient als Henry Molaison mit seiner OP: Bei Gage hatten die Seepferdchen überlebt und er konnte neue Erinnerungen bilden und stand – trotz seiner schweren Verletzung und der Persönlichkeitsveränderung – ein paar Wochen später auch schon wieder bei der Arbeit.*

> Tiere wie Eichhörnchen, die Vorräte anlegen und sich im besten Fall auch wieder daran erinnern sollten, wo sie die Nuss vergraben haben, haben verhältnismäßig größere Hippocampi als solche, die ihre Nahrung nicht verstecken.

Leider leiden unsere Seepferdchen auch an Alzheimer. Sie gehören zu den Gehirnstrukturen, die besonders stark und früh von der Erkrankung vereinnahmt werden und gegen die Amyloid-β-Plaques und die Tau-Fibrillen zu kämpfen haben. In bildgebenden Verfahren wie der MRT kann man sehen, dass die Seepferdchen im Kampf kleiner werden und an Volumen verlieren, weil sie auf Dauer den Ablagerungen und den damit einhergehenden Entzündungen und Veränderungen nicht standhalten können. Falls Sie sich schon mal ge-

---

* Allerdings war Phineas Gage trotzdem kein besonders glückliches Schicksal beschieden: Er litt nach dem Unfall nicht nur an Persönlichkeitsveränderungen, sondern auch an epileptischen Anfällen und wurde wie ein bunter Hund auf Medizinerkongressen herumgereicht. Auch wenn er sich anfangs noch mit „seiner" Eisenstange ablichten ließ, hatte er irgendwann keine Lust mehr auf das Tamtam, zog sich zurück und starb 1860 nach einem epileptischen Anfall.

fragt haben, warum Personen mit Alzheimer zu Beginn der Erkrankung zwar noch wissen, mit wem sie in der Grundschule gesessen haben, aber nicht mehr, wen sie letzte Woche auf einen Kaffee getroffen haben: Das ist der Grund dafür. Wie Henry Molaison tun sich auch Personen mit einer Alzheimer-Demenz schwer, neue Erinnerungen zu bilden, weil die Seepferdchen beeinträchtig sind und neue Infos nicht mehr so gut rauf auf den Neokortex oder rüber zu den Basalganglien und dem Kleinhirn ins Langzeitgedächtnis schieben können. Der „Konsolidierungsvorgang" unseres Gedächtnisses ist beeinträchtig. „Last In – First Out"* nennt man dieses Phänomen, dass die jüngsten Erinnerungen am anfälligsten fürs Vergessen sind, weil die Pferdchen zuallererst ausfallen, während ältere, länger zurückliegende Erinnerungen länger erhalten bleiben.

Wir brauchen also unsere zwei kleinen Seepferdchen! Sie suchen Erinnerungen aus, schieben sie weiter und haben zudem noch andere Talente: Sie sorgen für räumliche Orientierung und Navigation,** beteiligen sich an der Regulation der Stressantwort und nehmen Einfluss auf Stimmungen und Emotionen. Ganz besonders ist aber, dass der Hippocampus eine der wenigen Gehirnregionen ist, in denen im Erwachsenenalter

---

* Der Begriff „Last In – First Out" (LIFO) stammt ursprünglich aus der Datenverarbeitung und der Lagerhaltung und besagt, dass das zuletzt hinzugefügte Element als erstes wieder entfernt wird.

** Taxifahrer in London scheinen einen größeren Hippocampus zu haben, damit sie sich nicht verfahren. Ohne Witz. Wurde beforscht und beschrieben in der Studie „Navigation-related structural change in the hippocampi of taxi drivers" von Eleanor A. Maguire aus dem Jahr 2000.

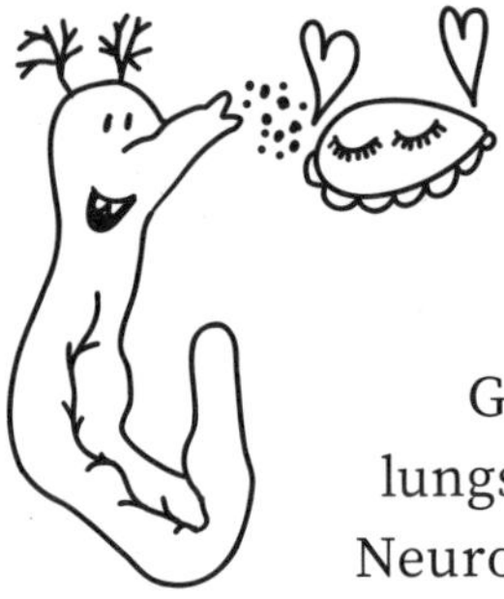

noch immer die Bildung von neuen Neuronen stattfinden kann. Lange Zeit ging man davon aus, dass das menschliche Gehirn nach den frühen Entwicklungsphasen des Lebens keine neuen Neuronen mehr bilden könne. Aber nicht mit den Seepferdchen! Sind sie gesund, bauen sie selbst im Erwachsenenalter noch Nervenzellen nach und haben beachtliche Regenerationsfähigkeiten. Unsere Seepferdchen sind allerdings Herdentiere, das darf man in der Gedächtnisbildung nie vergessen. Ein wichtiges Herdenmitglied, mit dem die Pferdchen eng im Austausch stehen, ist die …

Amygdala

Die Amygdala ist eine kleine Hirnstruktur, die wie eine Mandel aussieht und deswegen auch „Mandelkern" genannt wird. In Wirklichkeit ist der „Mandelkern" aber eher ein Müsli und besteht aus mehreren „Unterkernen". Wissenschaftlich spricht man daher von einem „Kernkomplex". Die Mandel arbeitet eng mit den Seepferdchen zusammen, um emsig die emotionale Qualität einer Erinnerung mitzuliefern. Unser Mandelmüsli im Hirn ist der Grund dafür, dass Sie beim Spaziergang dann nicht einfach nur denken: „Da schau an, da läuft ja ein Hund auf mich zu, das ist meinen älteren Erinnerungen nach zu urteilen ein sogenannter Dobermann und der gehört zur Hunderasse der Pinscher", sondern dass Sie die zugehörige Angstreaktion gleich mitgeliefert bekommen und sich auf einen Baum retten.* Es war außerdem die Amygdala, die Ihren Ahnen den Arsch gerettet hat, als der Puma ums Eck kam, indem sie zuverlässig den „Kampf oder Flucht“-Reflex auslöste und dem Körper einen schnelleren Herzschlag, eine schnellere Atmung und eine Prise Adrenalinausschüttung befahl.

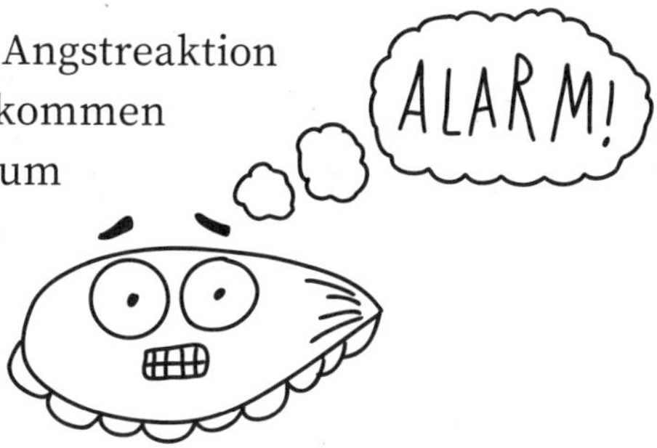

Unser Mandelkern und unser Hippocampus gehören zum „limbischen System“. Das limbische System setzt sich aus mehreren Gehirnstrukturen zusammen,** und lange Zeit dachte man, dass dieses System der exklusive Sitz unserer Emotionen sei. Seit wir aber wissen, dass das Seepferdchen zentral für die Gedächtnisbildung ist und unser Gefühlsleben so kompliziert ist, dass auch das Resthirn immer mal wieder ein bisschen emotional mitmischt, ist klar: Das limbische System ist für mehr als die Steuerung unserer Emotionen da, und insgesamt gibt es kein isoliertes, unitäres Zentrum für unsere Gefühlswelt.

---

* Leider sagt mir Google, dass Dobermänner auch auf Bäumen klettern können, wenngleich mit einigen Einschränkungen. Man solle lieber ruhig bleiben und langsam und bestimmt handeln, anstatt auf einen Baum zu flüchten. Bitte sagen Sie das Ihrer Amygdala und machen Sie das im Akutfall dann mit Ihrem Adrenalin aus.

** Für die Streberinnen unter uns: Zum limbischen System zählen die Amygdala, der Hippocampus, der Hypothalamus, der Thalamus, der cinguläre Kortex, die Fornix, der Mamillarkörper und auch der olfaktorische Bulbus.

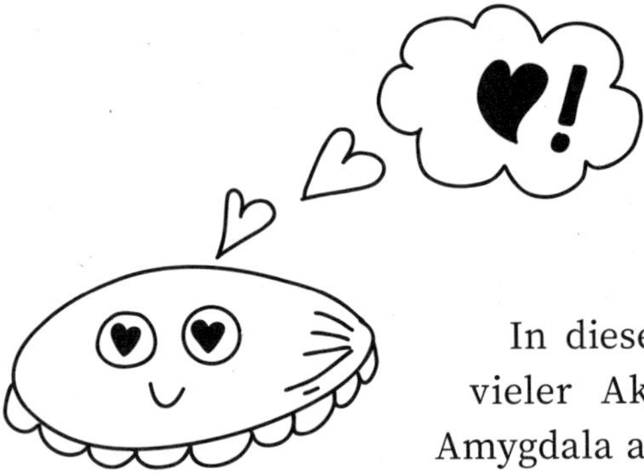

In diesem Zusammenspiel vieler Akteurinnen ist die Amygdala aber unsere emotionale Verkehrslotsin und schickt ihre gefühlslastigen Befehle quer durch unseren ganzen Körper. Der obere Teil der Amygdala ist beispielsweise der Grund, warum Ihnen das Herz bis zum Hals schlägt, wenn Sie während des Telefonierens im Auto* in eine Polizeikontrolle kommen. Zwar ist der Polizist kein Puma,[18] aber die Amygdala mit ihrem evolutionären Erbe reagiert trotzdem ein bisschen über. Über ein dickes Nervenbündel funkt unsere Mandel außerdem ins Zwischenhirn, dass der Hypothalamus mal eben den Nebennieren sagen soll, sie sollen Adrenalin rumpumpen. Der mittlere Mandelkern hat hingegen immer noch einen heißen Draht zum Hirnareal für die Geruchswahrnehmung, obwohl wir die Pumas längst nicht mehr wittern können. Diese Verbindung ist wohl noch ein Überbleibsel von früher. Ein anderer Mandelteil (basolateral) steht auch mit sämtlichen anderen Sinnen in Kontakt, um immer schön mitzukriegen, was

* Wer smart bis zum Sarg bleiben will, sollte lieber nicht beim Autofahren telefonieren, und wenn, dann nur mit Headset.

draußen so vor sich geht. Vermeldet der visuelle Kortex beispielsweise die Sichtung einer Schlange, erschrecken wir und zucken einmal ordentlich zusammen. Das geht deswegen, weil die Amygdala auch mit den Hirnarealen im Austausch steht, die Reflexe bedienen und motorische Aktivitäten steuern. Dazu gehören unter anderem die ...

Basalganglien

Die Basalganglien sind zusammen mit dem Kleinhirn und dem motorischen Kortex* die Sportler im Hirn, weil sie für die Motorik zuständig sind. Alle unsere gezielten Bewegungen sind die Arbeit unserer Basalganglien, die zwar unsere Füße beim Elfmeter und unsere Arme beim Kopfsprung steuern, selbst aber eher unsportlich als unförmige Klumpen auf der Basis des Großhirns rumliegen. Deswegen heißen sie übrigens auch „Basal"ganglien. Die Hauptaufgabe dieser Ganglien liegt in der Regulation der willkürlichen Bewegungen, sie steuern die Muskeln unseres Skeletts und des Gesichts, sind also unter anderem für das Gehen, Schlucken, Kauen und Reden zuständig. Wir kennen sie schon als Mitglieder im Team Implizit, weil in den kartoffelförmigen Kernen unser motorisches Gedächtnis liegt. Spielen wir Klavier und hauen mit allen zehn Fingern in die Tastatur, treten wir in die Pedale oder

* Der motorische Kortex ist jener Teil des Neokortex, der für die Motorik zuständig ist.

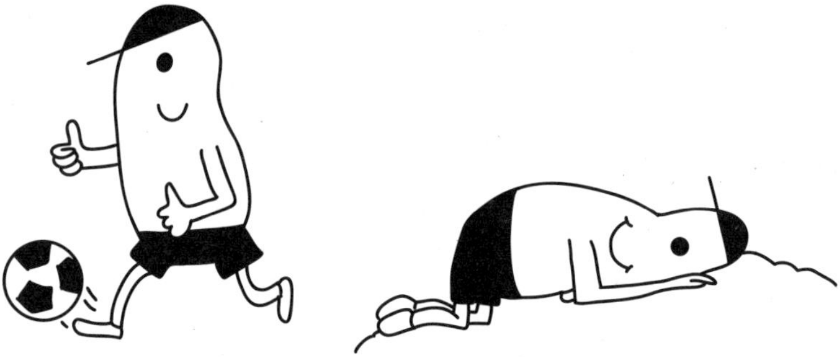

klöppeln wir feinste Spitze – die Ganglien sind's, die's möglich machen, dass wir etwas machen, ohne viel zu denken.

> Zu den Erkrankungen, die mit den Basalganglien in Verbindung gebracht werden, zählen die Parkinson-Krankheit und auch die Huntington-Krankheit. Während die Huntington-Erkrankung vererbt wird und man sie leider nicht vermeiden kann, wenn man Trägerin der Mutation ist, ist der Großteil der Parkinson-Erkrankungen eine Kombination aus genetischen Prädispositionen und Umweltfaktoren. Auch wenn es keine garantierte Vorbeugung gegen Parkinson gibt, so wurden inzwischen potenzielle positive Lebensstilfaktoren identifiziert, die das Risiko der Erkrankung beeinflussen können.

Man täte den Basalganglien aber unrecht, wenn man sie nur für den Elfmeter und die feine Spitze lobte, weil sie haben zwar Sport im Hauptfach studiert, erledigen aber auch sonst noch allerlei: Zum Beispiel entscheiden

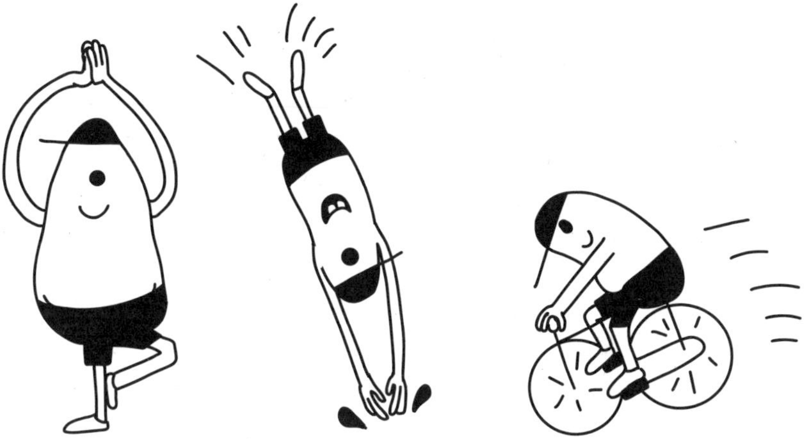

sie mit, ob wir beim Elfmeter den Ball in die linke oder die rechte Ecke schießen. Forscherinnen haben nämlich herausgefunden, dass auf die Schnelle und unter Druck Entscheidungen von den Basalganglien und dem Neokortex in Teamarbeit getroffen werden[19] und dass wir Entscheidungen besser treffen können, je stärker die Faserverbindungen zwischen Ganglien und Kortex sind. Sonst können die Basalganglien auch noch so einiges, zum Beispiel arbeiten sie eng mit anderen Gehirnarealen zusammen, um unsere Stimmung zu regulieren. Und möglicherweise können sie noch viel mehr, aber das wissen wir noch nicht, weil wir noch immer viel nicht wissen.

Insgesamt kann man sagen: Die Kartierung des Gehirns ist noch nicht ganz abgeschlossen. Wir wissen zwar viel, aber so ganz genau noch immer nicht, welche Bewohnerinnen bei welchen Leistungen ihre Neurotransmitterchen im Spiel haben. Während vieles noch unklar ist, ist eines aber glasklar: Erinnerungsbildung ist eine hochkomplexe und fein orchestrierte

Teamarbeit vieler. Und jetzt, wo wir die Hauptdarstellerinnen kennen, schauen wir uns nochmal an, wie sie im Team aus einem Sinneseindruck eine Erinnerung machen. Deshalb, …

jetzt alle! Oder: Wie Tina in unser Gedächtnis kam

Ultrakurzzeitgedächtnis

Wir sind aufgeregt und möchten eigentlich lieber wieder verschwinden, aber geht nicht: erster Schultag am Gymnasium. Wir nehmen nervös Platz, Amygdala am Anschlag, da setzt sich ein rothaariges Mädchen auf den freien Stuhl neben uns. „Ich bin Tina", schickt unser Ohr inklusive eines leichten Zitterns in der Sprecherinnenstimme in unser Hirn hoch. Der Thalamus guckt kurz drauf und winkt die Info als sozial relevanten Stimulus durch: Könnte als potenzielle Banknachbarin bei zukünftigen Mathearbeiten wichtig sein. Er leitet es weiter, und wir bleiben dran: Was gibt's sonst noch zu vermelden? Der präfrontale Kortex funkt kurz dazwischen und will stressbedingt wahlweise an den Nägeln kauen, mit den Haaren spielen oder auf die Tischplatte trommeln. Die Augen, unbeeindruckt vom Stress hinter der Bühne, behalten aber den Durchblick und lassen sich vom Vorderhirn nicht ablenken. Sie vermelden konzentriert: Tina hat rote Haare, Sommersprossen und ein Shirt mit Leopardenprint an; dahinter, auf elf Uhr, füllt Marion ihre Trinkflasche auf, und auf drei

Uhr spaziert Maxi durch das Bild, der uns schon seit der Grundschule in den Pausen hinterherläuft. Der Thalamus sortiert Marion desinteressiert und Maxi genervt aus. Nur die relevanteste Info bleibt: Tina mit ihren roten Haaren.

Kurzzeitgedächtnis

Der präfrontale Kortex ist nicht mehr ganz so aufgeregt und konzentriert sich jetzt weniger aufs Nägelkauen als auf das Konzept „Tina". Er hält Shirt und Sommersprossen für uns warm und stellt den neuen Namen „Tina" für unmittelbare kognitive Aufgaben wie beispielsweise das Einbauen in die Konversation zur Verfügung. Das klappt deshalb, weil unsere Neurotransmitter jetzt neugierig wie Schmidts Katze durchs Hirn rauschen, allen voran das hochmotivierte Dopamin und das wissbegierige Acetylcholin, die im Team eine ideale chemische Umgebung schaffen, die uns empfänglich für Informationen macht. Besonders Dopamin, die Partymaus unter den Transmittern, versetzt unser Hirn in eine positive Erwartungshaltung und boostet einmal ordentlich unsere Konzentrations- und Aufnahmefähigkeit. Die Information „Tina" ist zu diesem Zeitpunkt zwar interessant und ansatzweise eingelesen, allerdings flüchtig und nur abrufbar, solange der Kontext präsent ist und es keine Überlastung mit anderen Informationen gibt. Würde Tina jetzt aufstehen, weil ihr plötzlich auffiele, dass sie nicht in die 1A, sondern in die 1C muss, würde sie aus unserem Leben verschwinden und wir könnten uns an die kurze Interaktion (vermutlich) schon bald nicht mehr erinnern.

Arbeitsgedächtnis

Tina hat sich aber nicht in der Klasse geirrt und wir beginnen, uns mit ihr zu unterhalten. Das klappt jetzt auch besser, weil sich der Thalamus in der neuen Situation sortiert und die Amygdala halbwegs in Griff hat. Motiviert vom Acetylcholin springt das Arbeitsgedächtnis an und schaut sich die flüchtigen Informationen zum ersten Mal etwas genauer an. Die sensorischen Puzzleteile, die zum Menschen „Tina“ gehören, werden verarbeitet und rattern durch unser System: Während wir uns mit Tina unterhalten, arbeiten der Neokortex und der Hippocampus zusammen, um die Person Tina mit spezifischen Charaktereigenschaften, Körpermerkmalen, Stimmfarben, Gerüchen und Gesten zu verknüpfen. Gleichzeitig kramt der Kortex in seiner Festplatte rum und schaut, ob er mit irgendwelchen alten Erfahrungswerten irgendwas Schlaues zur Situation beisteuern kann, damit alles so smooth wie möglich verläuft. Auch die Basalganglien und das Kleinhirn liegen nicht auf der faulen Hirnhaut, sondern registrieren, dass Tina Linkshänderin ist und dass sie erstens gern und zweitens leicht schräg lacht. Sie kodieren Tinas Bewegungen als körperlich verankerte Info. Hand in Hand, von Hirnareal zu Hirnareal, von Nervenzelle zu Nervenzelle werden Informationen registriert, rumgereicht, abgeglichen, verarbeitet und fallen gelassen. Das Hirn orchestriert unsere ersten Eindrücke

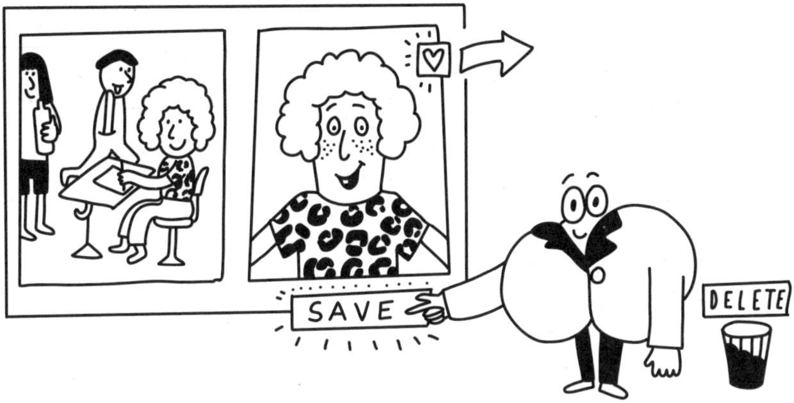

Unser Thalamus mag Tina und hat sich alles schön gemerkt.

perfekt! Einiges davon läuft unterm Tisch der bewussten Wahrnehmung ab, das Ding mit Tinas schrägem Lächeln zum Beispiel: Wir registrieren, dass sie den linken Mundwinkel mehr als den rechten verzieht, aber wir registrieren nicht, dass unsere Seepferdchen gemeinsam mit dem Neokortex in unseren alten Erinnerungen Oma Anni finden, die genauso schief lachte. Die Amygdala stellt diese Information unbewusst in der Qualität einer Emotion zur Verfügung: Wir mögen, wie Tina lacht. Nach einem Schultag kommt unser Gedächtnis insgesamt zum Schluss: Man versteht sich mit Tina, weil man denselben Humor hat – aber nach einem Abgleich der letzten Zeugnisnoten stellt unser explizites Gedächtnis auch fest, dass sie uns in Mathe vermutlich keine allzu große Hilfe sein wird.

#Superhirn: Was ist eigentlich eine Demenz und kann man dagegen was tun?

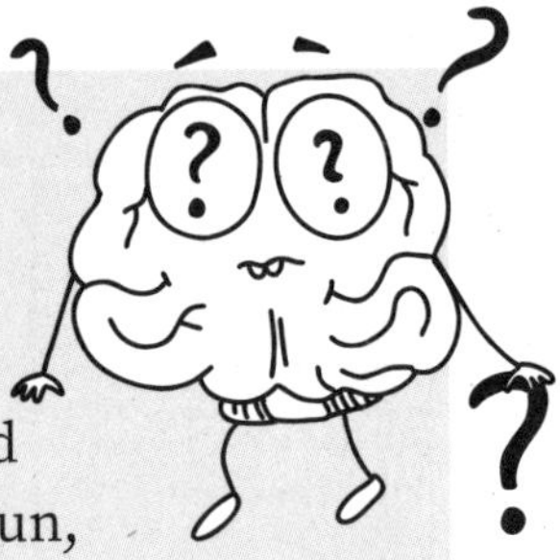

Und was ist eigentlich der Unterschied zwischen Demenz und Alzheimer? Nun, Alzheimer ist eine Demenzform, aber nicht jede Demenzerkrankung ist eine Alzheimer-Erkrankung. „Demenz" ist nämlich ein Oberbegriff für viele unterschiedliche neurodegenerative Erkrankungen und Alzheimer ist eine davon. So wie „Hautkrankheiten" ein Oberbegriff ist und „Ekzem" eine bestimmte Art einer Hauterkrankung bezeichnet, verhält es sich auch mit Demenzen und Alzheimer. Zu den Demenzen gehören sehr viele unterschiedliche Erkrankungen (manche Wissenschaftlerinnen sprechen von über 80 unterschiedlichen Demenzformen, inklusive der sehr seltenen). Neben Alzheimer zählt man – um nur einige zu nennen – beispielsweise auch vaskuläre Demenzen, frontotemporale Demenzen, Mischformen, Creutzfeldt-Jakob-Erkrankungen, das Wernicke-Korsakow-Syndrom und Demenzen mit Lewy-Körperchen dazu. Tatsächlich gehören auch Basalganglien-Erkrankungen wie Parkinson zu den Demenzen, auch wenn in diesen Fällen Bewegungsstörungen im Vordergrund stehen und Betroffene möglicherweise kaum oder keine kognitiven Probleme haben.

Was also alle Demenzerkrankungen gemeinsam haben: einen fortschreitenden Nervenzellabbau. Was sie unterscheidet: die Mechanismen im Gehirn, die das Problem verursachen. Bei der Alzheimer-Demenz sind

es unter anderem die Amyloid-β-Plaques, welche ausschlaggebend sind, bei der Demenz mit Lewy-Körperchen bestehen die Ablagerungen hingegen vorwiegend aus Alpha-Synuclein. Vaskuläre Demenzen entstehen wiederum durch Schädigungen der Blutgefäße, bei der Mischdemenz ist eine Mischung aus Amyloid-β-Plaques und Durchblutungsstörungen zu beobachten und bei Parkinson steht ein Dopaminmangel im Vordergrund. Diese unterschiedlichen Mechanismen führen dazu, dass die Symptome variieren können, abhängig davon, was in welchen Gehirnregionen passiert. Wichtig ist zu verstehen, dass diese Krankheiten also zwar alle unter den Begriff „Demenz“ fallen, aber individuell sehr unterschiedlich verlaufen können. (Spoilerwarnung: Einige Menschen entwickeln im Laufe ihres Lebens demenzielle Veränderungen im Gehirn, die erst nach ihrem Tod bei einer Autopsie entdeckt werden – weil sie zu Lebzeiten nie Probleme verursacht haben. Mehr dazu im Kapitel „Ich lese, bis ich verwese“.)
Spannend ist außerdem, dass man oft keine klare Trennlinie zwischen den einzelnen Krankheiten und den „dazugehörigen“ Ablagerungen und Mechanismen ziehen kann: Neuere Studien legen etwa nahe, dass eine Kombination aus Alzheimer und vaskulärer Demenz (aka Mischdemenz) bei älteren Menschen viel häufiger vorkommt als bisher angenommen. In einigen Autopsien stellte sich heraus, dass viele ältere Menschen, bei denen zu Lebzeiten Alzheimer diagnostiziert wurde, tatsächlich eine Mischdemenz hatten. Das mag für Sie jetzt nach einer uninteressanten Detailinformation klingen, ist aber eigentlich eine gute Nachricht mit

interessanten Konsequenzen: Denn es ist wissenschaftlich inzwischen gut gesichert, dass wir auf unsere Gefäße mit einem gesunden Lebensstil Einfluss nehmen können. Wer also Gefäßschäden vorbeugt, senkt auch das Risiko für alle Arten von Demenzen und Erkrankungen, in denen Gefäßproblematiken ebenfalls eine Rolle spielen.

Und was ist mit all den anderen Ablagerungen wie beispielsweise Amyloid-β-Plaques, die uns das Denken auch schwerer machen? Kann man darauf auch einwirken? Ja, man kann. Es gibt zwar keine Maßnahme, mit der Ablagerungen vollständig zu verhindern sind, aber inzwischen gibt es auch Hinweise darauf, dass ein gesunder Lebensstil nicht nur die Gefäße schützt, sondern auch das Risiko für die Entstehung von Ablagerungen senken kann. All die Praxistipps im zweiten Teil des Buches tragen also dazu bei, sowohl die Gefäße gesund zu erhalten als auch über indirekte Mechanismen – wie die Verringerung von Entzündungen und oxidativem Stress sowie die Förderung von Wachstumsfaktoren und Synapsenbildung – Ablagerungen wie Amyloid-β-Plaques zu reduzieren. Nichts davon ist eine hundertprozentige Garantie, immer gesund zu bleiben, aber eine sehr gute Chance – und die sollten wir nutzen!

Konsolidierung

Abends liegen wir faul im Bett, unsere Herzfrequenz fährt runter, der Blutdruck chillt, unser Muskeltonus hat Feierabend, aber im Rennstall des Gedächtnisses brennt noch Licht: Unsere beiden Pferdchen sind noch hellwach und sichten und sortieren, was die Sinne und der Thalamus heute so für Zeug angeschwemmt haben. Sie entscheiden, was morgen vergessen oder noch erinnert werden darf. Mit zwei PS fährt Tina auf den Neokortex, die erste Lateinstunde schafft es (noch) nicht dorthin. Da feuern die Neuronen, da fließt Acetylcholin, da verändern sich im Laufe der nächsten Jahre und über die Zeit die Verbindungen (mehr dazu im nächsten Kapitel). Im permanenten Update mit dem Leben füllt Tina in den kommenden Jahren mühelos mit ihren Daten und Faxen unsere Festplatte. Auch der „Cursus Novus Compactus" schafft es, mühevoll allerdings, nach und nach auf die Hirnrinde. Und während die Lateinlaienkenntnisse nur expliziten Speicher belegen und wir niemals „gaudere"* konjugieren werden können, ohne tief in unseren Gehirnwindungen zu graben, legen sich Tinas Spuren auch in den impliziteren Gedächtnisspeichern ab.

---

* „Marcus hodie in Colosseo est. Sed ubi est Cornelia?" Tja, Marcus sitzt noch immer im Kolosseum, aber wo ist bloß Cornelia? Schau an, da kommt sie schon! Marcus „gaudet et vocat", und Cornelia freut sich auch sehr! Falls Sie auch Latein hatten, wissen Sie es vielleicht noch (weil es das Erste war, was Sie gelernt haben, siehe Seite 120). Und wenn Sie sich nicht daran erinnern, dann hat es Ihr Neokortex schon aussortiert. So beginnt jedenfalls der „Cursus Novus Compactus".

Implizites Langzeitgedächtnis

Zig Jahre später erinnern wir uns nicht mehr genau an den ersten Tag im Gymnasium, wissen längst nicht mehr, dass Tina ihr mittelmäßig modisches Leopardenshirt trug, aber wir erkennen ihre Stimme auch dann, wenn die Handyverbindung schlecht ist und ihre beiden Kinder im Hintergrund mit Kochlöffeln auf Töpfe hauen. Und wenn wir aus Hunderten von Menschen, die wir nur in der Dämmerung und von hinten sehen könnten, Tina raussuchen müssten, würden unsere Basalganglien aufgrund von Statur und Gangart die Richtige rausfischen können. Unser Hirn hat mit Tinas Hirn so viel gelacht und geweint, dass unsere Neurone inzwischen schon vorhersagen können, worüber Tinas Neurone lachen werden und dass sie im Zweifelsfall noch immer die Schuhe mit dem Leopardenprint kaufen würden. Team Hirn hat ein intuitives Wissen darüber gesammelt, wie Tina auf bestimmte Situationen reagiert, ohne dass wir uns explizit daran erinnern, das je gelernt zu haben. Auch unsere emotionale Reaktion, die ausgelöst wird, wenn wir Tina sehen, läuft ganz ohne unser explizites Zutun ab.

Explizites Langzeitgedächtnis

Anderes hingegen ist explizit gespeichert und abrufbar. Die Klassenreise mit Tina, auf der man sich gemeinsam ein Tattoo stechen lassen wollte und Tina einen Rückzieher machte, nachdem man selbst schon einen Schmetterling auf der Haut hatte. Tina mit frischem

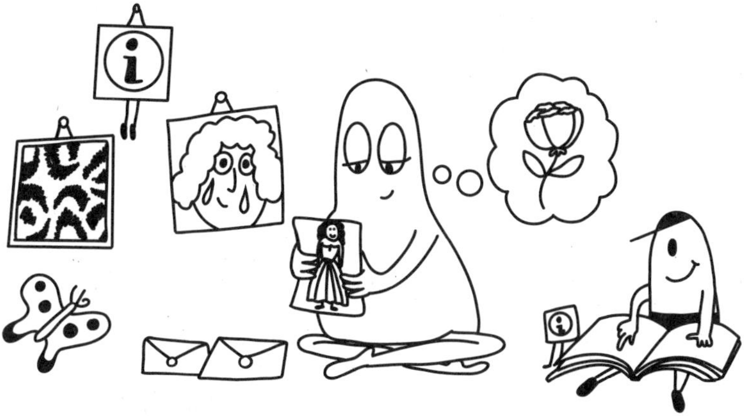

Tina im Kopf: Viele Erinnerungsfragmente ergeben eine Freundschaft.

Führerschein im Golf ihrer Eltern und der ungünstig abstehende Seitenspiegel des BMWs beim Einparken. Tina am Busbahnhof ohne einen Cent in der Tasche, dafür mit einem breiten (schiefen) Grinsen, als sie von ihrer Australienreise zurückkehrte. Tinas Tränen wegen Hannes, der den ganzen Dopaminabfall in ihrem Hirn nicht ansatzweise wert war. Tina kotzend im Krankenhaus mit dem positiven Schwangerschaftstest in der Tasche. Tina im schönsten Kleid der Welt bei ihrer Hochzeit (nein, nicht Hannes). Solche expliziten Erinnerungen an Tina können wir über die Seepferdchen in Zusammenarbeit mit dem Neokortex gezielt abrufen und tun das auch immer mal wieder gern, um die Ehemänner zu langweilen. Aber unser limbisches System freut sich über die Stärkung der sozialen Bindung und will noch ein paar Geschichten mehr hören, von denen allerdings schon die Hälfte nicht mehr wahr ist.

Remembering Tina

Egal, ob ihr Name auf dem Display aufleuchtet, wir ihren roten Schopf in einer Menschenmenge suchen oder ihr samstags zufällig im Supermarkt über den Weg laufen: Wir erkennen Tina und wissen, wie schlecht ihr Klamottengeschmack vor zehn Jahren und ihre Laune vor zehn Tagen war. Die Erinnerung an Tina ist das Ergebnis eines komplexen Zusammenspiels von Ultrakurzzeitgedächtnis, Kurzzeitgedächtnis, Arbeitsgedächtnis und Langzeitgedächtnis – und damit eine Teamleistung unseres Gehirns. Tina ist tatsächlich ein Teil von uns: Sie liegt als neurobiologisch verschlüsselte Information in Millionen neuronaler Verbindungen, die über synaptische Kontaktstellen miteinander verbunden sind, an denen sich wiederum unzählige Neurotransmitter tummeln, fest verankert in unserem Kopf.

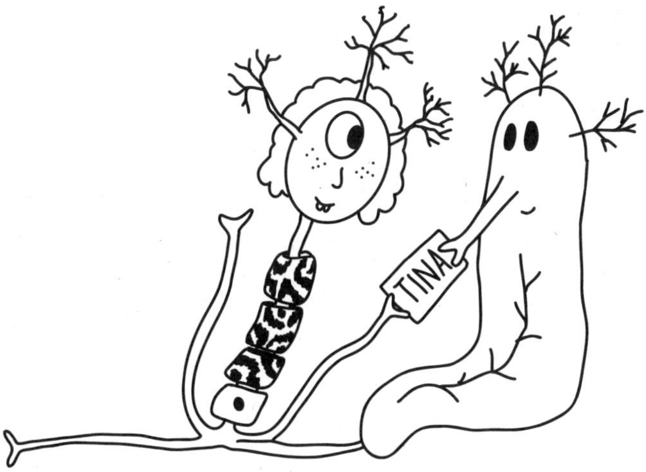
TINA

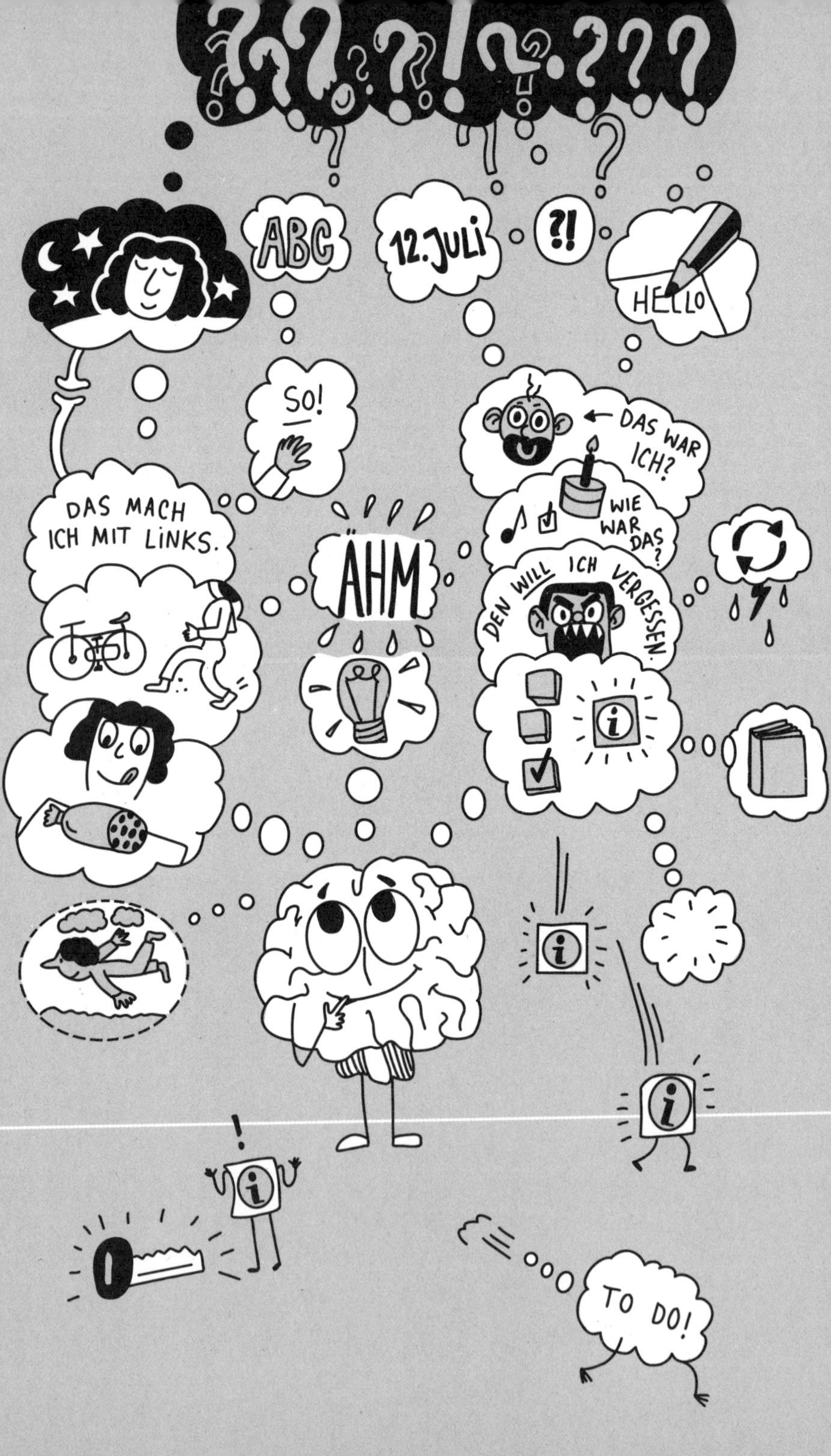

ABC
12. JULI
?!
HELLO
SO!
DAS WAR ICH?
WIE WAR DAS?
DAS MACH ICH MIT LINKS.
ÄHM
DEN WILL ICH VERGESSEN.
TO DO!

Vom Lernen, Erinnern und Vergessen

Warum wir den Autoschlüssel verlegen

Wir müssen jetzt dringend los! Wir ziehen die Schuhe an, werfen uns den Schal über, greifen auf das Schlüsselbrett – und greifen ins Leere! Wir wühlen hektisch in den Manteltaschen, drehen unsere Handtasche um – nichts! Die Theatervorstellung beginnt in zwanzig Minuten und wir ziehen fluchend durch die Wohnung, drehen Kissen um, gucken auf die Hutablage und unterm Esstisch – und finden den Autoschlüssel einige Minuten später in der Küche neben dem Kühlschrank. Wie kommt der denn bitte dahin?! Und wie blöd sind wir denn eigentlich?

Absolut und gar kein bisschen, jedenfalls nicht deswegen. Wir können das beweisen und spulen eine Stunde zurück: Wir kommen von der Arbeit nach Hause, haben in der Hand den Autoschlüssel, im Kopf die Diskussion mit der Chefin und im Bauch einen mittelgroßen Hunger. Wir ziehen uns die Schuhe aus, schimpfen gleichzeitig am Telefon mit Tina über die Chefin und ziehen hungrig in die Küche. Wir klemmen uns das Handy zwischen Ohr und Schulter, schimpfen weiter, werfen den Autoschlüssel auf die Arbeitsplatte, öffnen den Kühlschrank und nehmen uns einen Joghurt. Wir gehen ins Wohnzimmer, beenden das Telefonat, schalten den Fernseher ein und essen den Joghurt, gehen duschen, ziehen uns an und huch, schon so spät? Jetzt müssen wir aber dringend los! Wir ziehen die Schuhe an, werfen uns den Schal über, greifen auf das Schlüsselbrett – und greifen ins Leere! Wir wühlen hektisch in den Manteltaschen ... und der Rest ist Geschichte.

Alltagsgeschichte nämlich. Wir verlegen den Schlüssel, vergessen den Regenschirm und verbummeln, dass wir auf dem Heimweg noch Hafermilch besorgen wollten. Das liegt daran, dass unser Hirn priorisieren muss, um zu funktionieren. Und kann sich damit zwar vieles irgendwie, aber nicht alles gleichermaßen gut gleichzeitig merken. Für die Gleichzeitigkeit ist unser Gedächtnis nämlich auch gar nicht unbedingt gebaut, im Gegenteil: Die meisten Menschen überschätzen ihre Fähigkeit zum Multitasking, denn in Wirklichkeit sind wir sehr schlecht darin, mehrere Aufgaben gleichzeitig zu erledigen. Was viele für Multitasking halten, ist in Wahrheit nämlich ein fliegender Wechsel:[20] Wir machen die Dinge nicht wirklich gleichzeitig, sondern switchen schnell zwischen den Aufgaben hin und her. Und manche sind besser und manche sind schlechter im Switchen. Genau genommen sind wir also nicht wahnsinnig gut im Multi-, sondern vielmehr im Wechseltasking, vor allem wenn es um anspruchsvolle Denkaufgaben geht. Wir können Dinge gut sequenziell erledigen, wenn wir etwas aber gleichzeitig machen möchten, macht unser Gehirn schneller schlapp, als wir glauben. Wenn Sie beispielsweise beim Lesen des nächsten Absatzes den Inhalt verstehen und gleichzeitig alle Vokale in den Wörtern zählen sollten, würde Ihr Hirn aus den Ohren dampfen und Sie hätten trotzdem kaum eine Chance. Schnell würden Sie das bemerken, was man in der Wissenschaft „Cognitive Load“ nennt: Gleichzeitig geht Verstehen und Zählen leider nicht so leicht, wie beides einzeln eigentlich zu erledigen wäre. Um trotzdem halbwegs zurande zu kommen, würde Ihr Hirn deswegen jetzt schnell schalten müssen zwischen Lesen, Zählen und Merken. Explizite, bewusste und anspruchsvolle Denkaufgaben müssen nacheinander erledigt werden, um überhaupt bewältigbar zu sein. Sollen Sie den nächsten Absatz hingegen lesen, verstehen und gleichzeitig Ihr Butterbrot essen oder sich beide Socken im Sitzen anziehen, klappt das sicherlich besser. Während unser Gedächtnis bei komplexen Aufgaben nämlich schnell mal aussteigt, pfuschen sich implizite und explizite Gedächtnisleistungen gegenseitig weniger oder gar nicht ins Werk. Im Gegenteil! Es gibt sogar Studien, die darauf hindeuten, dass leichte körperliche Bewegung wie Stehen oder Spazierengehen während des Lernens und Denkens die Konzentration verbessern kann. Deswegen kritzeln Sie auch so gern auf dem Block rum, während Sie am Telefon hängen und gut zuhören und mitdenken, was Ihnen Ihre Tina so erzählt.

Wie viel Vergessen ist normal? Schlüssel verlegt, Namen vergessen, dem Ehemann nicht zugehört – keine Sorge! Vergessen gehört dazu. Wenn allerdings kürzlich stattgefundene Ereignisse aus dem Kopf verschwunden sind, wichtige Informationen nicht mehr hervorgekramt werden können und die Vergesslichkeit den Alltag beeinträchtigt, sollte abgeklärt werden, woher die Gedächtnisschwierigkeiten kommen.

Aber zurück zum Autoschlüssel, der immer noch da liegt, wo er nicht liegen soll. Immerhin können wir jetzt nachvollziehen, wie er dort gelandet ist: Das Wahrnehmen von drinnen (Hunger!), unmittelbar draußen (Zuhause!) und ganz woanders (Chefin am Arbeitsplatz!) ist einfach ein bisschen viel für ein einzelnes Hirn, das außerdem gleichzeitig noch den linken Schuh auszieht und dabei nicht umfällt. Wir tanzen vor allem seit der Digitalisierung unserer Welt permanent auf mehreren Hochzeiten, aber ärgern uns scheckig über unser „schlechtes" Gedächtnis, weil es sich so was Simples wie das mit dem Autoschlüssel nicht merken kann. Dabei ist gerade das der Trick unseres Gedächtnisses, um in der Fülle der Infos nicht unterzugehen: Das Banalste muss raus. In Zeiten der geteilten Aufmerksamkeit, der ständigen Verfügbarkeit und des ewigen WhatsApp-Bling-Blings ist das Aussortieren banaler Tätigkeiten wie Schlüsselablegen unsere beste Chance, mit der Schnelllebigkeit Schritt zu halten und zu funktionieren, statt zu explodieren. Das Hirn sortiert aus, was es für banaler (Autoschlüssel) als etwas anderes (die Sache mit der Chefin) oder weniger dringlich (Hunger) hält. Und sind wir in Eile oder Gedanken, überspringt es manchmal unbewusst Routinen oder fokussiert auf unmittelbar anstehende Aufgaben, die ihm notwendiger erscheinen. Also, seien Sie tolerant mit Ihren verlegten Schlüsseln! Sie wurden für Größeres geopfert.

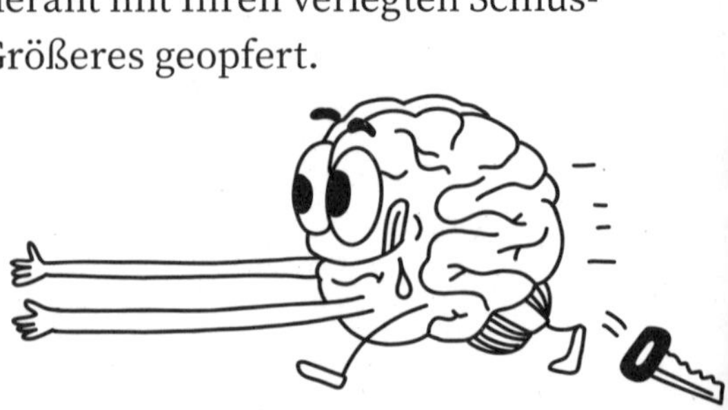

Leider aber auch für die Chefin,* von der man jetzt nicht zwingend sagen kann, dass sie das ganze Cortisol überhaupt wert ist. Während wir uns ärgern und gestresst sind, arbeitet unser Gehirn anders, und es ist landläufig bekannt: Stress ist schlecht für das Gedächtnis. Ganz so einfach ist es aber nicht, denn Stress kann mal gut, mal schlecht für unsere Erinnerung sein, das hängt von der Situation und der Stressintensität ab. Wir sprechen darüber nochmal im Kapitel „Ich bleibe gechillt, bis es mich killt", doch es sei schon mal vorgegriffen: Ein bisschen Stress tut dem Einspeichern sogar gut, aber für das Abrufen ist's insgesamt eher schlecht. Was allerdings auf jeden Fall ausnahmslos schlecht ist und uns ständig die Hafermilch, Regenschirme und Schlüssel vergessen lässt, ist Dauerstress. Liegt der Autoschlüssel also ständig neben dem Kühlschrank, wäre die erste berechtigte Frage weniger, was in unserem Kopf drinnen so schiefläuft, sondern vielmehr, was draußen in unserem Leben alles so schiefläuft, dass der Kopf da nicht mehr mitkommt.

Haben Sie ein Kind, zwei Kinder, drei Kinder und erinnern sich fast gar nicht an die ersten schlaflosen Jahre, aber immerhin daran, dass Sie in der Zeit damals ein Hirn wie ein Sieb hatten? Kein Wunder, denn „Stilldemenz" is real! Und zwar auch, wenn Sie gar nicht gestillt haben oder wenn Sie der Vater des Kindes sind. Elterlicher Schlafmangel und die ständige Aufmerksamkeit dafür, dass das Kind nicht verhungert, verblödet oder emotional

---

* Ein *Shoutout* an dieser Stelle an meine Chefs: Über sie habe ich mich noch nie geärgert, und außerdem sind sie der Grund, warum ich gerade an diesem Buch sitze.

verkümmert, resultiert regelhaft in kognitiver Überlastung der Bezugspersonen, die sich durch Konzentrations- und Erinnerungsschwierigkeiten bemerkbar macht. Das geht aber vorbei und hat übrigens keine langfristig negativen, sondern positive Folgen: Elternschaft scheint sich auf lange Sicht positiv auf Gehirnfunktionen auszuwirken.[21]

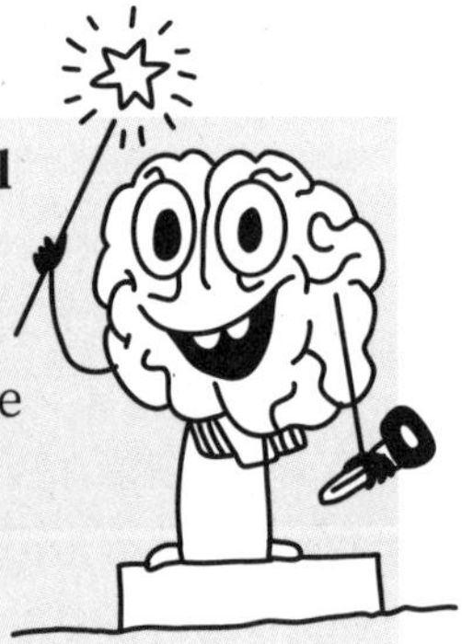

#Superhirn: Wie wir den Autoschlüssel nicht verlegen

Feste Plätze sollten sie alle haben, die Gegenstände unseres täglichen Lebens, damit das Wiederfinden unser Gehirn nicht mehr beschäftigt, als es muss: Schlüssel, Geldbörse, Brille, Bahn-Abo. Man müsste dann halt beim Ablegen kurz die …

Aufmerksamkeit fokussieren – und zwar auf das Ablegen. Geteilte Aufmerksamkeit, doppelt so hohes Risiko, dass die Brille auf dem Wäschetrockner landet. Um fokussieren zu können, sollte man möglichst …

entspannt bleiben, weil unter Stress stellt unser für Cortisol empfindliches Gedächtnis für banale Tätigkeiten wie das Schlüsselablegen wenig(er) Aufmerksamkeit zur Verfügung, damit seine Kapazitäten für den Rest noch reichen. Aber tja, das Leben ist bekanntlich kein Ponyhof, deswegen ist es besonders in stressigen Zeiten schlau …

eins nach dem anderen zu erledigen, weil unser Gedächtnis kein Meister im Multitasking ist. Sequenziell arbeiten ist schneller, als wenn wir alles gleichzeitig machen und in den eingesparten fünf Minuten dann fluchend die Brille suchen müssen. Die wir auch schneller finden würden, wenn der Rest von der Wohnung etwas besser …

aufgeräumt wäre. Tja! Wissenschaftlich gesehen hatte Mutti schon immer recht: Ist die Kammer ordentlich, gelingt dem Kopf der Überblick schneller. Sollten Sie die Brille trotzdem nicht finden, könnten Sie ja den Trick mit dem …

zurückgehen probieren. Wenn Sie nochmal ins Wohnzimmer gehen, könnte der Kontext über Hinweisreize Ihrem Hirn dann doch noch assoziativ sagen, dass Sie den Autoschlüssel auf den Plattenspieler gelegt haben.

Warum wir uns an Barbara Blocksberg erinnern

Das mit dem Frosch und dem Nobelpreis auf Seite 68, Sie ahnten es schon, war nicht Barbara Blocksberg. Wäre Barbara Blocksberg keine fiktive Figur, wäre es ihr zwar zuzutrauen, aber der Mensch aus Fleisch und Blut, der die Sache mit den Neurotransmittern entdeckte, hieß Otto Loewi. Er war es auch, der gemeinsam mit Henry Dale dafür 1936 den Nobelpreis* bekam.

---

* Den Nobelpreis gewann er, das Geld durfte Otto Loewi aber nicht behalten. Kurz vor seiner Flucht aus Österreich im Jahr 1938 musste der jüdische Wissenschaftler unter dem Druck der Gestapo die schwedische Bank in Stockholm anweisen, das Preisgeld an eine von den Nationalsozialisten kontrollierte Bank zu überweisen.

Das mit Barbara Blocksberg hat aber beim Lesen mit hoher Wahrscheinlichkeit Ihre Aufmerksamkeit einmal kurz (noch weiter) nach oben getrieben. Und mit hoher Wahrscheinlichkeit konnten Sie sich jetzt auch gleich daran erinnern, den Namen Barbara Blocksberg im Buch schon gelesen zu haben, während Sie bereits vergessen haben, dass Eric Kandel auch schon genannt wurde.* Das liegt daran, dass sich unser Hirn Blödsinn ausgesprochen gern merkt. Vor allem solchen, der sich irgendwie abhebt und nicht so ganz zum Rest passt. „Isolationseffekt"** nennt man dieses Phänomen, und es ist nicht der einzige Spaß, auf den unser lustiges Team im Hirn gern anspringt.

Nicht nur Spaß, auch ganz viel Scheiß merkt sich unser Gedächtnis: Neun Leute loben Sie für Ihren Vortrag, Herbert findet, er sei grottenschlecht gewesen. Neun Leute finden Ihre neue Brille schick, Erika findet, sie stehe Ihnen überhaupt nicht. Und was merken Sie sich nun davon, Sie Kamel? Was Herbert und Erika sagen! Apropos Kamel, vielleicht haben Sie sich auch deswegen im Vorwort gerade das „Kamel" besonders gut gemerkt, weil Ihnen das Wort negativ aufgefallen ist. Dass wir uns an Negatives besonders gut erinnern, hat mal wieder mit unseren Vorfahren zu tun, die sich Gefahren und Bedrohungen zwecks Überleben unbedingt merken mussten. „Negativitäts-Bias" nennt man diese

* Hä? Wie jetzt, Sie erinnern sich absolut und gar kein bisschen an diesen Namen? Nix, nada, komplett weg? Ich weiß! Und darüber müssen wir dann auch nochmal reden, und zwar im Kapitel „Wie Erinnerungen sich verändern".

** ... oder auch „Restorff-Effekt", nach der deutschen Psychologin Hedwig von Restorff, die ihn erstmals in ihrer Dissertation beschrieb.

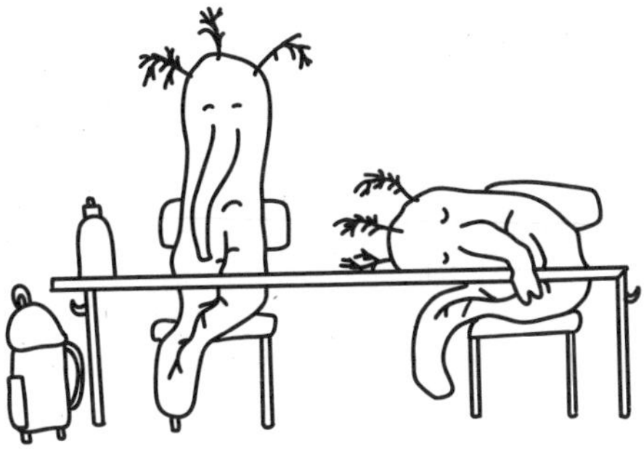

evolutionäre Tendenz, die inzwischen oft gar nicht mehr so hilfreich ist, wie sie es mal war. Also, Sie müssen sich nicht jede Beleidigung merken, das ist (meistens) nicht mehr überlebenswichtig. Außerdem sagt eine Beleidigung grundsätzlich mehr über das Hirn der anderen als über das eigene aus. Apropos: Kamele sind sehr schlaue Tiere und können sich mit ihrem hervorragenden Gedächtnis die Lage von Wasserquellen tausendmal besser merken als Herbert und Erika.

Wenn Ihre Bürokollegin Ihnen beispielsweise erst vorgestern von Ihrem Urlaub erzählt hat, Sie aber heute schon nicht mehr wissen, ob Sabine wandern in Südtirol oder Tretboot fahren in Rimini war, dann ist das kein Wunder. Jedenfalls nicht, wenn Sabines Urlaubserfahrungen keine der folgenden fünf Glocken in Ihrem Gehirn haben läuten lassen: emotionale Beteiligung, persönliche Relevanz, Verbundenheit, Motivation und eben Besonderheit. Das sind die Top Five der leicht merkbaren Merkmale einer Information, die erst den Thalamus und dann den Hippocampus relativ zuverlässig dazu überreden, das Ding ins Langzeitarchiv zu hieven. Und diese Features sind auch der Grund dafür, warum Sie sich Barbara Blocksberg eher gemerkt haben als Eric Kandel.

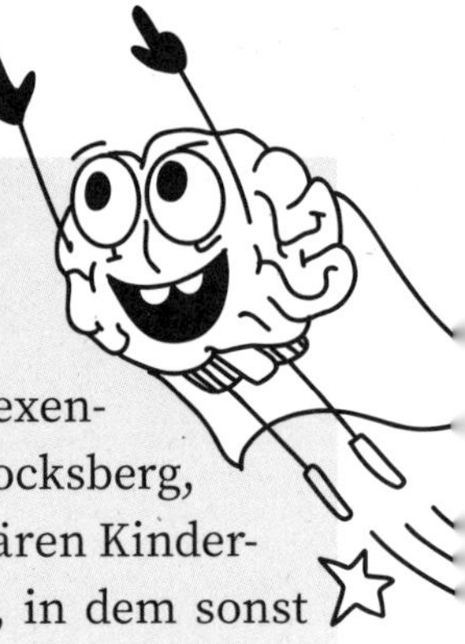

#Superhirn: Was wir uns leicht merken können

Isolationseffekt: Beim jährlichen Hexentanz auf dem Blocksberg fällt Barbara Blocksberg, Mutter von Bibi Blocksberg in der populären Kinderhörspielserie, nicht auf, in einem Buch, in dem sonst (fast) nur Wissenschaftlerinnen vorkommen, allerdings schon. Alles, was aus der Reihe tanzt, fällt auf, und was auffällt, merkt man sich leichter. Und nicht nur was aus der Reihe tanzt, sondern auch das, was an erster und was an letzter Stelle in einer Reihe steht. „Primacy-Regency-Effekt“ oder „serieller Positionseffekt“ nennt sich die Vorliebe unseres Gedächtnisses, sich an die ersten („Primacy-Effekt“) und letzten („Regency-Effekt“) Informationen einer Liste eher zu erinnern als an jene, die in der Mitte stehen. Alles, was irgendwie besonders und besonders gut positioniert ist, flutscht leichter rein.

Emotionale Erfahrungen: Wissen Sie noch, wie das Wetter am 8. Januar dieses Jahres war? Vermutlich nicht. Wissen Sie noch, wie das Wetter am 8. Januar vor neun Jahren war, als Sie sich beim Schifahren den Oberschenkel gebrochen haben? Vermutlich schon. Gute wie schlechte Ereignisse, die starke Emotionen auslösen, werden meistens gut gemerkt, denn sie aktivieren das limbische System, insbesondere die Amygdala. Und die schwatzt konsequent alles, was sie aufregt, den Seepferdchen und dem Neokortex auf. Ausgenommen sind allerdings manchmal die ganz schlimmen Ereignisse, die so furchtbar sind, dass unsere drei Freunde

Amygdala, Seepferdchen und Neokortex aus Selbstschutz entscheiden, das Ganze psychohygienehalber lieber unter den Teppich zu kehren. Kann sich das Opfer an den Hergang des Unfalls nicht mehr erinnern, nennt man das wiederum „dissoziative Amnesie“, die im Rahmen einer Posttraumatischen Belastungsstörung auftreten kann. Aber nicht nur private Ereignisse, die emotional bewegen, sondern auch historische Momente können oft bemerkenswert gut abgerufen werden: Das Phänomen, dass Sie sich daran erinnern können, was Sie gerade gemacht haben, als Sie von den Anschlägen auf das World Trade Center erfahren haben, genauso wie sich Ihr Ururopa stets daran erinnern konnte, wie sein Nachbar die Nachricht von der Ermordung des österreichischen Thronfolgers in Sarajevo über den Gartenzaun brüllte, nennt man „Flashbulb-Memory-Effekt“[22], zu Deutsch „Blitzlichterinnerungen“. Sind wir zufällig auf der Welt, wenn mal etwas Großes passiert, erinnern wir uns im Nachhinein zumeist an sechs Dinge relativ deutlich: wo wir waren, was wir taten, wer es uns sagte, wie wir und die anderen darauf reagierten und was danach passierte.

Self-reference-Effekt:[23] Moment mal, Sie hatten jetzt aber überhaupt keine Schwierigkeiten, sich zu merken, dass Sabine wandern in Südtirol war, weil Sie selbst erst letztes Jahr dort waren und angesäuert über die Menschenmassen auf der Seiser Alm, die Blechlawinen vor dem Pragser Wildsee und die kilometerlangen Wandererschlangen unter den Drei Zinnen dort sicherlich nie wieder hinfahren werden? Dann hilft Ihnen Ihre Overtourism-Erfahrung immerhin insofern, als dass

Sie sich Sabines Urlaubsanekdote („Hunderte von Instagramerinnen vor dem Nepomuk-Kirchlein in Villnößl!") gut merken werden können, denn an Informationen, die sich in einen persönlichen Kontext einbetten lassen, erinnern wir uns leichter.

Verbundenheit: Aber nicht nur Ihre persönliche Erfahrung, sondern auch die schlichte Tatsache, dass Ihr Gedächtnis Sabines Südtirolurlaub bereits mit konkreten Inhalten verbindet, hilft Ihnen jetzt, sich auch neue Informationen in diesem Zusammenhang besser zu merken. Auch wenn Sie selbst kein Selfie vor dem Nepomuk-Kirchlein geschossen haben und dort noch gar nie waren, passt diese Information wunderbar in Ihre „Seiser-Alm-Wildsee-Zinnen"-Liste und kann gut gemerkt werden. Insgesamt kann man sagen, dass wir uns konkrete Informationen, die wir mit etwas verbinden, deutlich leichter merken als abstrakte Konzepte, die wir außerdem noch mit nichts assoziieren können.

Motivationsbedingter Lerneffekt: Sie haben den „Zauberlehrling" damals problemlos noch in der Mittagspause gelernt, weil Sie Mitschüler Markus in der nächsten Deutschstunde mit Ihrer Performance beeindrucken wollten? Dann sagen wir: „Merci, Markus", für die erhöhte Freisetzung von Dopamin und die dadurch verbesserte Lernfähigkeit und Konsolidierung! Informationen, für die wir echtes Interesse haben und eine hohe Motivation, sie zu lernen, lassen sich schneller auf den Kortex hieven. Und das muss jetzt nicht Markus, das können ganz unterschiedliche Motivationsquellen sein: der Wunsch, das nächste Modul in der Ausbildung zur Sanitäterin zu schaffen, um noch sicherer Menschen in Notsituationen helfen zu können, der Anreiz, endlich mal Kroatisch zu lernen, damit man sein Ćevapčići im Sommerurlaub in der Landessprache bestellen kann, die Entschlossenheit, sich an die Orgel zu setzen, um in der nächsten Sonntagsmesse für Stimmung in der Kirche zu sorgen – unsere individuellen Motivationen sind verschieden, haben aber alle eines gemeinsam: Sie schalten unsere Lernkompetenz in den fünften Gang.

Der sehr banale Grund, warum wir also neben Multitasking, geteilter Aufmerksamkeit, Stress, Eile und Müdigkeit gern mal im Alltag Dinge vergessen, liegt manchmal schlicht darin, dass die Information im Hirn keinen Hering vom Teller zieht. Und wenn unsere Seepferdchen keine emotionale Beteiligung, keinen Anknüpfungspunkt, keine Wichtigkeit und keine Besonderheit in der Information sehen, werfen sie sie raus. Das kennen wir ja alle schon aus unserer Schulzeit, wo uns dieses Phänomen jahrelang plagte, weil Goethes „Zauberlehrling“ ohne Markus in der Deutschstunde keines dieser Merkmale erfüllte, während Tinas neueste Knutschgeschichte in der Pause alle diese Features in unserem Hirn bediente. Das war emotional (hui!), lieferte private Anknüpfungspunkte (wie lange Markus wohl noch rumeiern würde, bis er einen dann auch irgendwann mal küssen würde?) und war außerdem besonders und wichtig (Knutschen ist immer zu priorisieren, nicht nur in der Pubertät!). Was also tun? Ist „Der Zauberlehrling“ dazu verdammt, nie gelernt zu werden?

„Stehe! stehe!
Denn wir haben
Deiner Gaben
Vollgemessen! –
Ach, ich merk' es! Wehe! wehe!
Hab' ich doch das Wort vergessen!"

Dies sagt der Zauberlehrling, und wir sehen daran: Selbst Zauberer leiden an Gedächtnisschwierigkeiten, wenn sie unter Druck stehen.

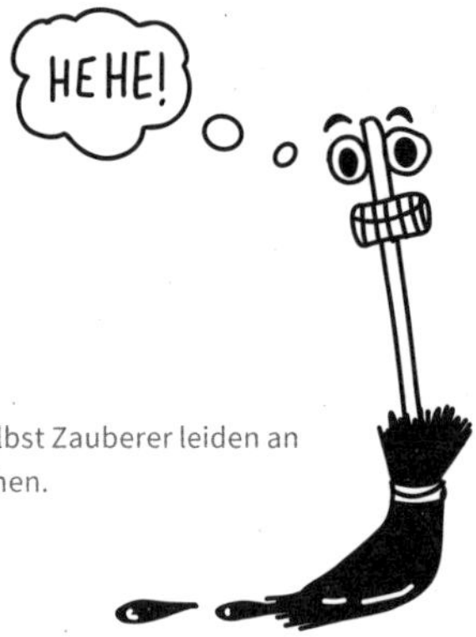

Nein, natürlich nicht! Selbst wenn Informationen kein Top-Five-Merkmal der merkbaren Merkmale erfüllen, sind sie bekanntlich erlernbar. Und auch das kennen wir alle schon aus unserer Schulzeit: Die unregelmäßigen Verben, die binomische Formeln und den „Zauberlehrling" haben wir mit stumpfen Wiederholungen in unseren Neokortex geprügelt. Denn auch wenn unser Hirn zunächst gelangweilt bis unbeteiligt auf eine Information schaut und erstmal keine Dringlichkeit sieht, wertvollen Speicherplatz für „Walle! Walle!" bereitzustellen, lassen sich die Pferdchen durch schlichte Redundanz mürbemachen. Und irgendwann winken sie dann resigniert durch, was ständig anklopft. Andere Erinnerungstechniken, die wir aus der Schule kennen, sind das Aufschreiben, das Aufsagen und das Abfragen durch Schulkolleginnen. All diese Techniken, die wir angewandt haben, nutzen die Tatsache, dass das Gedächtnis – ob es will oder nicht – auf Aktivierung und Wiederholung reagieren muss und neuronal codiert, was ihm immer und immer wieder präsentiert wird. Es gibt also faktisch viele Informationen, die nicht die

Top-Five-Features erfüllen, aber keine einzige, die man nicht doch durch Zeit und Anstrengung ins Langzeitgedächtnis befördern könnte.

#Tipp: Wie wir uns Dinge besser merken können
Wenn die Information nicht von sich aus im Köpfchen bleiben will, dann müssen wir eben ein bisschen nachhelfen. Dabei können …

Wiederholungen helfen. Immer wieder denselben Stimulus serviert zu bekommen, zwingt auch das sturste Seepferdchen in die Knie. Und Sie haben sicher auch schon bemerkt: Das, was Sie intensiv, aber nur kurz pauken, ist dann auch bald wieder weg. Wenn Sie es länger behalten wollen, ist es nämlich besser, wenn Sie den Stimulus …

über die Zeit immer wieder Ihrem Gedächtnis präsentieren. Dann bleibt's am längsten. „Spacing-Effekt"[24] nennt man das, aber wenn Sie die Zeit dafür schlicht nicht haben, dann greifen Sie doch einfach auf die guten alten …

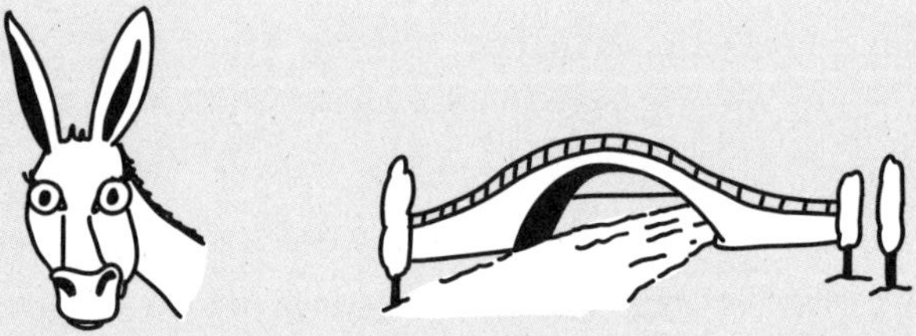

Eselsbrücken zurück. Das ist nicht blöd, sondern ganz schön schlau! Merkstützen und Gedächtnishilfen machen sich das assoziative Talent unseres Gedächtnisses zunutze und verbinden schwierige Inhalte mit einfachen, damit die schwierigen leichter abrufbar werden. Das funktioniert am besten, wenn die Eselsbrücken bestimmte Kriterien erfüllen, die im Prinzip an die oben genannten Merkmale gut merkbarer Informationen erinnern. Eine gute Eselsbrücke ist eine, in der wir Informationen mit …

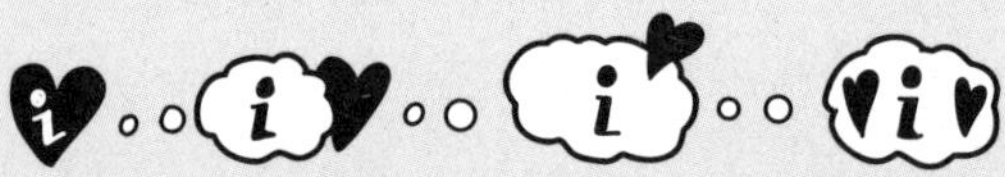

Emotionen verknüpfen. Wenn wir eine absolut nüchterne, an sich langweilige und abstrakte Information wie beispielsweise den Code unseres Zahlenschlosses mit einer emotionalen, persönlichen oder konkreten Information wie beispielsweise dem Hochzeitsdatum verbinden, gelingt das Abrufen sicher besser. Dabei hilft es, wenn wir die Infos mit …

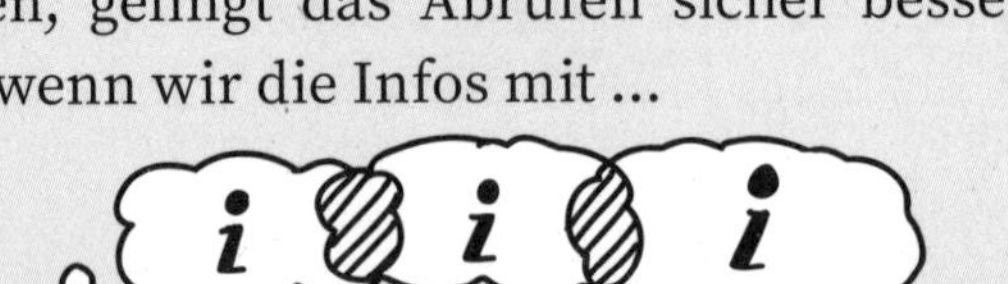

vorhandenem Wissen assoziieren können. Verknüpfen ist *der* Trick im Kopf schlechthin, weil das Verknüpfen der Natur des Gedächtnisses entspricht. Wir erinnern uns: Unsere Erinnerungen liegen als neuronale Netzwerke vor. Deswegen führt die Gedächtnisspur einer Information auch immer zur nächsten. Kennt man ja: Uns will der Name der Urlaubsbekanntschaft partout nicht einfallen, da sagt der Ehemann den Vornamen, und uns fällt sofort der Nachname der Gesuchten ein. Manchmal hilft es deswegen, Namen oder Dinge, die einem nicht einfallen wollen, einfach mal stupide ...

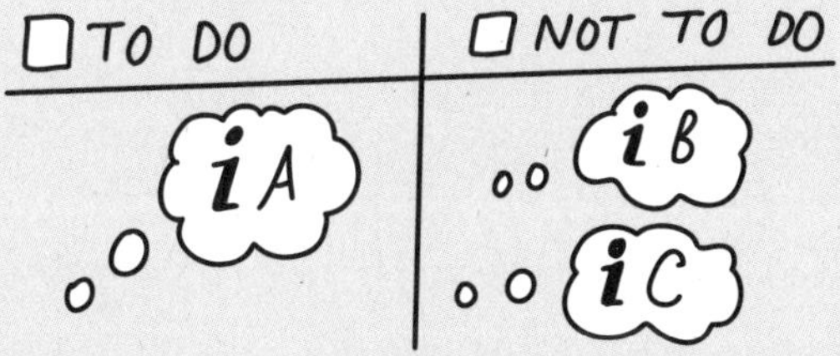

strukturiert und geordnet durchzugehen. Aber nicht nur auf der Suche nach einer Information, sondern schon beim Erlernen macht es Sinn, System zu haben. Eine große Brooklyn-Eselsbrücke bauen wir uns, wenn wir schwer erlernbare Informationen durch eine Geschichte strukturieren und damit in eine logische oder leicht nachvollziehbare Sequenz einbetten. Wenn Sie sich beispielsweise die Reihenfolge der Planeten im Sonnensystem merken wollen, dann ist das leichter, wenn Sie sie in eine kurze Geschichte verpacken: „Mein Vater erklärt mir jeden Sonntag unseren Nachthimmel." Die Anfangsbuchstaben stehen für die Planeten (Merkur, Venus, Erde, Mars, Jupiter, Saturn, Uranus, Neptun). Kleine Eselsbrücken, die über Bilder gedacht werden, sind geschickte Erinnerungshilfen. Das funktioniert auch deswegen so gut, weil unser Hirn besonders gut mit ...

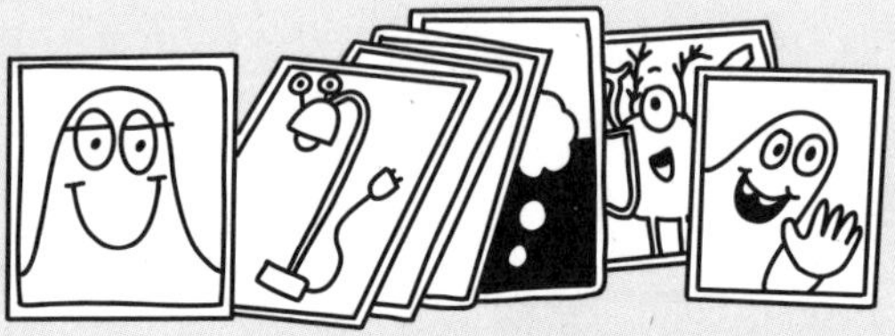

Bildern arbeitet und sich visuelle Informationen besser als beispielsweise abstraktere Wörter allein merken kann. „Bildsuperioritätseffekt" nennt sich dieses Phänomen nun wiederum und bedeutet: Gesehenes wird effizienter im Gedächtnis gespeichert als beispielsweise nur Gehörtes. Das hat mit unseren Vorfahren zu tun, für die die visuelle Wahrnehmung zwecks Überleben und Navigation in ihrer wilden Welt entscheidend war: Erstens sah man den Säbelzahntiger sofort, und zweitens erinnerte man sich – auch ohne dass man Worte dafür hatte –, wo die Heidelbeeren wuchsen. Plus ist der Vorteil von Bildern, dass man sie mit anderen sensorischen Infos wie Gerüchen und Geräuschen verbinden kann. Deswegen haben wir in unserem Kopf einen relativ großen Platz für Bilder: Die Zentrale für Gesehenes liegt interessanterweise auf der gegenüberliegenden Seite der Augen, am Hinterkopf nämlich, ungefähr da, wo man sich die Haare zu einem Pferdeschwanz binden würde („Okzipitallappen"). Diese „Sehrinde" nimmt ganze 15 % der gesamten Großhirnrinde ein. Damit aber noch nicht genug, denn die Sehrinde arbeitet mit anderen Hirnarealen zusammen und schickt superschnell einen „Wo-Strom" in den Parietallappen, der Positionen wahrnehmen und Handlungen steuern soll, und einen „Was-Strom" in den Temporallappen, der Objekte zuordnen sowie Farben, Muster und Formen dechiffrieren soll. Nimmt man alles zusammen, kann man sagen, dass mehr als die halbe Hirnrinde, etwa 60 %, an der Wahrnehmung, Analyse und Reaktion auf visuelle Reize beteiligt ist. Wahrscheinlich unterschätzen Sie Ihr visuelles Gedächtnis, denn es ist besser, als Sie glauben: In einer Studie wurden (ganz normalen) Teilnehmenden 2.560 Bilder für je 10 Sekunden gezeigt. Im Anschluss wurden ihnen je zwei Bilder gezeigt und sie mussten wählen, welches sie schon mal gesehen hatten. Im Schnitt konnten sich die Menschen an über 2.000 von 2.560 gezeigten Bildern erinnern.[25]

Wiederholen, aufschreiben, Eselsbrücken bauen und in Bildern denken, das ist ja alles schön und gut, aber für Sabines Small Talk bringt uns das eher weniger. Was also sollen wir mit Sabines Urlaub tun? Nichts. Wenn es uns wirklich ein Anliegen ist, dass wir uns Dinge merken, die uns andere erzählen, hilft es unserem Gehirn, aktiv zu werden, statt passiv zu bleiben. Konkret bedeutet das, sich kurz mal im Moment zu sammeln und auf das Gegenüber zu konzentrieren. Die Kunst des Erinnerns geht in der zwischenmenschlichen Interaktion eng mit der Kunst, empathisch zu sein, einher. Ob Sie sich später an die Interaktion erinnern, hängt eben unter anderem damit zusammen, wie viel Wert und Zeit Sie diesem Menschen und Moment jetzt schenken. Aufmerksam zuhören, ins Gespräch einsteigen und proaktiv Fragen stellen ist erstens eine noble Geste und zweitens eine gute Gedächtnisstrategie, weil durch mehr Interaktion auch mehr Projektionsfläche für eigene Assoziationen und merkbare Informationen generiert wird.* Passend zu diesem frommen Liebe-deinen-Nächsten-Gedächtnistrick wollen wir nun dieses Kapitel mit einem Gebet abschließen:

> „Gott, gib mir die Gelassenheit, Dinge zu vergessen, die ich mir nicht merken muss, die Motivation, Dinge zu lernen, die ich mir merken möchte, und die Weisheit, das eine vom anderen zu unterscheiden."**
>
> Frei nach Karl Paul Reinhold Niebuhr

Wie Erinnerungen sich verändern

Wissen Sie noch, wie Sie in der Grundschule immer von dem einen Jungen gehänselt wurden? Sie waren acht Jahre alt, er war in der Parallelklasse und warf Ihnen wahlweise blöde Sprüche oder blöde Dinge hinterher? Und dann, eines Tages im Herbst, waren Sie mit Ihrer Sandkastenfreundin Kathi auf dem Weg in den Pausenhof, da rempelte er Sie mal wieder an und Sie gaben ihm reflexhaft einen Schubs? Erinnern Sie sich noch, wie er in hohem Bogen über die Treppe flog und sich das Handgelenk brach? Nein? Das ist so nie passiert

* Auch durch Weitertratschen halten Informationen übrigens länger in unserem Gedächtnis, aber eventuell nicht alle Freundschaften. Deswegen lassen wir das mal eben für ein empathisches Miteinander nur klein in einer Fußnote stehen.

** Das bekannte Original von Karl Paul Reinhold Niebuhr, das er (vermutlich) 1941 oder 1942 schrieb, geht natürlich so: „Gott, gib mir die Gelassenheit, Dinge hinzunehmen, die ich nicht ändern kann, den Mut, Dinge zu ändern, die ich ändern kann, und die Weisheit, das eine vom anderen zu unterscheiden."

und überhaupt, Sie würden doch nie einem Menschen, egal wie nervig der ist, die Hand oder irgendwelche anderen Knochen brechen? Das glaube ich Ihnen, aber wenn Ihnen die Geschichte mit auf Sie zutreffenden Details (dem Namen Ihrer Grundschule und dem Namen Ihrer damals besten Freundin) immer mal wieder im glaubwürdigen Rahmen serviert würde, würden Sie es selbst zu glauben beginnen. Mehr noch, Sie würden sich irgendwann vielleicht sogar an das dumpfe Knacken und an Kathis erschrockenes Gesicht erinnern. Mit großer Wahrscheinlichkeit jedenfalls, denn mehr als 70 % der Probandinnen ließen sich vor ein paar Jahren nach einigen Serviergängen kriminelle Handlungen wie Diebstahl und Körperverletzung einreden.[26] Gelungen ist das der Versuchsleiterin durch suggestiven Erinnerungsabruf, sprich, einer Person wurde immer und immer wieder dieselbe Lügengeschichte aufgetischt, gespickt mit wahren Details (wie zum Beispiel bekannten Personen- und Ortsnamen), bis sie die kleinkriminellen Handlungen, die sie gar nie begangen hatte, selbst zu „erinnern" begann.

Wie anfällig Sie für Erinnerungssuggestion sind, können Sie einmal kurz nachtesten: Haben Sie auf Seite 118 geglaubt, dass Eric Kandel bereits im Buch genannt wurde und Sie den Namen nur schon vergessen hatten? Oder haben Sie sich nicht so leicht ins Bockshorn jagen lassen? Eric Kandel wurde bis dahin tatsächlich nicht im Buch genannt. Und das, obwohl er es war, der an der Meeresschnecke Alypsia erstmals aufzeigen konnte, wie Lernen und Gedächtnis in den Zellen geht (nämlich über Veränderungen in den Synapsen).

Hä? Dann sind Zeuginnenaussagen ja Mist! Stimmt, oft leider schon. Bei sogenannten Knallzeuginnen beispielsweise, die zwar den Knall hören, sich umdrehen und den BMW im Mercedes stecken sehen, danach aber glauben, den gesamten Unfallhergang beobachtet zu haben.* Die gute Nachricht ist: Wir sind nicht alle nur Knallzeuginnen unseres eigenen Lebens. Die Beziehung mit unserem Ex, das Studium in Berlin und der Urlaub in *bella Napoli* haben wirklich stattgefunden und wir waren voll dabei! Die Wahrheit ist aber auch: Unser Ex war nicht ganz so egoistisch, Berlins Nachtleben nicht ansatzweise so spannend und die „fantastischen" *frutti di mare* in Neapel eigentlich auch nicht besser als beim Italiener um die Ecke. Mal stimmt mehr, mal stimmt weniger, aber grundsätzlich stimmt nicht alles. Und das liegt daran, dass der Abruf von Erinnerungen weniger wie das Anwerfen einer Diashow als vielmehr wie das Zusammensetzen eines Puzzles verstanden werden muss. Erinnern ist ein dynamischer Prozess, der die Erinnerungen selbst verändert. Aber Schritt für Schritt!

Schauen wir uns an, wie das Abrufen von Informationen zustande kommt. Wir erinnern uns: Erinnerungen werden in unserem Köpfchen durch Netzwerke von Neuronen gespeichert, die sich über Synapsen verbinden. Die *frutti di mare*, der Ex-Mann und Berlin werden

* Was also tun? Auf Zeuginnenaussagen komplett verzichten? Nein. Aber die Methoden der Erinnerungsüberprüfung sollten verbessert und überwacht, nicht-suggestive Befragungstechniken verwendet und möglichst „unabhängige" Erinnerungstests gemacht werden, die die Genauigkeit von Zeugenaussagen erhöhen. Außerdem bräuchte es Weiterbildungen für Juristinnen und Polizistinnen dazu, wie Erinnerungen konstruiert und rekonstruiert werden, damit Verfahren gerecht(er) geführt werden können.

also zu Gedächtnisspuren, indem sich Neurone zusammenschließen. Der biologische Code für die geistigen Erinnerungen wird während der Gedächtnisbildung in ebendiesen Neuronen gespeichert, die bei Abruf dann gemeinsam feuern und sich mittels chemischer Neurotransmitter elektrische Impulse weiterleiten. Durch das Zusammenschließen der Neurone beim Lernen verändert sich also unser Gehirn (Langzeitpotenzierung, Seite 63), und es verändert sich auch wieder, wenn wir etwas vergessen und die Information langsam wieder „abgebaut" wird (Langzeitdepression, Seite 64). Klingt logisch. Lernen und Vergessen verändert unsere Zellen. Aber was passiert in der ganzen Zeit dazwischen? Wird beim Nachdenken einfach nur hervorgekramt, was eingespeichert ist? Sprich: Die jeweiligen Neurone aktivieren sich, und schwups, kriegen wir die immer gleichen Informationen zu den *frutti*, dem Freundchen und der Friedrichstraße serviert? Das dachte man lange, aber denkste! Nichts bleibt gleich. Denn zwischen dem Lernen und dem Vergessen liegt das Erinnern. Und Erinnern bedeutet, dass wir nicht das Ereignis, sondern stets nur die letzte Erinnerung an das Ereignis abrufen. Und damit verändert sich die Erinnerung selbst, denn dieses Abrufen ist, wie in den letzten Jahren in der Gedächtnisforschung deutlich wurde, kein statischer, sondern ein dynamischer Prozess.

> „The past is a foreign country; they do things differently there."*
>
> Leslie Poles Hartley

---

* … ist der erste Satz im britischen Klassiker „The Go-Between".

Und das wiederum ist deswegen so, weil unser Gedächtnis beim Abrufen einer Information nicht reproduktiv wie ein konventioneller Projektor, sondern konstruktiv wie ein kleiner Picasso arbeitet: Während des Abrufs kaschiert unser Gedächtnis elegant Lücken, indem es Inkonsistenzen mit plausiblen Informationen füllt, es updatet alte Erinnerungen mit neuen Informationen, bewertet eine Erinnerung aus dem Kontext heute anders und ist jetzt emotional so weit darüber hinausgewachsen, dass die blöde Geschichte von damals langsam eigentlich ganz witzig wird. Erinnern bedeutet also erstens, dass unser Gedächtnis jedes Mal aktiv ein vergangenes Ereignis anhand von einigen Eckpunkten wieder (re-)konstruiert, und zweitens, dass es dies immer aus seiner Jetzt-Sicht macht. Will heißen: Wir können unsere Vergangenheit nur durch die Brille der Gegenwart sehen, und damit sind alle unsere vergangenen Erlebnisse immer auch eingefärbt von all den Erfahrungswerten, die unser Gedächtnis seither gesammelt hat. Zugespitzt kann man sagen: Eine Erinnerung wird im Moment des Abrufs geformt. Das ist logisch und notwendig, jedoch macht das aktive Rekonstruieren Gedächtnisspuren immer auch anfällig für Verzerrungen. Denn dadurch, dass eine Erinnerung jedes Mal aktiv vom Neuronennetzwerk konstruiert wird, wird sie in gewisser Weise für diesen Moment „instabil“, weil sie mit neuen Inhalten aus der Jetzt-Perspektive ergänzt wird und die Erinnerungsfragmente jedes Mal wieder neu zusammengesetzt werden müssen. Im Prinzip wird also jede Erinnerungsspur mit jedem Abruf ein kleines bisschen überschrieben.

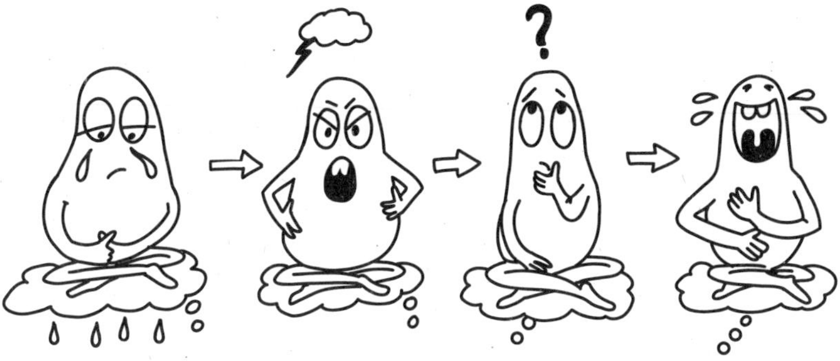

Mal so, mal so: Das Erlebnis bleibt zwar dasselbe, wir aber nicht. Und weil wir uns verändern, verändert sich auch unsere Sicht auf unsere Erinnerungen.

„Re-Konsolidierung" nennt man diesen Prozess. Und jedes Mal, wenn wir eine Erinnerung abrufen, rufen wir immer „nur" die jüngste Erinnerungsspur ab. Also die letzte Version, die wir nach dem letzten Abruf in unserem Gedächtnis liegen ließen. Und das ist dann der Grund dafür, warum der Fisch, den Sie 2005 aus der Donau gezogen haben, jedes Mal, wenn Sie davon erzählen, ein kleines bisschen größer wird.

Angry young men? Sie fanden als Jugendliche die meiste Zeit die meisten Leute und vor allem sich selbst ziemlich scheiße? Und bei Ihrer Tochter oder Ihrem Enkel beobachten Sie das auch? Keine Sorge!* In der Regel verwächst das: Längsschnittstudien zeigen, dass wir mit zunehmendem Alter dazu neigen, ein positiveres Verständnis von unserem Selbst zu konstruieren.[27]

* ... wobei das nun nicht bedeuten soll, dass man schwierige Phasen nicht trotzdem ernst nehmen muss und gegebenenfalls Hilfe holen soll. Bei lang anhaltenden Schwierigkeiten oder suizidalen Äußerungen ist (auch bei Jugendlichen) immer Hilfe zu holen und nicht abzuwarten!

Vielleicht wird eine Erinnerung nur fünf Mal, vielleicht fünfzig Mal, vielleicht fünfhundert Mal oder vielleicht weit über fünftausend Mal abgerufen, aber jeder einzelne Abruf verändert ein bisschen was. Hier kommt eine Synapse dazu, dort eine weg, hier wird eine Verbindung gestärkt, dort wird sie zurückgebaut. Der neuronale Code verändert sich und damit auch ein bisschen unsere Erinnerung. Oder, um es mit Olli Schulz' Lied „So schreibt man seinen Song" (remember?)* zu sagen: Unser Hirn spielt zwar auf Abruf immer noch unseren Song, aber er klingt jedes Mal ein klitzekleines bisschen anders. Während einige Erinnerungen verblassen, bekommen die, die wir immer wieder abrufen, jedes Mal eine unterschiedliche Schattierung. Unser Gedächtnis ist kein Ort, sondern ein Vorgang. Um das Ganze jetzt noch etwas beunruhigender zu machen: Am Bild wird nicht nur von uns selbst nachträglich noch rumgepinselt, sondern auch von anderen Menschen. Das wissen wir seit Kapitelbeginn, weil wir den Jungen nie über die Treppe geschubst haben und es sich doch viele von uns einreden ließen. Aber auch außerhalb von experimentellen Settings mischen andere Menschen in unseren Erinnerungen mit.

Man möchte meinen, dass Erinnerungen isoliert in unseren Köpfen entstehen, wenn wir denken, aber wir denken so gut wie nie alleine. Denken Sie nur mal an die Geschichte, wie Sie mit vier Jahren in den Pool sprangen, um Ihr Kuscheltier zu retten, und Ihr Vater Ihnen hinterhertauchen musste und Sie gerade noch

---

* Falls nicht, siehe das Kapitel „Neurotransmitter" auf Seite 67.

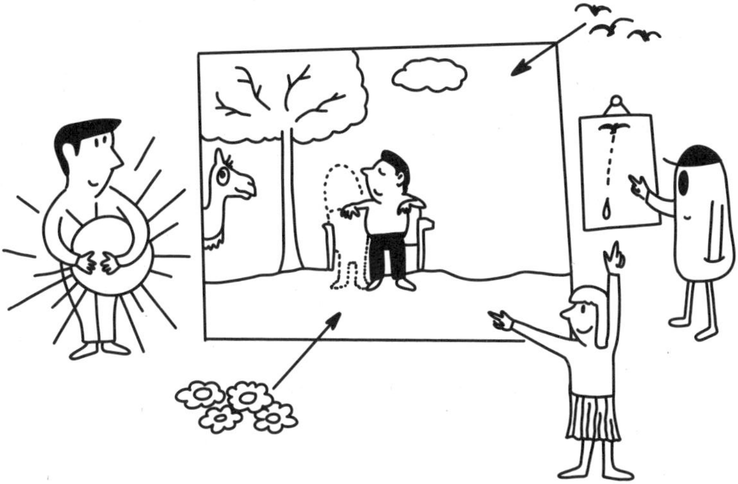

Unser Hirn hatte schon vergessen, dass uns damals ein Vogel auf die Schulter gekackt hat, aber Tinas Hirn wusste es noch. Jetzt haben wir diese Erinnerung auch wieder – auch wenn wir sie wettermäßig falsch einschätzen. Erinnern ist (oft) ein Gemeinschaftsprojekt!

rausziehen konnte. Wie oft haben andere Gehirne diese Geschichte für Sie rekonstruiert, bis Ihr eigenes Gehirn sich an die Geschichte zu erinnern glaubte und zu seiner eigenen Erinnerung machte? Wie oft haben wir die Tattoo-Geschichte mit Tina erzählt und Tina hat dabei Details eingefügt, die wir selbst nicht mehr wussten, aber jetzt auch in unsere Gedächtnisspur integriert haben? Der Erinnerungsprozess ist (meist) ein sozialer Prozess, und Erinnerungen werden (meist) durch Interaktion konstruiert. Oft folgen die Struktur und die Logik, mit der wir unsere Erinnerungen zum Besten geben, einem kulturell vorgegebenen Schema, wie eine „gute Geschichte" aufgebaut sein sollte. Und überhaupt entscheidet der kulturelle Rahmen auch immer ein bisschen darüber, welche Ereignisse als erinnerungswürdig gelten – im Privaten wie im Öffentlichen. Die einen feiern den Debütantinnenball mit 17, die anderen Quinceañera mit 15, die einen feiern Seijin Shiki mit 20, die anderen gehen Rumspringa mit 16. Erinnerungen anderer und kulturelle Normen beeinflussen unsere Erinnerungen und damit auch unsere Wahrnehmung und Beurteilung der Vergangenheit.

Wie anfällig unsere Erinnerung für Beeinflussung ist, konnten Elizabeth Loftus und John Palmer schon 1974 zeigen: Sie setzten ihre Versuchspersonen vor Videos mit Autounfällen und stellten ihnen im Anschluss Fragen zum Unfallhergang.[28] Inhaltlich wurden allen Probandinnen die gleichen Fragen gestellt, aber formal gab es einen kleinen Unterschied. Loftus und Palmer verwendeten nämlich unterschiedliche Verben. Eine Gruppe wurde gefragt: „Wie schnell fuhren die Autos ungefähr, als sie ineinanderkrachten?“* Anderen Probandinnen wurde die gleiche Frage mit sinnentsprechenden, aber anderen Verben vorgelegt: „Wie schnell fuhren die Autos, als sie zusammenstießen?“ „... sich berührten?“ „... sich trafen?“ Sie ahnen es vielleicht schon: Die Gruppe mit der „ineinandergekracht“-Konstruktion schätzte die Geschwindigkeiten der Autos signifikant höher ein als die Gruppen, die die Frage mit weniger dramatischen Worten serviert bekommen hatten. Mehr noch, beim Nachtest eine Woche später antworteten die „ineinandergekracht“-Probandinnen häufiger mit Ja auf die Frage, ob sie im Film zerbrochene

* Die vollständige Frage im Original lautete: „About how fast were the cars going when they smashed into each other?“

Scheiben gesehen hätten. Und das, obwohl keine einzige Scherbe im Film vorkam!

Wie sehr die Wörter unsere Gedanken lenken, konnten Sie an sich selbst in diesem ersten Teil des Buches testen: Hat Ihr Gedächtnis eine Frau oder einen Mann im weißen Laborkittel hervorgekramt, wenn Sie von „Wissenschaftlerinnen" gelesen haben? Wie oft hat es Sie irritiert, nur an eine Horde Probandinnen, Wissenschaftlerinnen und Forscherinnen zu denken? Wie oft haben Sie kurz innegehalten und gestutzt, sich vielleicht sogar über das generische Femininum geärgert, weil dadurch die Männer verloren gingen? Wie oft haben Sie die Probanden, die Wissenschaftler und die Forscher „mitgedacht"? Nicht so häufig vermutlich – denn was draußen nicht steht oder genannt wird, wird drinnen nicht abgebildet. Oder eben nur über eine zusätzliche Reflexionsschleife. Dann ist es Ihnen so wie dem Rektor der Universität Trient gegangen, der sich im Frühjahr 2024 dafür entschieden hat, nur die weibliche Bezeichnung in den offiziellen Texten der Universität zu verwenden: Er war überrascht, wie sehr er sich ausgeschlossen fühlte von einem Text, der nur von Studentinnen, der Rektorin und der Präsidentin spricht. Und damit hätte sich auch die Frage nach der Sinnhaftigkeit des Genderns geklärt: Wer will, dass irgendwas mitgedacht wird, muss das schon auch benennen.

Jetzt aber zur Gretchenfrage: Warum macht unser Gedächtnis das alles? Warum überschreibt es Erinnerungen, passt sie an sprachliche und soziale Normen an, füllt Erinnerungslücken auf und lässt sich manchmal sogar etwas einreden, was es selbst nie erlebt hat? Weder Blödheit noch Boshaftigkeit, sondern der evolutionäre Pragmatismus unseres Gehirns ist daran schuld: Wir haben unser Gedächtnis ja in erster Linie nicht für den nostalgischen Blick zurück, sondern für den praktischen Umgang mit dem Jetzt. Evolutionstechnisch hat jenes Wesen den größten Vorteil, das sich anpassen kann. Und das gilt nicht nur für unsere Knochen, sondern auch für unsere Kognition. Um gut durchs Leben zu kommen, macht es am meisten Sinn, durch Anpassungen von Erinnerungen ein kohärentes Selbstbild aufrechtzuerhalten, Erinnerungslücken aufzufüllen, um Entscheidungen schneller treffen zu können und sich an die gemeinsamen Erzählungen einer Gruppe anzupassen, um den sozialen Zusammenhalt zu stärken. Unser Gedächtnis ist also nicht doof, sondern im Gegenteil optimal angepasst an seine wichtigste Aufgabe – und die ist nicht, unser Leben zu archivieren, sondern uns gesund und munter durch die komplexe Gegenwart zu navigieren.

> „It's no use going back to yesterday, because I was a different person then."
>
> Sagt Alice im Wunderland, und das gilt auch für unsere Welt.

Vielleicht sind Sie jetzt ein bisschen enttäuscht von Ihrem Gedächtnis, weil Sie Ihr Selbstverständnis und Ihre privaten Erinnerungen nicht auf fehleranfällige Gedächtnisspuren, sondern auf ein exaktes Datenfundament bauen wollen. Niemand möchte, dass sich unsere Sommerferien mit Oma auf dem Bauernhof zwischen Gülle und Idylle ein klein wenig anders abgespielt haben. Niemand möchte, dass sich die Erinnerung an den letzten Pizzaabend mit Magda, bevor sie gestorben ist, mit der Zeit ein bisschen verändert. Wir möchten sie festhalten, die Momente und die Menschen, und zwar exakt so, wie sie waren und wie wir sie erlebt haben. Aber – und das ist jetzt kein kitschiger Kalenderspruch, sondern konkrete Kognitionsbiologie – gerade weil wir das möchten, müssen sich Erinnerungen verändern. Sie tun es bei gesunden Menschen auch immer nur im Bereich des Möglichen, denn unser Gedächtnis lügt ja nicht das Blaue vom Himmel und lässt sich nicht alles einfach so einreden, sondern checkt schon auch immer konsequent ab, ob das alles halbwegs so stimmen kann, und versucht, Fehler zu minimieren und Kontinuität zu garantieren.

„Now, here, you see, it takes all the running you can do, to keep in the same place."

Sagt die Rote Königin im Wunderland, und ein bisschen stimmt das auch für unsere Erinnerungen: Die müssen auch „weiterlaufen" und sich verändern, damit sie bleiben können.

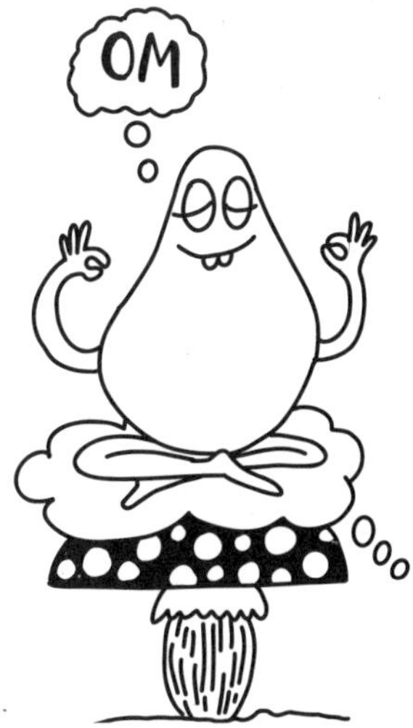

Honoré de Balzac sagte einmal, dass man zweimal lebt: einmal in der Wirklichkeit und einmal in der Erinnerung. Das ist nicht nur literarisch schön, sondern auch molekularbiologisch korrekt.

Dass sich nun dieses zweite oder dreihundertsiebenundfünfzigtausendste gedankliche Mal ein klein wenig vom ersten Echtzeit-Mal unterscheidet, ist bei genauerer Betrachtung nicht das Erschreckende, sondern das Tröstliche an der ganzen Sache: Veränderung ist das Feature, das die Vergangenheit *braucht,* damit wir sie mit in die Gegenwart nehmen können. Dass wir unsere alten Erlebnisse immer wieder aus fragmentarischen Gedächtnisspuren rekonstruieren, sie überschreiben und aus der Jetzt-Perspektive betrachten müssen, ist kein Verlust, sondern ein Gewinn! Bleibt Erinnerung lebendig und dynamisch mit Möglichkeiten zur Neubewertung und Neuinterpretation, bleibt sie ein Teil unserer Gegenwart. So reisen nicht wir in die Vergangenheit, sondern unsere Erinnerungen reisen mit uns in die Gegenwart!

Magda hat diesen einen Satz bei unserem letzten Treffen damals vielleicht nicht wortwörtlich so gesagt, aber er gibt uns heute Halt. Unser Architekturprojekt verlief tatsächlich nicht ganz so reibungslos, aber die optimistische Rückschau gibt uns genügend Selbstvertrauen für zukünftige Projekte. Der Himmel über Ligurien war im August vor vier Jahren eigentlich gar nicht so wolkenlos, aber die sonnige Verzerrung macht daraus eine besonders erfreuliche Erinnerungsspur. Der Wert unserer Erinnerungen liegt nicht in ihrer Exaktheit, sondern in der Stärke, als adaptive Erzählung unser Selbstbild und unsere Bindung mit anderen kontinuierlich weiter zu formen.

Hände weg von meiner Lebenslüge!

Sind Sie schon immer ein kleiner Sonnenschein gewesen, der selbstbewusst den Peter in „Peter und der Wolf" auf der Schulbühne gespielt hat? Oder sind Sie mehr so der introvertierte Typ, der im Hintergrund die Oboe für die Ente geblasen hat? Die Geschichten, die wir von uns erzählen und aus denen unser Selbstverständnis gebaut ist, sind eine Gedächtnisleistung. Das wissen wir ja schon seit dem ersten Kapitel, aber seit dem vorherigen Kapitel wissen wir nun nicht mehr, ob das alles überhaupt stimmt. Die Wahrheit ist bekanntlich relativ und unsere Erinnerungen sind es – wie wir gerade gesehen haben – oft auch. Und in der Relativität (und auch Banalität) unseres Seins ist unser Gedächtnis in der Regel auf unserer Seite und setzt die Konstruktion unseres Selbstverständnisses in ein kohärentes Narrativ. Die kleineren Unregelmäßigkeiten, die es galant ausbügelt, fallen wahrheitstechnisch kaum ins Gewicht und helfen uns, elegant durchs Leben zu kommen.

Aber nicht nur kleinere Löcher, sondern auch tiefere Abgründe müssen im Zuge eines Menschenlebens überbrückt werden. Da wird's dann manchmal noch etwas komplizierter mit der Relativität in der Wahrheit: Wo Erfahrungen zu schmerzhaft, Brüche zu groß, Fehlentscheidungen zu folgenschwer und Verluste zu gravierend sind, kommt unser gnadenreiches Gedächtnis gern mal mit ein paar kreativen Strategien um die Ecke, um das Ganze irgendwie zu händeln. Zu diesen Strategien zählen kleinere und größere Lebenslügen,

Vereinfachungen, Bestätigungsfehler* und Selbstsabotage (um nur einige zu nennen). Das mag Ihrer Psychotherapeutin zwar nicht gefallen, ist aber insgesamt meistens unmittelbar effizient und soll erstmal Schlimmeres verhindern. Schlimmeres für den kleinen Sonnenschein beispielsweise, der mit seiner guten Laune die dysfunktionale Beziehung seiner Eltern kompensiert, und Schlimmeres für den kleinen Oboespieler, der seine anerzogene Versagensangst besser im Griff hat, wenn er erst gar kein Risiko mehr eingeht.**

Mit unserer geistigen Schonhaltung kommen wir oft zwar besser durch die Krise, landen dann aber blöderweise über die Jahre immer wieder in den gleichen Sackgassen. Selbst der Evergreen unter den schlechten Glaubenssätzen „Ich bin nicht gut genug" war paradoxerweise erstmal ein gar nicht so schädlicher Schutzmechanismus, um den Schmerz des Scheiterns abzupuffern: Wer sich als unzureichend betrachtet, senkt nämlich die Erwartungshaltung. Das kann kurz mal in Ordnung sein, ist langfristig aber dann blöd, wenn unser Gedächtnis in allen möglichen Situationen verin-

---

* Das heißt, unser Gedächtnis sucht und findet immer wieder selektive Beweise, um die eigene Voreinstellung zu bestätigen.

** Bevor es hier aber allzu küchenpsychologisch wird: Zwischen negativen Glaubenssätzen, schlechten Verhaltensmustern und schweren psychischen Erkrankungen gibt es Millionen von Möglichkeiten, wie unsere Psyche uns das Leben schwer machen kann. All diese hochkomplexen Dynamiken (die übrigens durch weit mehr als ein paar streitende Eltern und eine Helikoptermutter ausgelöst werden) sind unterschiedlich und nicht alle von ihnen haben Krankheitswert, aber eines spielt dabei immer eine zentrale Rolle: das Gedächtnis. Deswegen schauen wir uns das Thema an, denn mentale Gesundheit ist wichtig für ein gut funktionierendes Gedächtnis. Mehr dazu in Kapitel „Ich halte die Dosis bis zur Nekrosis".

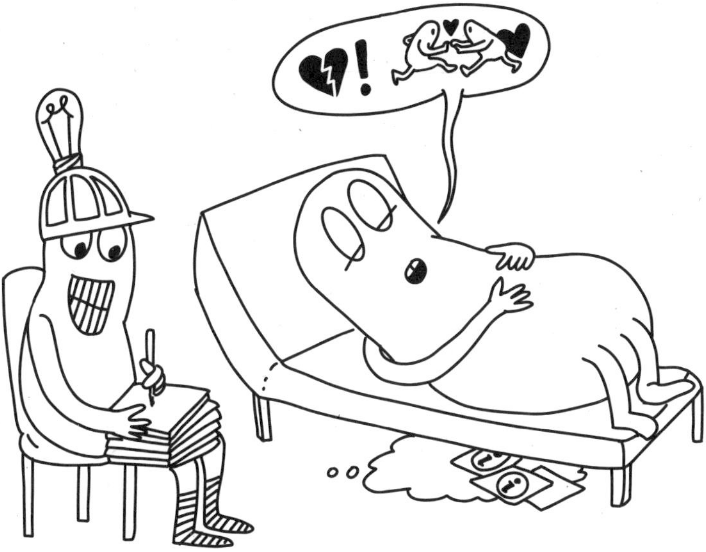

„Ich bin nicht gut genug und löse Probleme immer nach demselben Muster."

nerlichte Glaubenssätze rausballert und sich der nächste Mann dann wieder von Ihnen trennen möchte, weil Sie noch immer so passiv-aggressiv rumeiern, aber offene Konflikte meiden. Die Krux ist nämlich, dass unser Gedächtnis gern emsig aus einer kurzfristigen „Lösung" ein langfristiges Muster macht. Darauf ist es schließlich trainiert: sich Dinge zu merken und bei Bedarf abzuspielen.

Weswegen wir dann oft viel Geld bei der Therapeutin lassen, um draufzukommen, dass wir den Erziehungsstil unserer Eltern zwar nicht nachträglich ändern können, uns aber auch nicht mehr bei jeder Gelegenheit hinter der Oboe verstecken müssten. Nun kann Ihre Psychotherapeutin vielleicht, dieses Buch aber gewiss nicht Ihr inneres Kind heilen, aber immerhin wissen Sie jetzt: Ob Ihr inneres Kind Heimat findet oder mal wieder vom Weg abkommt und mit den beiden Haudegen Unsicherheit und Vermeidungsverhalten eine Party in Ihrer nächsten Beziehung feiert, das verdanken Sie alles einzig und allein Ihrem Gedächtnis. Und das wiederum ist das Gute an der Fragilität des Gedächtnisses: Wir müssen uns von keiner Gedächtnisspur unterjochen lassen, weil wir – zwar mit etwas Arbeit – einen guten Umgang mit all unseren abgespeicherten Dämonen lernen können.

> „‚Den Schreck dieses Augenblicks werde ich nie vergessen', fuhr der König fort. – ‚Du wirst ihn vergessen', sagte die Königin, ‚es sei denn, du errichtest ihm ein Denkmal.'"
>
> Dieses therapeutische Gespräch ließ Lewis Carroll die Royals im Wunderland führen.

#Tipp: Erinnerungspflege

Eigentlich haben Sie schon kaum Zeit für die halbjährliche Zahnreinigung und möchten jetzt nicht auch noch Ihre Erinnerungen pflegen müssen wie den Gummibaum im Wohnzimmer? Und wozu überhaupt, wenn sich Erinnerungen ja doch verändern? Nur nicht so pessimistisch! Gerade *weil* sie sich ändern, ist hie und da ein bisschen Erinnerungshygiene wichtig! Vor allem in Hinblick darauf, dass wir Lebenslektionen aus unseren Erfahrungen ziehen, sollten wir ruhig ein bisschen Zeit in die Erinnerungsarbeit und nicht nur in unseren Zahnschmelz investieren. Damit unsere Gedächtnisspuren möglichst lange erhalten, wahr und umfangreich bleiben, kann man beispielsweise die Schwester, den Cousin, die Freundin unserer Mutter oder den alten Lehrer mal fragen …

wie das damals nochmal war. Gespräche mit anderen können erstens dazu beitragen, ein vollständigeres Bild der Vergangenheit zu bekommen, zweitens schaffen sie gemeinsame Momente und drittens tun sie meistens allen Beteiligten gut. Es sind ja die ungeführten Gespräche – und nicht die geführten –, die uns in der Regel mehr im Magen liegen. Aber immer daran denken, dass die Erinnerung anderer ebenso fehleranfällig ist und von deren Gegenwart aus betrachtet wird! Und daran, dass …

Suggestion und soziale Einflüsse nie gänzlich vermieden, aber reduziert werden können. Indem wir – wo möglich – beispielsweise nach unterschiedlichen Perspektiven suchen. Oder versuchen, Details zu überprüfen und kritisch zu hinterfragen. Damit schaffen wir es nicht nur, Vergangenes besser zu bewahren, sondern auch, Geschehenes besser einzuordnen. Apropos bewahren: Wissen Sie, wann der perfekte Zeitpunkt ist, Ihre …

tausend Fotos zu sortieren und Tagebuch zu schreiben? Jetzt. Mit Abstand am smartesten ist es, Erinnerungen zeitnah zu bewahren. Jaja, keine Zeit und machen wir morgen und wollten wir eh noch tun. Wir haben immer alle Wichtigeres zu tun, als die Belanglosigkeiten der Gegenwart festzuhalten. Aber *immer, immer, immer* zahlt es sich aus, Erinnerungen zu pflegen. Wenn nicht für Sie selbst, dann für die, die nach

Ihnen kommen. Suchen Sie doch mal aus den 12.792 Fotos auf Ihrem Handy fünfzig aus und machen Sie ein altmodisches, analoges Album draus. Das schaut man sich dann auch lieber gemeinsam an, als sich durch den Dschungel einer Handygalerie zu wischen. Und drucken Sie nicht nur Fotos von Ihrer Hochzeit, dem Ostseeurlaub mit der Freundin und der Einschulung des Enkels aus! Halten Sie ruhig auch die Lappalien Ihres Lebens fest! Denn, wie Ruth Klüger mal sagte: „Ich habe mir oft bestimmte feierliche oder scheinbar typische Momente bewusst gemerkt, und sie waren immer unbedeutend.

Die wichtigen Augenblicke werden erst durch den Filter der Erinnerung bedeutend oder typisch. Wenn die Gegenwart die Werturteile der Zukunft frohlockend zu bestimmen sucht, gähnt man im Rückblick hinter nicht einmal vorgehaltener Hand.“* Das Bild mit den Milchflecken auf dem Pyjama, Augenringen im Gesicht und dem Säugling auf dem Arm mitten im unaufgeräumten Wohnzimmer wird später sehr viel mehr Gefühl für die schlaflosen Babyjahre vermitteln als das Bild, auf dem wir alle herausgeputzt zur Taufe in der Kirche in die Kamera lächeln. Und nicht nur Bilder, auch Gegenstände können in einer ...

* Ruth Klüger schrieb dies in ihrer Autobiographie „Weiter leben. Eine Jugend“, die 1992 erschien. Die inzwischen verstorbene Literaturwissenschaftlerin hatte einiges zu erzählen: Sie wurde als Elfjährige mit ihrer Mutter nach Theresienstadt deportiert, kam von dort nach Auschwitz-Birkenau und dann nach Christianstadt/Groß-Rosen. Auf einem Evakuierungsmarsch 1945 gelang ihr mit ihrer Mutter die Flucht. 1947 wanderten beide in die USA aus.

Erinnerungsbox aufbewahrt werden. Wir können nicht alles im Köpfchen bewahren, aber in die Kiste werfen! Kommen Sie, das schaffen Sie auch mitten in der Rushhour des Lebens! Einfach eine Kiste hinstellen und immer mal wieder die Eintrittskarte, den Brief, eine schnelle Notiz, das Polaroid hineinwerfen. Das sind wunderbare Hinweisreize für die Zukunft, um die Gegenwart zu rekonstruieren. Und für jene, die sich in ihren komplexen Erinnerungen verheddert haben und den roten Faden suchen, bietet sich vielleicht auch mal eine strukturiertere Herangehensweise an: eine Zeitleiste oder eine Mindmap beispielsweise, um sich mit Papier und Stift einen Überblick zu verschaffen. Aber egal, ob Sie mehr der Typ fürs Album, für die Box, fürs Tagebuch, für die Zeitleiste oder mal so, mal so sind: Erinnerungen sind immer wertvoll und sollten aktiv bewahrt werden. Bemüht man sich schon beim Erleben um das zukünftige Erinnern, dann erleichtert einem das erstens das Abrufen und zweitens freuen sich darüber auch die anderen. Und drittens können wir dann in schwierigen Zeiten, wenn wir (mal wieder) auf der Suche nach uns selbst sind, einfach mal einen Blick in unsere Erinnerungen werfen. Dort finden wir uns fast sicher.

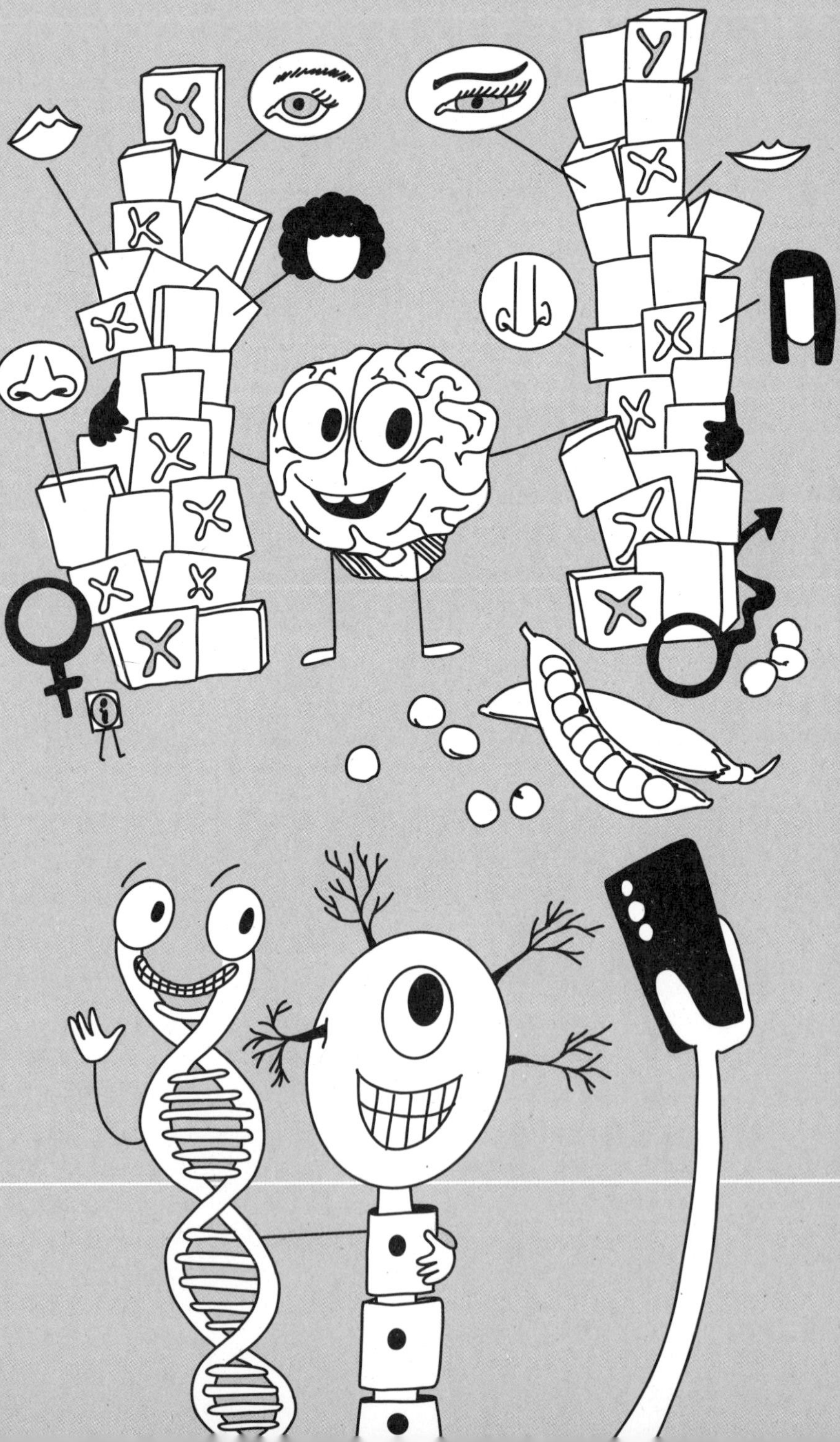

Gehirn und Genetik

Jetzt, wo wir wissen, dass Lernen und Denken allerhand im Kopf umbaut, haben Sie sich vielleicht schon die Frage gestellt, wo denn dieses ganze Material, das im Gedächtnisbildungsprozess verbaut wird, eigentlich herkommt. Bestellen die Neurone neue Synapsen auf Amazon, liegen die Neurotransmitter in einem Magazin bereit, oder wie kommen denn die Zellen zu den neuen Bestandteilen, die sie einbauen wollen? Oder wird das erst bei Bedarf produziert, und wenn ja, von wem, wer hat denn da den Bauplan für das ganze Zeug und übernimmt die Herstellungsleitung?

Gute Frage! Zunächst einmal: Das Material liegt nicht irgendwo zwischen Ihren Ohren rum, sondern wird gezielt auf Nachfrage produziert. Wir sind also nicht mit allen Neuronen, Neurotransmittern, Synapsen, Gliazellen, Immunzellen und sonstigen Gehirnzellen geboren, die wir zeit unseres Lebens verbauen und verballern werden. Das ist günstig, weil erstens Ihr kleiner Babykopf so nicht als riesiges IKEA-Lager geboren werden muss,* zweitens die maximale Anzahl an Zellen nicht von Geburt an energie- und ressourcenintensiv versorgt werden muss und drittens der wohl wichtigste

* Ist ja so schon kein Spaß für die Gebärende, einen 33–35 cm runden Babykopf aus ihrem Körper zu pressen. Müsste das Gehirn zum Zeitpunkt der Geburt schon vollständig entwickelt sein und alle Zellen vorliegen, bräuchte das Baby den Kopfumfang eines Erwachsenen von etwa 55–69 cm, damit alles drinnen Platz hat. Will man sich jetzt lieber gar nicht erst vorstellen.

Grund: Wenn alle Synapsen und neuronalen Verbindungen bereits bei der Geburt produziert und fixiert wären, wären wir enorm eingeschränkt in unserem Denken und könnten nichts flexibel dazulernen. Denn wie wir inzwischen wissen, können wir neue Erinnerungen nur durch die kontinuierliche Produktion und Modifikation von Synapsen bilden! Und genau das macht unser Gehirn auch die ganze Zeit über: Nicht wie ein Magazin, sondern eher wie ein Just-in-time-Produktionssystem produziert es Bauelemente für unsere Erinnerungen. Klingt nach Magie, ist aber Biochemie! Und jetzt kommen wir zum springenden Punkt: Wenn wir unser Zellzeug nicht vorrätig haben, müssen ja irgendwo zwangsläufig die Baupläne für das ganze Material gespeichert sein, damit sie (nach-)produziert werden können. Wo sind nun diese Baupläne abgelegt?

Sie ahnen es schon: in Ihrer DNA. Das wurde Ihnen im Biounterricht in der Schule vielleicht verschwiegen oder Sie haben geschlafen, aber die DNA hat nicht nur irgendwas mit Sex, Babys und Ihren abstehenden Ohren, die Sie von Opa geerbt haben, zu tun, nein, die DNA ist ständig in Betrieb und hat viel mit unserer Gedächtnisleistung zu tun. Kurz gesagt, stellt Ihr Gehirn alles, was es zum Funktionieren und Lernen braucht, genau dann her, wenn es benötigt wird, und nutzt dabei Informationen, die in Ihren Genen gespeichert sind. Wann wo was produziert wird, wird jedoch nicht allein von den Genen dirigiert, sondern ist das Resultat eines dynamischen Zusammenspiels zwischen unseren Genen und unseren Umweltbedingungen. Wie genau das funktioniert, schauen wir uns nun in diesem Kapitel an.

Erbsen, Erbe und Erinnerung: Von der DNA in unserem Kopf

Seit Gregor Mendel* mit seinen Erbsen gespielt hat, wissen wir: Farbe und Form werden vererbt. Unsere braunen Augen, die abstehenden Ohren und Hauttyp II haben wir von den Genen aus dem Sperma und der Eizelle unserer Eltern. Und nicht nur das Außen, auch das Innen bekommen wir von unseren Vorfahrinnen vererbt. Ein bisschen was von deren Begabung, ein bisschen was von deren Blödheit, ein bisschen was von deren Talenten, ein bisschen was von deren Traumata. Aber alles davon wird maßgeblich von unserer Umwelt mitgestaltet, sprich: Wenn wir nicht alle Erbsen beisammenhaben,

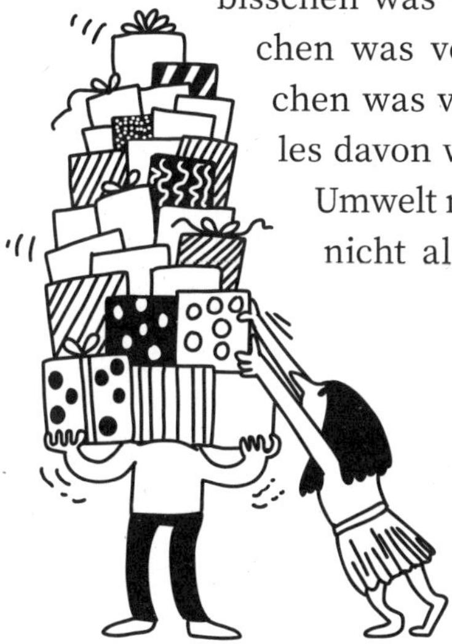

Bisschen was haben wir von Mama, bisschen was von Papa GENschenkt bekommen.

* Mendel war ein Mönch, der im Klostergarten gern mit Erbsen experimentierte und durch das systematische Kreuzen verschiedener Sorten die Grundlagen der Vererbung entdeckte – und das lange bevor die DNA als Träger der genetischen Information identifiziert wurde. Mendels Arbeit legte die Basis für das, was wir heute als mendelsche Gesetze kennen: das Gesetz der Uniformität, das Gesetz der Spaltung und das Gesetz der unabhängigen Kombination. Diese Gesetze beschreiben, wie Merkmale von den Eltern an die Nachkommen weitergegeben werden, und haben die moderne Genetik maßgeblich geprägt.

sind in der Regel nicht ausschließlich die Gene daran schuld, sondern auch Umweltfaktoren.

Das mit den Umweltfaktoren ist eine relativ neue wissenschaftliche Erkenntnis, die so unglaublich ist, dass wir sie im nächsten Kapitel noch etwas vertiefen. Zunächst aber zum Allgemeinen (und steigen Sie hier bloß nicht aus, denn es wird spannender als damals im Biounterricht!): Gene sind Abschnitte in der DNA, die existenzielle Bauanleitungen für Proteine speichern. Alle unsere Zellen haben diese Baupläne in der DNA gespeichert, also auch die Zellen Ihres Kopfes. Jedes Neuron, jede Gliazelle und jede andere Zelle, die sich so in Ihrem Schädel tummelt, trägt einen vollständigen Satz Ihrer DNA mit sich herum. Moment, Moment – wie jetzt? Was ist denn auf dieser DNA gespeichert, Proteine oder Augenfarbe? Beides! Proteine sind die Bausteine für viele zelluläre Teile, aber mehr noch als nur Bauelemente sind sie auch als Ingenieure bei der Steuerung und Durchführung beinahe aller biologischer Funktionen tätig. Im Falle der Augenfarbe geben die Proteine beispielsweise die Anweisung für die Produktion und Verteilung von Melanin in unseren Augen. Wenn Ihre Gene viel Melanin für Ihre Iris im Bauplan vorgesehen haben, dann haben Sie wahrscheinlich braune Augen. Hat Ihre DNA wenig Melanin im Code vorgesehen, sind Sie grün- oder blauäugig.

Und jetzt ganz wichtig: Die Erbinformation ist aber nicht ausschließlich dazu da, dass Sie im Bauch Ihrer Mutter richtig zusammengebaut und mit Ihren grünen Augen und roten Haaren neun Monate später geliefert werden. Viele Menschen glauben, dass die DNA nur im

Zuge der Reproduktion zwecks Erbinformation irgendwas macht, um im Anschluss dann nur noch faul rumzuliegen, bis sie selbst wiederum weiterwandert und den Nachkommen rötliches Haar wachsen lässt – aber das ist falsch. Der Begriff „Erbinformation“ ist da vielleicht auch etwas irreführend, weil die DNA eigentlich vielmehr eine (geerbte) „Überlebensinformation“ ist, die *ständig* gebraucht wird. Ihre DNA wurde nicht nur einmal abgelesen und in Proteine übersetzt, als Sie entstanden sind, nein, Ihre DNA produziert auch jetzt gerade und in diesem Moment in Ihrem Körper Proteine, damit Ihre Organe funktionieren und Sie am Leben bleiben. Und das ist auch der Grund dafür, dass unsere DNA selbst im hintersten Neurönchen unseres Gehirns zu finden ist. Würden wir sie nur für die Vererbung brauchen, würde es ja reichen, sie nur in unseren Ei- oder Samenzellen rumliegen zu haben. Außerdem müssten wir dann nicht in einem Buch über das Gehirn auch noch über die DNA reden. Müssen wir aber! Denn für alle Lernprozesse im Gehirn, von denen wir bis hierher gelesen haben (zum Beispiel synaptische Plastizität und Langzeitpotenzierung), braucht es die DNA in Ihrem Kopf. Aber der Reihe nach! Fürs Erste fassen wir zusammen: Sie haben von Kopf bis Fuß in jeder Zelle einen identischen Satz Ihrer DNA liegen. Auf dieser DNA befinden sich Gene, die permanent abgelesen und in Proteine umgesetzt werden, weil ohne Protein faktisch kein einziges Organ funktionieren würde. Kein Protein – keine Person! Passenderweise bedeutet „Protein“ auf Griechisch „erstrangig“, weil ohne die gar nichts geht.

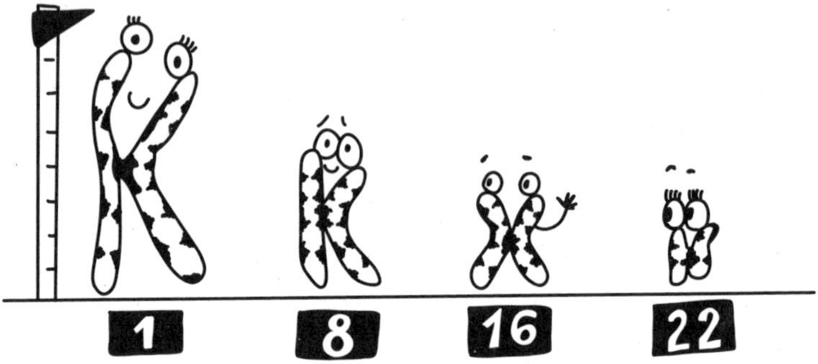

Kecke Chromosomen korrekt katalogisiert

Ihre DNA ist Ihnen personalisiert zur Verfügung gestellt worden, nur eventuell ein einziger Mensch ist mit der gleichen DNA ausgestattet ins Leben gestartet: Ihr eineiiger Zwilling. Falls Sie keinen haben, ist Ihre DNA weltweit einzigartig und in dieser besonderen Ausführung nur in Ihren Zellen zu finden. Würde man die DNA einer Zelle entfalten, wäre sie übrigens ungefähr 2 Meter lang. Damit sie aber in die 6 Mikrometer des Zellkerns passt, ist sie in 46 Kisten verpackt und verschnürt. Diese Kisten nennt man auch „Chromosomen". Jede einzelne Zelle hat alle 46 Kisten, nur Ihre Eizellen oder Ihre Spermien haben bloß die Hälfte der Kisten lagernd. Das ist wiederum dann ganz günstig, wenn Sie mit jemandem in die Kiste steigen, denn sollten sich im Rahmen dieser zwischenmenschlichen Interaktion ein Spermium und eine Eizelle mit je 23 Kisten treffen, kommt am Ende eine vollständig ausgestattete Zygote* mit 46 Chromosomen raus.

* Kennen Sie Rolf Zuckowskis Lied „Im Kindergarten", in dem es heißt: „Im Kindergarten, da fangen alle mal als kleine Leute an."? Das stimmt nicht ganz, denn angefangen haben wir tatsächlich alle als Zygoten. Dann sind wir über Morula, Blastozyste und Embryo zum Fötus geworden, auf die Welt gekommen und zum Kleinkind geworden. Bis zum Kindergarten haben wir also genau genommen schon so einiges auf dem Buckel.

Kleine Knobelei mit Chromosomen: 23 Kisten bekommen wir von Mama und 23 Kisten von Papa. Von Ihrer Mutter haben Sie 22 Kisten und ein X-Chromosom bekommen, von Ihrem Vater 22 Kisten und entweder noch ein X-Chromosom oder ein Y-Chromosom. Dann haben wir insgesamt 46 Kisten und jede – bis auf die Y-Kiste – doppelt!* Stimmt. Aber obwohl jede Kiste zweimal vorkommt, ist zum Beispiel in der Kiste Nr. 7** von Mama nicht das gleiche genetische Material wie in Kiste Nr. 7 von Papa. Das ist super, weil das macht uns noch einzigartiger und vielfältiger! So können wir nämlich von jedem Gen verschiedene Versionen haben: In Mamas Kiste liegen rote Haare und in Papas Kiste blonde, und wir selbst kriegen vielleicht rote, vielleicht blonde oder vielleicht rotblonde Haare. Das Gleiche gilt für unsere Gedächtnisleistung: In Papas Kiste liegt eine gute räumliche Orientierung, in Mamas Kiste eine ausgezeichnete Sprachfähigkeit, und wir selbst kriegen

---

* Das nennt man auch „diploider Chromosomensatz“. Nicht nur wir Menschen, auch die meisten Tiere haben übrigens einen diploiden Chromosomensatz. Manchmal gibt es aber auch Ausnahmen, zum Beispiel im Reich der Bienen: Männliche Bienen haben jedes Chromosom nur einmal, die weiblichen Arbeiterinnen und Königinnen hingegen alle doppelt.

** Hä, aber wie weiß ich denn, dass das jetzt Chromosom Nr. 7 und nicht Chromosom Nr. 11 ist? Sehen die unterschiedlich aus? Ja, tun sie! Alle Chromosomen haben eine ähnliche Grundstruktur und tragen ähnliche Gene. Ihr 7. Chromosom sieht also ungefähr so aus wie meins – und anders als unser 11. Chromosom. Chromosom Nr. 1 ist übrigens das längste, alle weiteren werden in absteigender Größe angeordnet. Und klar, Abschnitte innerhalb eines Chromosoms können in Länge und spezifischen Genen variieren, aber die Grundstruktur ist bei den meisten Menschen recht ähnlich. Wenn man alle Chromosomen schön sauber der Größe und dem Namen nach nebeneinander hinlegt und sich anschaut, nennt man das übrigens „Karyogramm“.

vielleicht ein bisschen davon, vielleicht ein bisschen mehr hiervon – und sind mit Frisur und Fähigkeit dann wiederum ein Unikat.

Aber vom Unterleib zurück ins Oberstübchen: Ihre linke Gehirnhälfte hat ja ein anderes Jobprofil als Ihr Magen und braucht daher auch andere Proteine. Das Verdauungsenzym Pepsinogen ist zum Beispiel unentbehrlich für Ihren Magen, aber komplett unnütz in Ihrem Parietallappen. Dort müssen Sie schließlich kein Omelett, sondern die Steuererklärung verdauen. Nun haben aber beide – Ihr Magen und Ihr Gehirn – trotz unterschiedlicher Arbeitsfelder die gleichen 46 Kisten in ihren Zellen rumliegen. Jetzt wieder Rätselfrage: Was also tun, dass ein Organ das Gen für Pepsinogen abliest und das andere dafür zum Beispiel das Gen für den *Brain-Derived Neurotrophic Factor* (kurz BDNF) und beide nicht aus Versehen mal das jeweils falsche Protein für das Omelett oder die Steuererklärung produzieren? Ganz einfach: Jedes Organ liest nur jene Gene von der DNA ab, die für Proteine kodieren, die es auch brauchen kann. Und genau das machen unsere schlauen Organe auch! Sie lesen immer nur jenen Abschnitt der DNA ab, die für Proteine kodieren, die sie für ihr reibungsloses Funktionieren brauchen. Ihre Gehirnzellen lesen also den Code für Pepsinogen nicht ab, und Ihre Magenzellen lesen umgekehrt keine Gene ab, die nur im Gehirn gebraucht werden.* Jeder Schuster bleibt bei

* Das nennt sich „differenzielle Genexpression“ und bedeutet, dass reguliert ist, wo was in welchem Organ von der DNA abgelesen wird.

seinen Leisten. Gene, die eine Zelle nicht zum Funktionieren benötigt, sind also zwar in der Zelle da, aber werden nicht abgelesen. Sie sind sozusagen ausgeknipst. Das ist sowohl ressourcensparend als auch schützend, damit eine Zelle nicht unnötige oder sogar schädliche Proteine produziert. Weil wer weiß, welche Party Pepsinogen ansonsten auf Dauer in Ihrem Parietallappen feiern würde! Was wir im Gehirn nicht brauchen, soll da auch nicht produziert werden.

In unseren Gehirnzellen werden also ständig Gene von der DNA abgelesen und Proteine nach dem genetischen Bauplan zusammengesetzt, die für die Gehirnfunktion essenziell sind. Das machen unsere Zellen quasi nebenbei,* während sie hauptberuflich zum Beispiel denken (Neurone), putzen (Astrozyten) oder Eindringlinge fressen (Mikroglia). So lesen unsere Gehirnzellen nebenbei beispielsweise den Code für den bereits genannten BDNF ab. Das ist ein supercooles „Gedächtnis-Protein", das das Wachstum und Überleben von Neuronen unterstützt und die Bildung neuer sowie die Stärkung bestehender Synapsen fördert. Wird BDNF aus der DNA abgelesen und produziert, ist das für unser Gedächtnis also super! Anders gesagt: BDNF unterstützt die Gedächtnisbildung und ist wichtig für das Einspeichern von Informationen. Super ist es auch, wenn beispielsweise die Gene mit den langweiligen Kürzeln NR1, NR2A-D und NR3A-B abgelesen und daraus dann

---

* Die Proteinexpression läuft zwar nebenbei, ist aber ein energieintensiver Prozess, der den Zellen auch einiges an Konzentration abverlangt, damit nichts schiefläuft. Sonst liegt nachher einiges im Argen.

verschiedene Untereinheiten des NMDA-Rezeptors zusammengebaut werden. Diese Rezeptoren brauchen wir nämlich in unseren Synapsen, damit Neurotransmitter dort andocken und wir besser denken können. Oder wenn die Gene CAMK2A, CAMK2B, CAMK2G und CAMK2D abgelesen werden und daraus dann nach Bauplan die kompliziert klingende „Calcium-/Calmodulin-abhängige Protein-Kinase II“ gebaut wird, die Neurone umbaut, wenn wir etwas lernen. Diese fantasielosen Namen müssen Sie sich jetzt nicht merken, wohl aber: Die DNA in unserem Gehirn sorgt unter anderem dafür, dass unser Gedächtnis gut funktioniert! Deswegen lohnt sich ein Blick in die 46 Kisten.

Einige geniale Gene für unsere Gedächtnis mit technischen Namen, aber durchaus interessanten Talenten: BDNF *(Brain-Derived Neurotrophic Factor)* spielt eine Schlüsselrolle bei der Neuroplastizität und lässt Synapsen sprießen, CREB *(cAMP Response Element-Binding Protein)* aktiviert als Protein wiederum andere Proteine, die für die Langzeitspeicherung notwendig sind, ARC *(Activity-regulated Cytoskeleton-associated Protein)* ist für die Konsolidierung von Langzeiterinnerungen unerlässlich – und so weiter und so fort. An der Gedächtnisbildung ist nicht ein einzelnes, sondern sind viele unterschiedliche Gene beteiligt, indem sie unterschiedliche Sachen in unserem Kopf ein-, aus- oder umbauen.

Nachdem wir jetzt wissen, dass in den Kisten viele echt coole Proteine für unser Gedächtnis gespeichert sind, tut sich natürlich gleich die nächste Frage auf: Wer entscheidet denn jetzt, *ob* und *wie oft* etwas aus den Chromosomen-Kisten geholt und produziert wird? Die Antwort lautet: Sie. Also nicht nur, aber auch. Neben internen Regulationsprozessen können Sie selbst mit Ihrem Lebensstil das Ablesen Ihrer DNA beeinflussen. Das hätten Sie jetzt nicht gedacht, dass Sie nicht nur proaktiv dieses Buch, sondern auch Ihre DNA ablesen (lassen) können, was? Klingt nach Esoterik, ist aber Epigenetik! Wenn Sie zum Beispiel zum Supermarkt radeln, anstatt in Ihren SUV zu steigen, und dort regelmäßig Leinsamen für den Salat und nicht nur Leberkäse für die Semmel kaufen, lassen Sie Ihre DNA im Gehirn zum Beispiel öfter mal den Code für den BDNF ablesen und das zugehörige „Gedächtnis-Protein" produzieren. Kurz gesagt: Wie viel wir uns bewegen und was wir essen (und nicht nur das!), beeinflusst, was von unserer DNA abgelesen und produziert wird. Aber mehr dazu in den Kapiteln „Ich turne bis zur Urne" und „Ich schmatze bis ich abkratze". Für den Moment wollen wir uns nur merken, dass diese DNA, die uns schon im Biounterricht auf die Nerven ging, weil wir dieses Meiose-Mitose-Zeugs mit den Chromosomen aufzeichnen mussten, nicht nur Babys baut, sondern auch unser Gedächtnis. Und zwar durchgehend und ein Leben lang. Aber immer nur in engem Austausch mit und als Antwort auf unsere Umwelt und unseren Bedarf. Und das ist eine ausgesprochen außergewöhnliche Erkenntnis, die deswegen eine kleine Vertiefung im nächsten Kapitel verdient.

Also, in welcher Kiste liegt denn zusammenfassend nun unsere Intelligenz? In allen. Intelligenz ist nämlich erstens keine einzelne Fähigkeit, sondern ein Komplex vieler

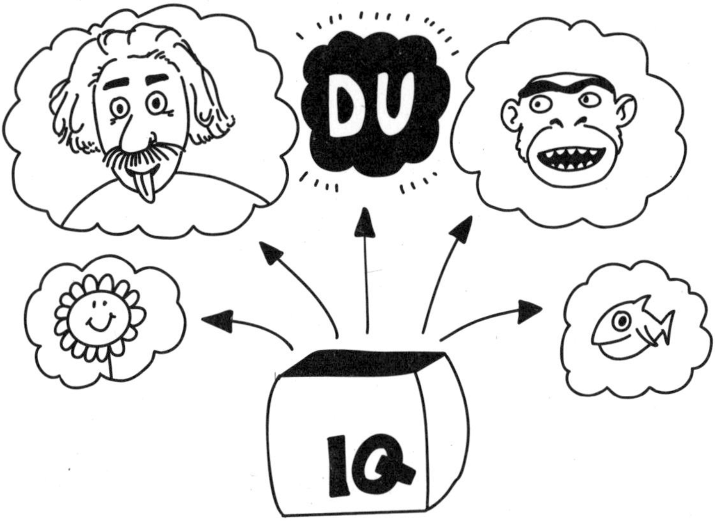

verschiedener kognitiver Fähigkeiten. Und zweitens wird sie nicht pauschal als Starterpaket vererbt – und so begabt oder blöd sind wir dann eben –, sondern es arbeiten ganz viele Gene die ganze Zeit daran, dass wir (halbwegs) klug durchs Leben kommen. Intelligenz wird geformt, und zwar von vielen Genen, die in Antwort auf unsere Umwelt und unser Leben viele biologische Prozesse wie Plastizität in unserem Gehirn anwerfen. Kurz gesagt: Intelligenz ist das Ergebnis eines lebenslangen Prozesses der Gehirnentwicklung, die von unserer genetischen Disposition und den Umweltfaktoren gelenkt wird. Alle Kapitel im zweiten Teil des Buches zeigen Möglichkeiten auf, wie wir diesen Prozess positiv beeinflussen können.

#Superhirn: Kriege ich es auch?

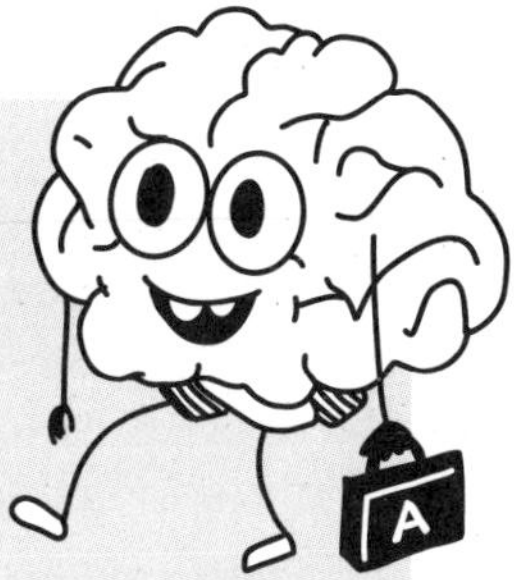

Papa hatte Alzheimer und jetzt haben Sie Angst, dass Sie es auch bekommen? Ist Ihr Schicksal im Alter schon in der Wiege besiegelt worden, weil Sie die Krankheit vererbt bekommen haben? Die kurze Antwort darauf lautet: Nein, nicht zwangsläufig. Die komplizierte Antwort lautet: Es gibt zwar sehr seltene Formen von Demenzen, die von einer Generation zur nächsten vererbt werden, aber der ganz, ganz große Teil der Alzheimer-Erkrankungen wird nicht allein durch das Erbe in unseren Zellen verursacht. In Zahlen heißt das konkret, dass nur geschätzte 0,5–1 % aller Alzheimer-Fälle vollständig erblich bedingt sind.[29] Die Hypochonderinnen unter uns können also aufatmen: Es ist wahrscheinlicher, von einem Auto überfahren zu werden, als die Alzheimer-Mutation in sich zu tragen.* Na immerhin!

Für die sehr seltenen Fälle der erblichen Alzheimer-Variante bedeutet das allerdings, dass die Betroffenen die Erkrankung tatsächlich schon durch eine Mutation in die Wiege gelegt bekommen haben. Und diese

* Für die Statistikerinnen unter uns: Ja, Risikorelation ist immer relativ, und Alzheimer mit Autounfällen zu vergleichen, ist ein bisschen wie Birnen mit Äpfeln ... Schon klar! Aber schauen wir uns kurz die Zahlen an: Laut dem Statistischen Bundesamt starben im Jahr 2021 in Deutschland 2.562 Menschen durch Verkehrsunfälle. Bei einer Bevölkerung von rund 83 Millionen Menschen sind das jährlich etwa 3,1 Opfer pro 100.000 Menschen. Die Hypochonderinnen unter uns können also doppelt aufatmen: Beide Risiken – die Mutation in sich zu tragen oder bei einem Verkehrsunfall zu sterben – sind im alltäglichen Leben relativ gering.

Mutationen, die zu dieser seltenen Form von Alzheimer führen und in der Regel einen sehr frühen Krankheitsbeginn auslösen, passieren immer in einem der folgenden drei Gene: PSEN1, PSEN2 und APP. Da wir das inzwischen wissen, kann man theoretisch auch untersuchen lassen, ob man Trägerin einer Mutation in diesen Genen ist. Eine humangenetische Beratung macht allerdings nur Sinn, wenn es eine familiäre Vorbelastung gibt – aber selbst dann sollte sie nur nach individuellem Abwägen und in Absprache mit Fachpersonal gemacht werden.

Die gute Nachricht ist also, dass die allermeisten von uns keine Mutation in einem der drei Gene in sich tragen. Die schlechte Nachricht ist allerdings, dass zwischen 15 % und 25 % von uns eine genetische Variante in sich tragen, die zwar keine Mutation ist, aber das Erkrankungsrisiko trotzdem ein bisschen erhöht. Bevor Sie jetzt verwirrt sind: Eine Mutation ist eine abnormale Veränderung in der DNA, die potenziell zu einer Krankheit führen kann. Eine genetische Variante ist hingegen erstmal normal, weil es von einem Gen immer auch mehrere Ausführungen gibt: beispielsweise verschiedene Gen-Varianten für verschiedene Haarfarben. Und so, wie es verschiedene Varianten des Haarfarben-Gens gibt, gibt es auch verschiedene Varianten des sogenannten APOE-Gens, nämlich die ε2-, ε3- und ε4-Varianten.* Die ε3-Variante ist am häufigsten und tut nichts, die ε4-Variante ist mit einem höheren Risiko für Alzheimer und Herz-Kreislauf-Erkrankungen ver-

* Das ε steht für Epsilon.

bunden und die ε2-Variante scheint das Risiko für beides wiederum zu senken.

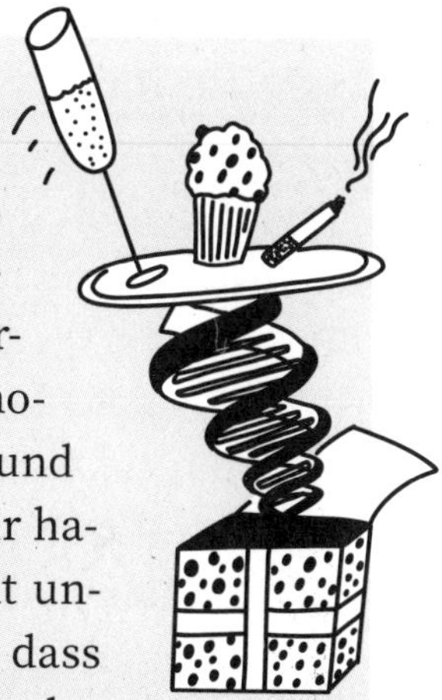

Um die ganze Rechnung noch etwas komplizierter zu machen: Wir erinnern uns, dass wir jeweils 23 Chromosomen-Kisten von je unserem Vater und unserer Mutter bekommen haben. Wir haben also jede Kiste zweimal, aber mit unterschiedlichem Inhalt. Dies bedeutet, dass wir in einer Kiste die ε2-Variante und in der anderen Kiste die ε4-Variante liegen haben können. Je nachdem, welche Kombi in den Kisten liegt, ist das Risiko erhöht oder gesenkt oder bleibt gleich und wird auf jeden Fall nochmal maßgeblich durch unseren Lebensstil und unsere Umwelt mitgestaltet. Das klingt verwirrend, bedeutet heruntergebrochen aber genau zweierlei: Erstens, dass die „monogenetische" Vererbung einer Alzheimer-Erkrankung sehr selten ist, und zweitens, dass Erkrankungen in den allermeisten Fällen und so auch bei der Alzheimer-Demenz eine komplexe Rechnung aus genetischen Prädispositionen und Umweltfaktoren sind. Die gute Nachricht: Nur weil wir sogenannte Risikovarianten in uns tragen, müssen wir keine Demenz bekommen. Denn unser Lebensstil beeinflusst unsere Gene. Über welche genetischen Mechanismen es uns gelingt, unsere Gene zu beeinflussen, sehen wir im nächsten Kapitel.

Wie Gene unser Gedächtnis steuern

Die Sache mit den 46 Kisten in unseren Zellen verhält sich so: Wir können nicht verändern, was drinnen liegt. Das wissen wir schon länger, so ziemlich seit der Entdeckung der DNA und der Gene. Deswegen dachte man auch lange: Kann man nix machen, ist man halt so geboren. Und vor allem dachte man: Sobald wir es geschafft haben, die ganze DNA zu entschlüsseln, wissen wir dann auch, welche Gene und Mutationen zu welchen Krankheiten führen. Deswegen startete man 1990 das *Human Genome Project*, um in all die Chromosomenkisten zu gucken und deren gesamten Inhalt zu dechiffrieren. Ob das gelungen ist und was damit trotzdem nicht geklärt werden konnte, das schauen wir uns gleich an, vorher aber springen wir von 1990 nochmal 37 Jahre weiter in die Geschichte zurück.

Es ist das Jahr 1953, man erholt sich vom Weltkrieg und schlägt den Volksaufstand in der DDR nieder, man trägt Twinsets und entstalinisiert die Sowjetunion, man kauft das erste Transistorradio und liest den ersten James-Bond-Band „Casino Royale“ – und man will jetzt endlich wissen, wie diese verdammte DNA aufgebaut ist und woraus sie besteht. In der Poleposition des wissenschaftlichen Wettlaufs steht der Chemiker Linus Pauling, der kommt mit seinem fehlerhaften DNA-Modell aber nicht über die Zielgerade. Zwei ambitionierte Jungspunde, James Watson und Francis Crick, sind auch nah dran, liegen aber mit ihrer Annahme, dass die DNA aus drei Helixsträngen bestehe, ebenso knapp daneben. Es sind Rosalind Franklin und ihr Doktorand

Die Frau experimentierte, der Mann kassierte: das erste gute Foto unserer DNA.

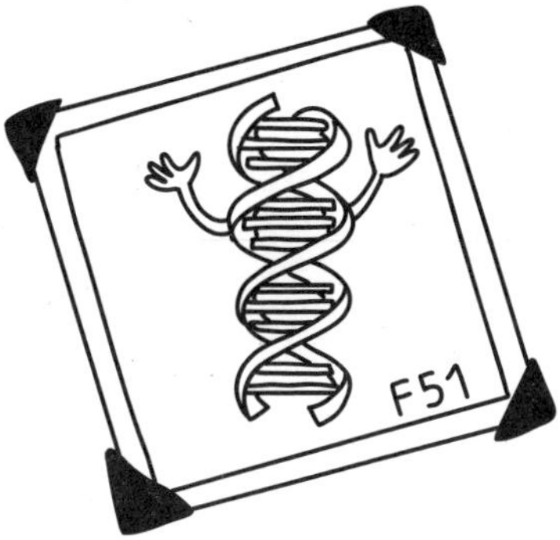

Raymond Gosling, denen die erste scharfe Röntgenaufnahme der DNA gelingt, und es ist ein gewisser Maurice Wilkins, der Franklin nicht ausstehen kann und ohne ihr Wissen Watson und Crick das berühmt-berüchtigte „Foto 51" zeigt. Watson und Crick kommen damit auf die richtige Fährte und begreifen, dass die DNA wie eine Wendeltreppe aussehen und als Doppelhelix aus jeweils paarweise zusammengefügten Treppenstufen vorliegen muss. Der Rest ist Geschichte: Den Nobelpreis für die Entdeckung staubten 1962 allein die drei Männer ab – Rosalind Franklin war zu diesem Zeitpunkt schon tot und wurde nicht mal in der Dankesrede der Männer erwähnt.

„We have also been stimulated by a knowledge of the general nature of the unpublished experimental results and ideas of Dr. M. H. F. Wilkins, Dr. R. E. Franklin and their co-workers at King's College, London."

Ja, „very much stimulated" waren Watson und Crick von Franklins Foto, aber nur mit einem knappen Satz erwähnen sie sie in ihrer wissenschaftlichen Publikation.

Wir springen von dieser aus feministischer Sicht unglücklichen Episode wieder ins Jahr 1990: Man ist als Menschheit ein Stückchen weitergekommen, man hört jetzt CDs und lässt Nelson Mandela frei, man trägt neonfarbene Leggins und kann darin nach 28 Jahren erstmals wieder problemlos von Ostberlin nach Westberlin spazieren, man erfindet das World Wide Web – und man macht sich frohen Mutes daran, die DNA, von der man inzwischen ja weiß, wie sie aufgebaut ist, zu entschlüsseln. Sprich: Jetzt will man endlich wissen, was in jeder einzelnen der 22 Kisten plus in der X- und Y-Kiste steckt, und das gesamte Genom* entschlüsselt haben. Das *Human Genome Project* ist das Mammutprojekt des „genetischen Zeitalters", man ist davon überzeugt, bald zu wissen, welche Gene welche Krankheiten auslösen. Zehn Jahre später, zum Milleniumswechsel im Jahr 2000, hat man dann endlich die rund 3 Millionen entschlüsselten Treppenstufen der Wendeltreppen in der Hand – und weiß trotzdem nicht, warum Krankheiten ausgelöst werden. Man stellte in der Zwischenzeit nämlich fest: Von zwei Menschen, die die gleiche Genvariante in einer ihrer Kisten liegen haben, kriegt einer Hodenkrebs und der andere nicht. Hä? Tja. Jetzt kann man zwar die komplette Sequenz der DNA jedes einzelnen Chromosoms entschlüsseln, alle genetischen Varianten und Mutationen einsehen und trotzdem noch immer nicht sicher sagen, ob dieser Mensch irgendwann mal eine Demenz bekommen wird!**

Es wird klar: Die reine An- oder Abwesenheit einer bestimmten genetischen Variante oder Mutation reicht

---

* Alle Gene auf allen Chromosomen nennt man in ihrer Gesamtheit „Genom".

** Natürlich war das *Human Genome Project* aber trotzdem sehr wichtig und hat viele Aufschlüsse und Möglichkeiten für die weitere Forschung erbracht.

meist nicht aus, um Hodenkrebs oder Demenz zu erklären. Nur weil man Träger einer „krankmachenden" Genvariante ist, kann man nämlich trotzdem zum kerngesunden Methusalem werden. Irgendwas hat die klassische Genetik übersehen, denn für komplexe Merkmale wie Demenzen, den Altersprozess oder Krebserkrankungen reichen ihre Erklärungen nicht aus. Und das liegt daran, dass die mendelschen Vererbungsmuster nur funktionieren, wenn ein *einzelnes* Gen für das Merkmal steht. Wenn beispielsweise ein Gen für die Farbe Grün bei der Erbse steht und diese Erbse dieses Gen trägt, dann wird sie grün. „Monogenetisch" nennt man das, wenn ein Gen für ein Merkmal steht. Aber spätestens mit der Entschlüsselung des menschlichen Genoms wird klar: Die allerwenigsten Krankheiten sind „monogenetisch" (siehe dazu #Superhirn: Kriege ich es auch?). Im Gegenteil: Die meisten Krankheiten werden nicht durch ein einzelnes Gen bzw. eine Mutation ausgelöst, sondern durch ein komplexes Zusammenspiel vieler unterschiedlicher Gene bedingt. Klingt jetzt ein bisschen schwieriger, aber eigentlich immer noch machbar, was? Muss man halt anstatt eines einzelnen Gens fünf Gene für eine Erkrankung finden! Oder zwanzig, oder hundert! Aber denkste, selbst das funktionierte nicht, weil – und diese Entdeckung überraschte: Offensichtlich werden unsere Gene von umweltbedingten Faktoren wie dem Zucker in unserem täglichen Saft, dem Treppensteigen bis zur Wohnung, dem Stress in unserem Büro und sonst noch allerlei beeinflusst.

Eine Riesenerkenntnis! Also nix mit: Kann man halt nichts machen, ist man halt so geboren! Tatsächlich bleibt es zwar richtig, dass wir nicht ändern können, was in unseren Kisten liegt, denn Gene können wir (alleine) nicht ändern.* Sehr wohl können wir aber darauf Einfluss nehmen, wie oft sie herausgenommen und in Proteine umgesetzt werden oder nicht. Kurz gesagt: Der Text in den Bauplänen unserer 46 Kisten bleibt zwar immer derselbe, aber ob und wie oft diese Pläne in Proteine umgesetzt werden, das können wir beeinflussen. Klingt banal, ist aber radikal. Die Erde ist also doch keine Scheibe und wir keine Marionetten, die an einer Doppelhelix hängen!

> Nicht alles wird gebaut, was gebaut werden könnte. Das ist im Städtebau nicht anders als in Ihrem Gehirn, und das ist auch gut so. Denn theoretisch gibt es in Ihrer DNA 20.000–25.000 Baupläne für zig Proteinprojekte. Damit Ihr Gehirn nicht zur Großbaustelle wie der Berliner Flughafen wird, wird rigide reguliert, was fabriziert wird: Von all den verfügbaren Bauplänen auf den DNA werden immer nur einige umgesetzt.

Wie aber macht das die Umwelt? Wie wird das reguliert, was aus unseren Kisten genommen wird und was nicht? Da gibt es jetzt ganz viele unterschiedliche

---

* Die Genschere aber kann das. CRISPR-Cas9 ist eine biotechnologische Methode, die es Wissenschaftlerinnen ermöglicht, präzise Schnitte in der DNA zu machen, um Gene gezielt zu entfernen, hinzuzufügen oder zu verändern. Das ist cool für landwirtschaftliche Erträge und neue Therapien in der Medizin, beim Menschen ist diese Methode aber stark reguliert und in der Regel auf Forschung beschränkt, die nicht zu vererbbaren Veränderungen führt. Die genetische Modifikation von Keimzellen oder Embryonen ist daher in vielen Ländern verboten.

Mechanismen mit komplizierten Namen, die von unterschiedlichen Protagonistinnen in unserer Zelle gesteuert werden. Zusammengefasst werden diese Mechanismen unter dem Begriff „Epigenetik", was so viel wie „über die Genetik" bedeutet. Die Epigenetik beschreibt alle Einflüsse, die das Ablesen der Gene verändern. Wir haben alle kleine, feine Architektinnen in unserer Zelle, die entscheiden, was und wie von unseren genetischen Bauplänen jetzt umgesetzt wird. Mal hängen sich beispielsweise emsige Methylgruppen* über bestimmte Abschnitte der DNA und verbieten damit das Ablesen,** mal grätschen Acetylgruppen rein und öffnen die Kisten, damit das Ablesen der Pläne leichter geht,*** dann wiederum hängt sich das kleine Ubiquitin an und schaltet je nach Lust und Laune Gene an oder aus.**** Alle diese und noch einige andere Prozesse verhindern oder erleichtern das Ablesen bestimmter Gene und damit die Produktion bestimmter Proteine. Damit aber beispielsweise eine Methylgruppe in Aktion tritt und einen Bauplan aus der Kiste holt, braucht es ein Signal. Diese Signale können innerhalb der Zelle ausgelöst werden, aber jede Zelle steht stets auch in Kontakt mit der Außenwelt und reagiert auf unsere Umgebung.

---

* Methylgruppen sind kleine Quartette aus Atomen, nämlich einem Kohlenstoffatom und drei Wasserstoffatomen.

** Dieser Prozess nennt sich „DNA-Methylierung".

*** Das nennt man „Acetylierung" und bedeutet, dass sich Acetylgruppen an Histone hängen, dadurch die Struktur des Chromosoms „lockern" und das Ablesen erleichtern.

**** Das nennt man „Ubiquitinierung". Das Anhängen von Ubiquitin, einem kleinen Protein, an Histone kann der Regulation der DNA-Reparatur und der Transkription dienen.

Diese Erkenntnisse verschieben das Paradigma von einer deterministischen Sicht der Genetik, in der unsere biologischen Schicksale als festgeschrieben galten, hin zu einem dynamischeren Verständnis, in dem zwar die DNA-Sequenz konstant bleibt, die Nutzung dieser Informationen jedoch flexibel und anpassbar ist. Die Architektur unseres Genoms ist nicht nur ein festes Fundament, sondern auch ein adaptives System, das auf Lebensstil und Umwelt reagieren kann. Das tut neue Perspektiven für Präventionsmöglichkeiten auf!

Wenn Sie dieses Buch beispielsweise gerade auf einer Decke im Park lesen und Ihre Waden in die Sonne halten, kriegen die Hautzellen Ihrer Beine jetzt die Information: „Hey Leute, da kommt ungebremst UV-Strahlung rein!" Die Methylgruppen, die eben noch faul rumlungerten, springen auf und werden aktiv. Sie suchen sich unter anderem aus der Kiste Nr. 16* den Bauplan „MC1R-Gen" raus und aus der Kiste Nr. 11** den Bauplan „TYR-Gen" und lassen daraus den Melanocortin-1-Rezeptor und Tyrosinase bauen. Sie selbst merken von den emsigen Genaktivitäten in Ihren unteren Extremitäten gar nichts, dürfen sich aber etwas später je nach Haut- und Persönlichkeitstyp über gebräunte oder gerötete Waden freuen oder ärgern. Und das alles haben die Gene Ihrer Hautzellen in Antwort auf Ihre Umwelt organisiert, weil für sie die UV-Strahlung erstmal kein Grund zur Freude ist und sie jene Gene aus

* ... aka Chromosom 16.
** ... aka Chromosom 11.

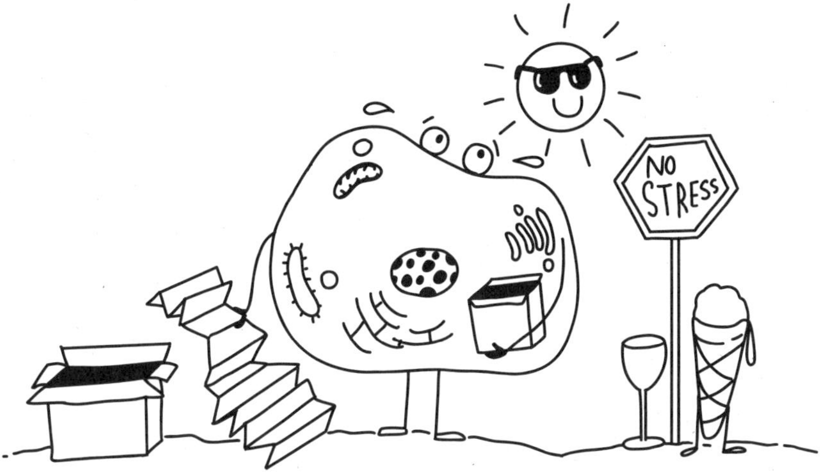

Tagtäglich in Betrieb und nicht nur wenn ein neues Kind gebaut wird: die DNA reagiert auf unsere Umwelt.

den Kisten packen mussten, die die Melaninproduktion erhöhen und Ihre Haut dunkler machen. Und das Gleiche, was bei einem Sonnenbad passiert, passiert auch, wenn Sie bestimmte Dinge essen, sich zu wenig entspannen, zu viel Alkohol trinken, zu wenig Sport machen, den Diabetes nicht einstellen und sich jahrelang über Ihre Chefin ärgern: Ihre Zellen reagieren darauf und holen Baupläne aus den 46 Kisten, um sich an Ihren Lebensstil anzupassen. Und zwar auch die Zellen Ihres Kopfes.

> „Das Leben ist wie 46 Schachteln Pralinen – man weiß nie, was man bekommt. Aber man kann es beeinflussen."
>
> Frei nach Forrest Gump

Nun geht das mit dem Beeinflussen meistens nicht ganz so schnell wie im akuten Fall des Sonnenbades, wo schnell gehandelt werden muss, sondern es dauert etwas. Die eine Woche Stress, die eine gerauchte Kippe, die eine Tüte Chips ändert nicht viel. Aber wiederholte Exposition kann sehr wohl langfristige Effekte haben und verändern, was unsere Gene in unseren Zellen täglich zusammenschustern. Denn auch unsere Zelle hat ein Gedächtnis und merkt sich: Hier kommt täglich zig Zucker rein, da müssen wir uns jetzt irgendwie mittel- und langfristig darauf einstellen und beispielsweise mehr Insulin produzieren. Oder hier kommt täglich nichts zum Denken, nur das „Dschungelcamp" rein, deswegen können wir die Produktion von BDNF runterfahren. Und über die Zeit kann die eingegroovte genetische Regulation unser Risiko für bestimmte Krankheiten erhöhen oder verringern und damit unsere Lebensspanne und Lebensqualität wesentlich beeinflussen. Das mit der Umwelt-Gene-Interaktion klingt ziemlich ganzheitlich, und wo „ganzheitlich" gesagt wird, ist die Scharlatanerie nicht weit. Von der Epigenetik zur Esoterik ist es ein Katzensprung, und so viel sei an dieser Stelle vorausgeschickt: Um Ihre Gene gut zu pflegen, brauchen Sie keine ominösen „Coaches", die Ihnen teure Programme unterjubeln wollen. Das schaffen Sie auch ohne und mit alltagstauglichen Interventionen.

Kriegen Sie Ihre Epigenetik in den Griff! Wie? Mit all den Tipps und Tricks, die Sie im zweiten Teil des Buches finden. Denn sie alle zielen (auch) darauf ab, epigenetische Prozesse positiv zu beeinflussen.

Wie Karl Valentin schon so schön sagte, hat jedes Ding drei Seiten: eine gute, eine schlechte und eine komische. So verhält es sich auch mit der Epigenetik: Die gute Seite daran ist, dass wir die Gene beeinflussen können, die schlechte ist, dass wir uns jetzt Vorwürfe wegen der Raucherei in unseren Zwanzigern machen, und die komische ist, dass wir trotzdem noch immer nicht den Zufall, sondern nur die Wahrscheinlichkeit beeinflussen können. Diese beiden Konzepte gilt es in der Prävention von Krankheiten nämlich auseinanderzuhalten: Nur weil Sie jetzt Ihre Methylgruppen regelmäßig Gassi führen, bleiben Sie nicht für immer gesund. Und umgekehrt bedeutet das: Menschen, die krank sind, haben sich nicht einfach nur zu wenig epigenetisch angestrengt oder zu wenig auf sich aufgepasst. Einige Erkrankungen entstehen nämlich tatsächlich durch zufällige biologische Prozesse, einige Erkrankungen sind tatsächlich monogenetisch, und wir sind leider alle keine Herrscherinnen über unsere Gene. Mit einem guten Lebensstil schaffen wir es aber, die Wahrscheinlichkeit für eine Erkrankung zu reduzieren. Damit können wir nämlich Schalter bedienen, die gute Gene aus den Kisten holen lassen. Und das ist sehr, sehr viel! Wie uns das gelingen kann, schauen wir uns nun im Folgenden an.

#Superhirn: Warum einige steinalt werden und andere nicht

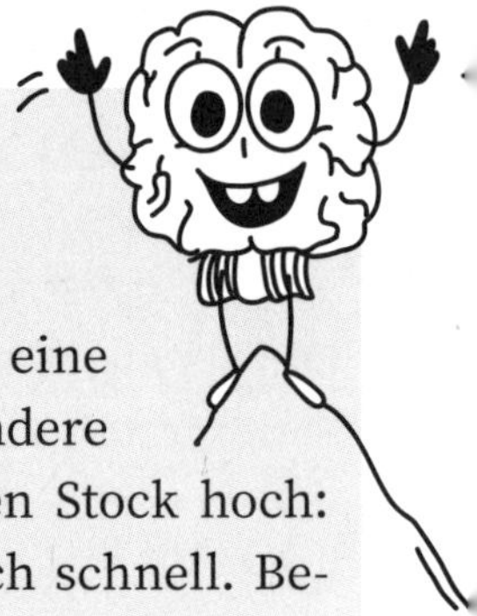

„Age ain't nothing but a number"? Die eine läuft mit 65 noch einen Marathon, die andere kommt kaum die Treppen in den ersten Stock hoch: Wir altern alle, aber alle unterschiedlich schnell. Beziehungsweise langsam. Unser biologisches Alter ist nämlich manchmal ganz anders als unser chronologisches. Außen 50, innen 30 – oder umgekehrt. Deswegen ist *age* genau genommen „nothing but **two** numbers": Die eine Nummer steht in unserem Ausweis, die andere in unseren Zellen. Dieses zweite biologische Alter ist messbar über Biomarker in Blutproben, genetische Tests und Bildgebung und zeigt damit den Stand von Entzündungsprozessen, Zellalterung und den Zustand der Organe auf. Dieser Zustand ist zum einen von der genetischen Prädisposition und zum anderen von der Umwelt und unserem Lebensstil abhängig. Wer zehn Jahre zur See fährt, bringt (vermutlich) sein Gesicht wettergegerbt und faltiger zurück, als es die Kollegin nach zehn Jahren im Büro hat (aber vielleicht ist dafür der Darm besser in Schuss). Andererseits rauchte Helmut Schmidt bis ins hohe Alter und wurde trotzdem 96 Jahre alt, während viele sportliche Nichtraucherinnen schon viel früher abdanken müssen. Der Alterungsprozess ist individuell und komplex, und noch sind nicht alle Fragen geklärt.

Egal wie biologisch jung wir drinnen sind, 969 Jahre wie der gute alte Methusalem werden wir trotzdem wohl alle nicht.* Maximal können wir Jeanne Calment aus Frankreich den Rang der ältesten Person der Welt ablaufen, dann müssten wir halt länger als 122 Jahre und 164 Tage leben.** Lange wurde nach dem einen Methusalemgen gesucht, das die Langlebigkeit erklärt, allein, man fand es nicht. Allerdings fand man bei 388 hundertjährigen Deutschen besonders häufig eine bestimmte Variante des FOXO3-Gens (das wir alle in uns tragen, aber eben nicht alle in dieser besonderen Variante),[30] und dieses Ergebnis wurde in vielen Studien bestätigt. Dieses Gen wurde auch bei der Hydra gefunden, womit jetzt nicht das gleichnamige vielköpfige Tier aus der griechischen Mythologie gemeint ist, sondern ein kleiner Süßwasserpolyp, der mehrere Jahrhunderte alt werden kann.

Trotzdem ist FOXO3 bei Weitem nicht der einzige Faktor, der uns steinalt werden lässt. Denn andere fanden wiederum, dass uns bestimmte Varianten unserer Gene APOE, SIRT1 und IGF-1 besonders lange leben

---

* Zusatzinfo für Bibelfreundinnen: Methusalem wurde mit 187 Jahren zum ersten Mal Vater und zeugte in den darauffolgenden 782 Jahren noch zahlreiche Söhne und Töchter. Klar, was will man sonst auch in der ganzen Zeit machen? Adam wurde übrigens auch 930 Jahre alt und sein Sohn Seth immerhin 912. Dann aber kam die Sintflut, weil Gott mit der bisherigen Performance des Homo sapiens auf Erden unzufrieden war, und er startete das Projekt „Mensch“ nochmal neu. Dabei verkürzte er die Zeitspanne deutlich, in der ein einzelner Mensch Quatsch auf Erden machen kann. Entweder verhielt es sich so oder es handelt sich um einen Übertragungsfehler und Mond- und Sonnenzyklen wurden verwechselt, weswegen die 969 Mondjahre lediglich 78,5 Lebensjahre waren. Oder vielleicht wurde in Zehnerschritten gerechnet, und Adam wurde 93 und Methusalem 96 Jahre alt. Was wiederum seltsam wäre, weil ein gewisser Henoch dann bereits mit sechseinhalb Jahren seinen Erstgeborenen gezeugt hätte. Wie dem auch sei: Rein biologisch ist das ja alles eher unglaubwürdig.

** Jeanne Calment wurde 1875 geboren und starb 1997.

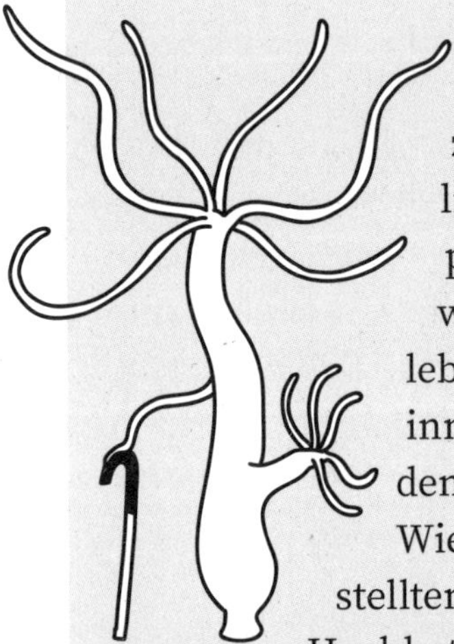

lassen. Alle diese Gene beeinflussen verschiedene Aspekte der zellulären Gesundheit, einschließlich des Stoffwechsels, der DNA-Reparatur und der Stressresistenz, was darauf hinweist, dass Langlebigkeit das Ergebnis einer robusten inneren Maschinerie ist, die Zellschäden effektiv bekämpft und repariert. Wieder andere Wissenschaftlerinnen stellten in einer Genomanalyse von 1.055 Hochbetagten fest: Es gibt viele kleine Genvarianten, die zusammenwirken und unsere Lebensspanne beeinflussen. Genau genommen haben diese Forscherinnen 150 genetische Varianten identifiziert. Je mehr dieser Varianten wir in uns tragen, desto länger leben wir wahrscheinlich.[31] Kann aber trotzdem auch alles anders kommen.

Was außerdem noch gesagt werden muss, wenn man vom Alterungsprozess spricht: Es gibt eine ganze Reihe von „natürlichen Bremsen", die Gott oder wer auch immer in unsere Zellen eingebaut hat und die uns altern lassen: Chromosomenenden schrumpfen mit der Zeit,* Stammzellen können keine frischen Zellen mehr nachliefern und zelluläre Reparaturmechanismen funktionieren im Alter immer weniger zuverlässig. Diese drei Phänomene sind inzwischen gut belegt, aber es gibt noch viele andere. Wie stark das ein oder andere Phänomen das Altern beeinflusst, lässt sich nicht sagen,

* Diese Enden nennt man auch Telomere.

denn bei der einen sind die Chromosomenenden verkürzt, bei der anderen liefern die Stammzellen nicht mehr und bei der dritten ist es eine Kombi aus beidem. Woran wir altern und am Ende sterben werden, lässt sich deshalb nicht voraussagen.

Jetzt bleibt aber abzuwarten, welche neuen Erkenntnisse die Wissenschaft noch zutage fördert, denn die Erforschung der Langlebigkeit und des biologischen Alterns ist ein dynamisches Feld, das ständig wächst und sich entwickelt. Vielleicht sind irgendwann gezielte Interventionen verfügbar, die die Chromosomen, Stammzellen und all die anderen Bremsen ausbremsen, um das biologische Altern zu beeinflussen. Bis dahin wissen wir aber immerhin schon mal, dass es ein Netzwerk aus vielen Methusalemgenen ist, die durch eine komplexe Interaktion untereinander und im ständigen Austausch mit der äußeren Umwelt unsere Langlebigkeit beeinflussen. Und damit liegt der Ball bis auf Weiteres bei uns selbst und der Fokus auf unserer Lebensqualität: Denn egal, wie alt wir werden, gut soll es uns in der Zeit gehen. Und dazu können wir selbst beitragen.

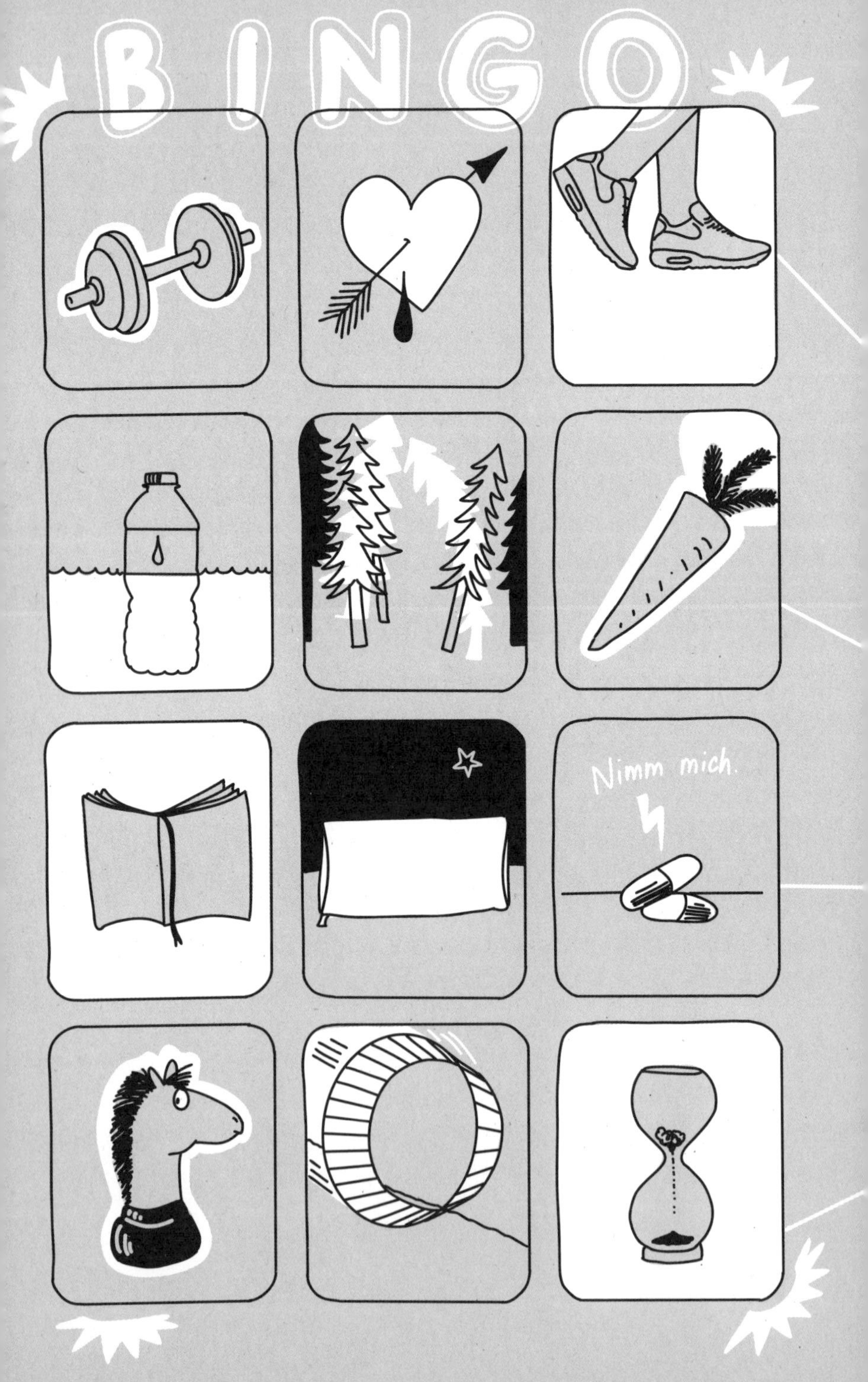
BINGO
Nimm mich.

TEIL II

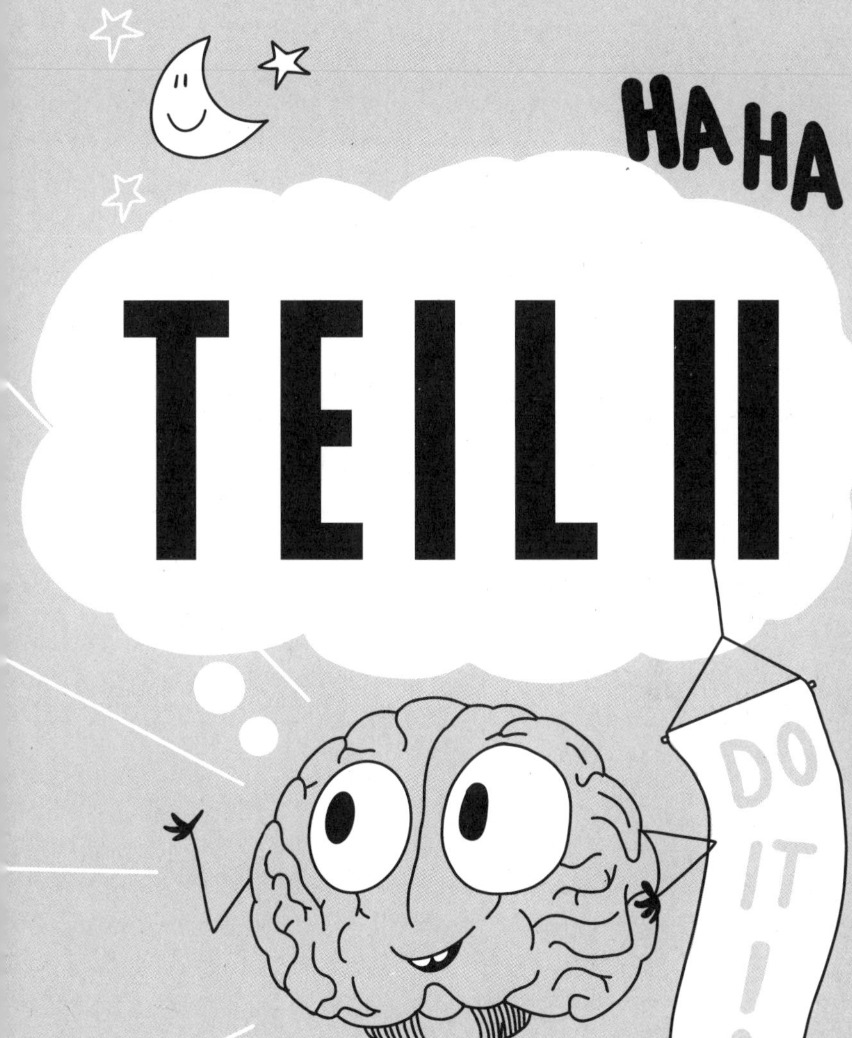

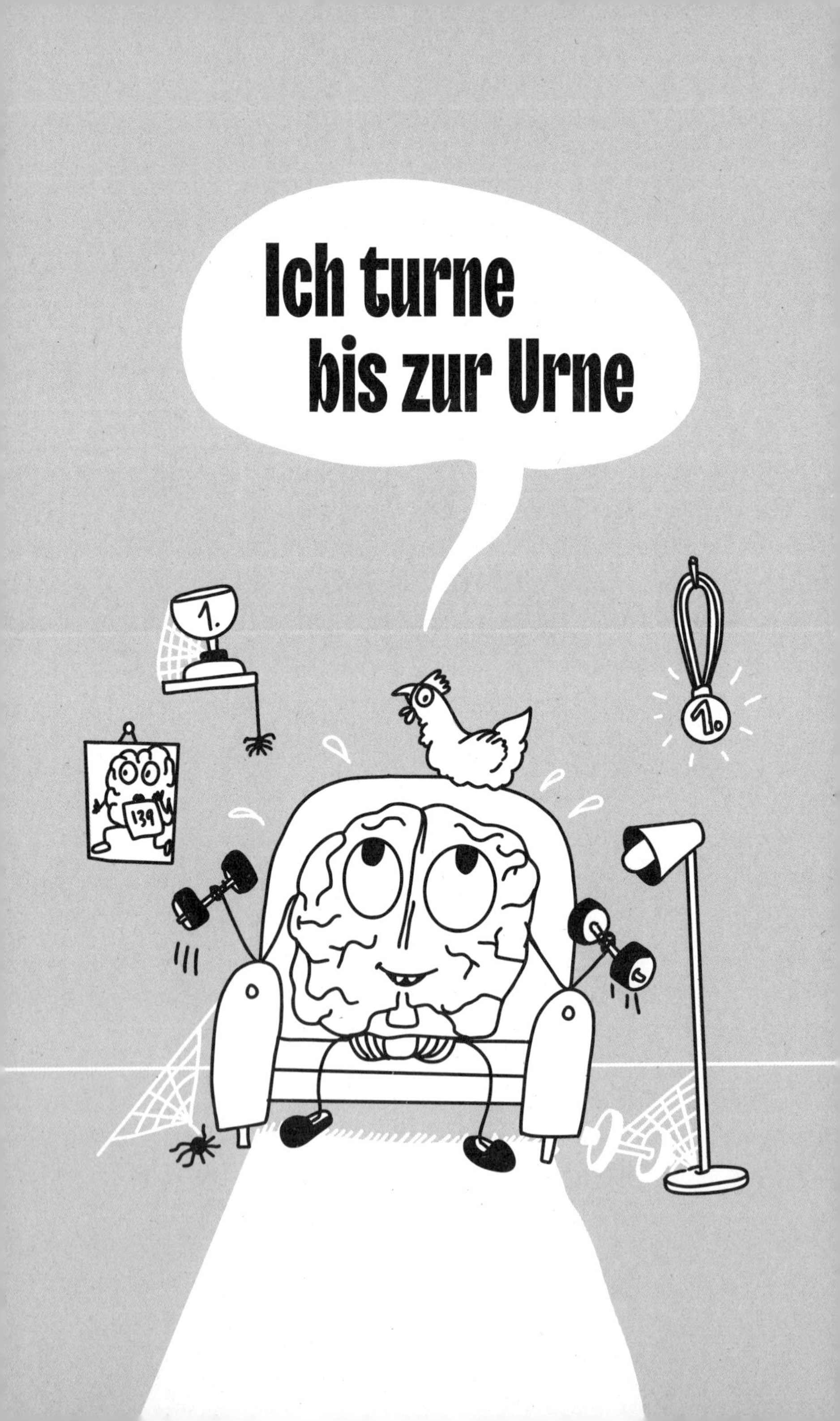
Ich turne bis zur Urne
1.
139
1.

Hey Sportsfreunde

Hätte Gott gewollt, dass wir acht Stunden im Büro, eine Dreiviertelstunde in der Regionalbahn und dann nochmal zwei Stunden vor dem Fernseher sitzen, bevor wir wieder ins Bett fallen, hätte er uns anders gebaut. Knuffiger nämlich, mehr so wie ein großes Huhn, mit viel gepolstertem Sitzfleisch unten- und weniger Muskeln drumherum. Außerdem bräuchten wir dann deutlich weniger Knochen und Gelenke. Aber jetzt schauen Sie sich doch mal an! Wie Sie aussehen! 206 Knochen, eingepackt in etwa 600 Muskeln und vier Extremitäten. Sie sind gebaut, um sich zu bewegen, sitzen aber hier rum und lesen. Und denken. Schon wieder! Jetzt werfen Sie doch endlich das Buch zum Fenster raus und gehen Sie eine Runde um den Block!

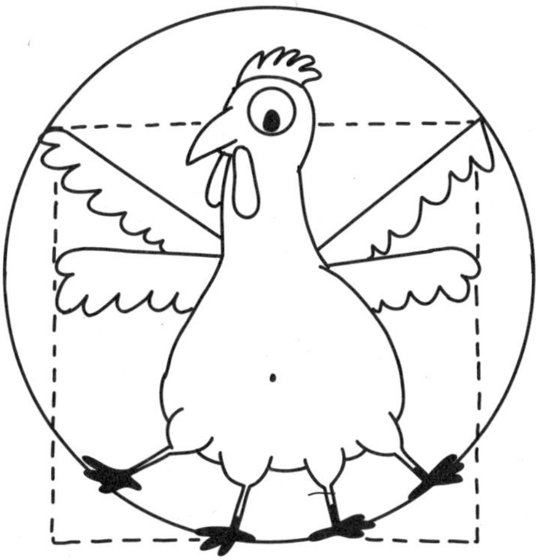

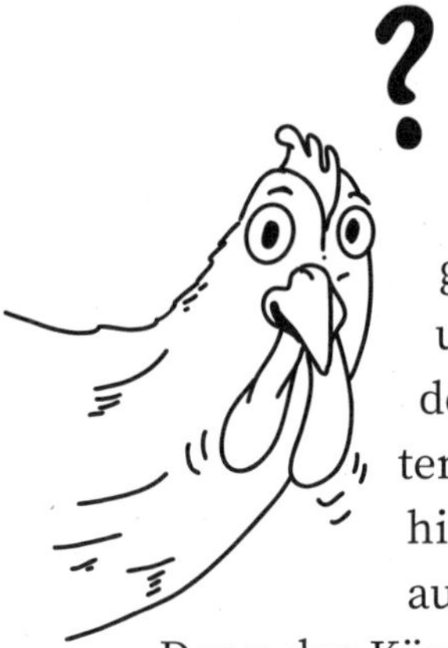

Sie sitzen noch immer da? Hm. Nun gut. Wo Sie schon mal da sind, schauen wir uns an, warum Sie spätestens am Ende des Kapitels ein paar Runden drehen sollten. Denn es ist zwar gut, dass Sie Ihr Gehirn benutzen, aber es ist für das Gehirn auch gut, wenn Sie Ihre Beine benutzen. Denn das Köpfchen gebrauchen Sie ja insgesamt eh zu oft! Und zwar deutlich mehr als den Rest Ihres Körpers. Statistisch gesehen geht es in unserem Alltag nämlich zu oft nur um den Kopf und um Ihre Füße viel zu wenig. Zwischen fünf und acht Stunden sitzen wir in Westeuropa täglich rum und benutzen zwar (meistens) das Hirn, aber oft stundenlang nur ein paar mickrige Rücken- und Oberschenkelmuskeln, grad so viele halt, dass wir nicht vom Bürostuhl kippen. Und wir sitzen immer mehr. Selbst bei Kindern hat das Sitzen seit den 90er-Jahren zugenommen – weil es immer mehr Bildschirme gibt, die zum längeren Stillsitzen einladen.[32] Gleichzeitig haben aber die Sport- und Spielstunden in den meisten Bildungsplänen nicht zugenommen, und in einer urbanisierten, komplizierten und bis in den letzten Winkel befahrenen Welt kann man den Sechsjährigen auch nicht einfach mal alleine ein bisschen runter auf die Straße zum Spielen schicken. Was ziemlich schade ist, weil die meisten Erwachsenen angeben, dass sie ihre schönsten Kindheitserinnerungen beim Spielen im Freien mit Freunden oder Geschwisterkindern gesammelt haben, die eigenen Kinder aber im Schnitt ein Viertel weniger draußen rumspringen, als sie es taten. So sitzen wir alle immer mehr rum und denken nicht daran, dass es dem Denken guttäte, mal wieder ein bisschen ins Schwitzen zu kommen.

Sitzen ist das neue Rauchen.

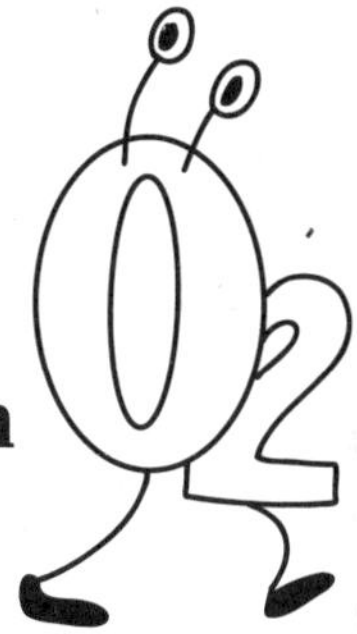

Einmal durchlüften bitte: Mehr Sauerstoff im Oberstübchen

Jetzt könnte es dem Kopf ja egal sein, ob sich die Beine bewegen. Ist es ihm aber nicht! Der Parietallappen freut sich über Pilates! Der Frontallappen ergötzt sich am Fußballspiel! Der Temporallappen juchzt über ein bisschen Tennis! Denn damit oben gut gedacht werden kann, muss der Rest untenrum aktiv sein. Zu wenig Bewegung ist nämlich nicht nur ein Risikofaktor für Typ-2-Diabetes, Übergewicht oder kardiovaskuläre Erkrankungen, sondern auch für ein schlechtes Gedächtnis und sogar für Demenz. Es scheint jetzt vielleicht auf den ersten Blick etwas seltsam, dass die Nervenzellen profitieren, wenn die Muskelzellen trainieren, weil umgekehrt wächst ja auch nicht der Bizeps, nur weil wir mal ganz viel nachdenken – aber tatsächlich ist das so: Bewegung tut nicht nur dem Herzen, den Muskeln, den Blutgefäßen und den Knochen gut, sondern auch dem Kopf. Als Faustregel gilt deshalb: „Be smart, exercise your heart." Faktisch und praktisch ist alles, was dem Herzen guttut, auch für unser Köpfchen gut. Das sollte man sich hinter die Ohren schreiben und regelmäßig zu Herzen nehmen. Und zwar am besten 150–300 Minuten pro Woche – aber dazu kommen wir gleich.

„In einem Jahr hab' ich mal 15 Monate durchgespielt."*

Franz Beckenbauer

Zunächst schauen wir uns noch an, warum Bewegung dem Kopf guttut, und erinnern uns an das letzte Mal, als wir dem Bus hinterhergelaufen sind: Wir konnten am Ende nur noch japsend einsteigen, haben deutlich schneller geatmet, wahrscheinlich sogar unser Herz klopfen gespürt und gemerkt, dass unser Blut ganz schön in Wallung gekommen ist. Und das ist super, denn das Blut ist im Körper das, was die Rohrpost im Krankenhaus ist: ein Kurierdienst. Mittels Blut wird zwischen den Organen allerhand transportiert, überstellt und zurückgeschickt. Die roten Blutkörperchen befördern beispielsweise den Sauerstoff durch den Blutkreislauf und klopfen damit bei allen möglichen Organen und auch unserem Köpfchen an. Gerade das Köpfchen ist dabei *der* Hauptabnehmer, weil es rund 20 % des gesamten Sauerstoffs im Blut verbraucht. Ein teurer Spaß, so ein Zentralnervensystem! Dabei wiegt selbst unser Gesäß mehr als unser Gehirn. Aber es denkt halt eben mehr als der Po.

Und denken kostet Sauerstoff. Davon atmen wir mehr in unsere Lunge, wenn wir einmal um den Block laufen, als wenn wir auf dem Sofa rumlungern. Dabei müssen wir nicht so schnell laufen wie bei der Jagd auf den Bus, sondern wir können auch gemütlich traben, ohne dass uns die Luft ausgeht. Körperliche Aktivität

* In diesem Kapitel geht es um Sport und Intelligenz, deswegen gibt's hier jetzt immer mal wieder intelligente Aussagen großer Sportler.

wie das Bushinterherlaufen, bei der uns die Luft ausgeht, nennt man anaerobe Bewegung und das gemütliche Traben, bei dem uns die Luft nicht ausgeht, aerobe Bewegung. Was genau das bedeutet und ob nun eine der beiden Bewegungsarten besser für unser Gehirn ist, schauen wir uns gleich an, zunächst bleiben wir aber noch kurz beim Sauerstoff. Wir erinnern uns, dass man nicht einfach so ohne Weiteres vom Blut ins Gehirn kommt, weil die Blut-Hirn-Schranke nicht alle Ankömmlinge durchlässt (siehe Kapitel „Team Hirn"). Sauerstoff aber schon! Das ist nämlich ein kleines, nicht geladenes Molekül, das problemlos durch die Blut-Hirn-Schranke diffundieren kann und mit großem Hallo von den Nervenzellen empfangen wird. Denn die brauchen Sauerstoff für die Zellatmung. Die Zellatmung wiederum ist jetzt keine klassische „Atmung", sondern eher als eine Treibstoffproduktion zu begreifen: Mittels Sauerstoff stellt die Zelle aus Glukose, die zum Beispiel von Kohlenhydraten aus der Lasagne in unsere Blutbahn kommt, den Treibstoff ATP (Adenosintriphosphat) her.

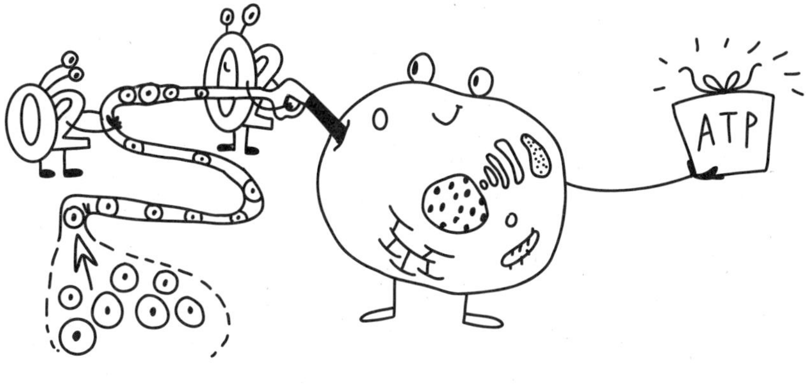

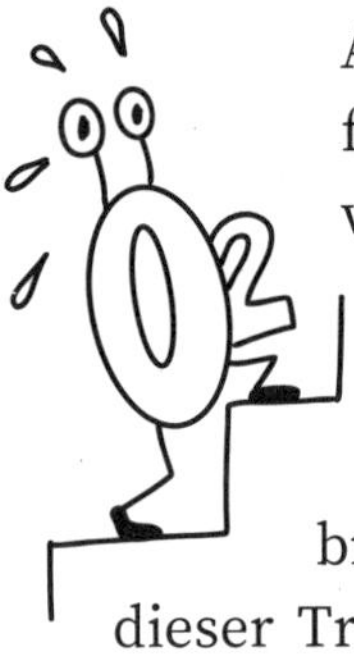

ATP ist sozusagen der Sprit, der alles am Laufen hält, von dem wir bisher so gelesen haben, wie beispielsweise das Senden und Empfangen von Nervensignalen. Aber ATP ist nicht nur der Diesel fürs Denken! Alle komplexen Prozesse im Körper, also nicht nur im Kopf, brauchen Energie in Form von ATP. Und damit dieser Treibstoff hergestellt werden kann, braucht es Sauerstoff. Lange Rede, kurzer Sinn: Kein Sauerstoff – kein Sprit!

Wäre Ihr Gehirn eine Glühbirne, wäre es nicht gerade die hellste Leuchte: Es läuft ungefähr mit 20 Watt. Das ist die Hälfte einer altmodischen Glühbirne, die eine Leistung von 40–60 Watt hat.* Während die Birne nur leuchten kann, kann Ihr Hirn mit der halben Leistung drei Sprachen lernen, beleidigt sein und Lasagne kochen! Was für ein hocheffizientes Multitalent!

So wie das Auto Sprit braucht, brauchen die Zellen also ATP für alle möglichen Funktionen. Zu diesen Funktionen gehört auch – siehe da! – die Herstellung von Neurotransmittern. Wir erinnern uns: Das sind die Botenstoffe, die sich die Nervenzellen hin- und herschicken, damit wir denken können. Mehr Sauerstoff bedeutet

* Für diesen Energieumsatz muss das Gehirn pro Minute 7 Millimol vom Sprit ATP produzieren. 1 Millimol entspricht übrigens dem Tausendstel eines Mols. Das Mol ist die Basiseinheit der Stoffmenge im Internationalen Einheitensystem (SI) und wird verwendet, um die Menge einer Substanz zu beschreiben, basierend auf der Anzahl der darin enthaltenen Teilchen, typischerweise Atome oder Moleküle.

also mehr Energie für die Herstellung von ATP, was wiederum mehr Energie für die Herstellung von Neurotransmittern bedeutet. Das ist gut! Und wie werden die Neurotransmitter hergestellt? All jene, die das Genetik-Kapitel nicht übersprungen haben, ahnen es an dieser Stelle vermutlich: Dazu ziehen die Neurone aus einer (oder mehrerer) ihrer 46 Kisten den jeweiligen Bauplan für den jeweiligen Botenstoff heraus und bauen diesen dann nach dem genetischen Plan zusammen. Im Fall von Acetylcholin wird beispielsweise aus der Kiste Nr. 10 das CHAT-Gen genommen, das für das Enzym Cholinacetyltransferase steht, und dieses Enzym baut dann wiederum den Neurotransmitter Acetylcholin zusammen. Acetylcholin benötigen wir für unsere Aufmerksamkeit, Reaktions- und Lernfähigkeit. Fazit: Mehr Sauerstoff, mehr Power für die Neurotransmitterproduktion!

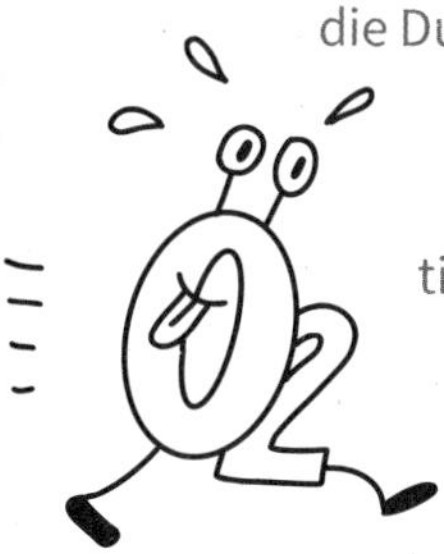

Wir halten fest: Regelmäßige körperliche Aktivität verbessert die Durchblutung und erhöht damit den Sauerstoffzufluss zum Gehirn. Das erhöht die Verfügbarkeit an Sauerstoff für die Gehirnzellen, was wiederum die Energieproduktion steigert und damit auch der Herstellung von Neurotransmittern zugutekommt. Gut mit Sauerstoff versorgte Gehirnzellen funktionieren besser und sind gesünder, was direkt die kognitiven Funktionen, einschließlich des Gedächtnisses, unterstützt.

Insgesamt ist die Herstellung von Neurotransmittern eine Kombination aus genetischer Steuerung und zellulärer Signalübertragung, die ohne Sauerstoff nicht funktionieren kann. Während wir mit Bewegung untenrum also den Hüftspeck abbauen, kurbeln wir obenrum unter anderem die Herstellung von Neurotransmittern an, weil wir den Zellen Sauerstoff und damit Energie für die Bauprozesse zuführen. Apropos Neurotransmitter: Der Grund, warum wir uns so zufrieden fühlen, wenn wir ein bisschen Yoga gemacht oder Walzer getanzt haben, liegt ebenso an den Neurotransmittern. Wenn wir uns bewegen, schüttet unser Hirn nämlich ein paar von den guten Stoffen wie etwa Dopamin und Endocannabinoide (das sind körpereigene Substanzen, die ähnlich wie Cannabis wirken) aus, die uns glücklich und entspannt machen.

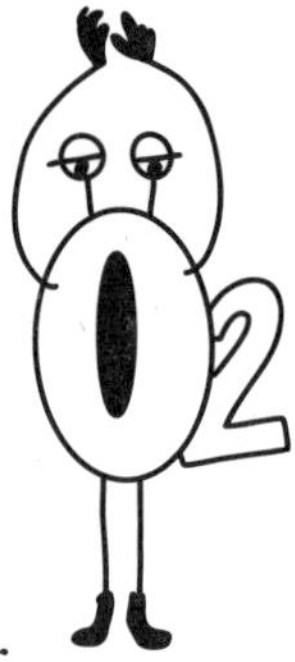

> „Ich habe vom Feeling her ein gutes Gefühl."
>
> Profifußballer Andy Möller

Mein Gehirn gibt Gas: Was Stickstoffmonoxid mit unserem Denken zu tun hat

Manchmal kann ein und dieselbe Sache entweder gut oder schlecht sein. Je nachdem. Schlafen ist beispielsweise grundsätzlich gut, wenn Sie jedoch während der Theateraufführung Ihres Sohnes einschlafen, eher schlecht. Sonne ist auch grundsätzlich gut für die Vitamin-D-Produktion, wenn Sie jedoch stundenlang Ihre DNA rösten lassen, eher schlecht. Kontext und Dosierung sind halt alles im Leben. Und zwar außerhalb und innerhalb unseres Körpers.

„Da gehe ich mit Ihnen ganz chloroform."

Ehemaliger Bundestrainer Helmut Schön

So ist es auch mit dem Gas Stickstoffmonoxid: Es ist gleichzeitig gut und schlecht. Je nachdem. Dabei gilt im Falle von Stickstoffmonoxid die umgekehrte Regel: Innen hui, außen pfui. Stickstoffmonoxid ist nämlich eines der Gase, die bei der Verbrennung von fossilem Brennstoff entstehen, also beispielsweise bei der Verbrennung von Diesel unter der Motorhaube Ihres Caddys. Zu viel davon eingeatmet, reizt das Gas die Atemwege und führt zu Erkrankungen, weswegen es Richtlinien gibt, die die Emissionen begrenzen. Draußen ist das Gas also eher pfui, im Körper hingegen ist es als segensreicher Botenstoff ganz schön hui.

Wie jetzt, dieses giftige Gas soll auch in unserem Körper sein? Ja, denn nicht nur stinkende Dieselmotoren, sondern auch unsere Blutgefäße dünsten stets einen

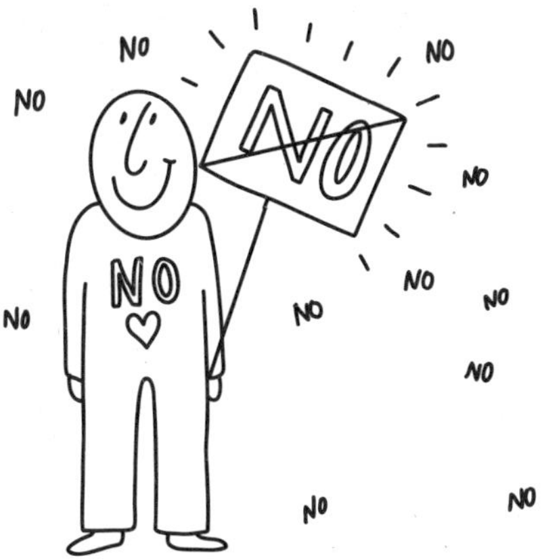

Innen ja, außen nein: Stickstoff

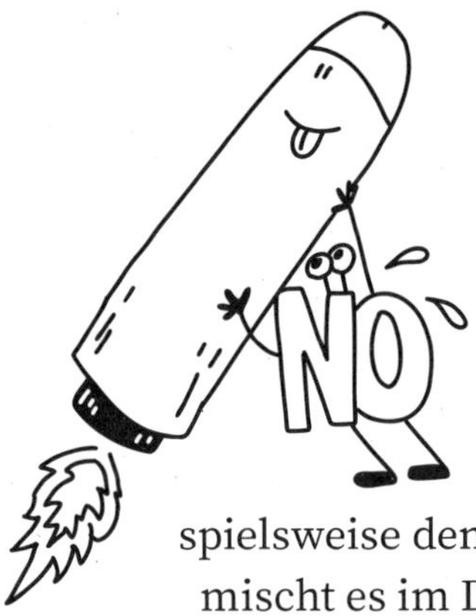

leichten Stickstoffmonoxid-Nebel aus, wenn sich Stickstoff und Sauerstoff zusammentun! Das ist unterm Strich gut – und unter der Gürtellinie sogar erregend, denn dort lässt Stickstoffmonoxid beispielsweise den Penis erigieren. Eine Etage darüber mischt es im Darm bei der rhythmischen Entspannung der Muskeln mit, und noch ein Stockwerk weiter oben hilft es bei der Durchblutungsregulation Ihres Herzens. Und auch Ihr Gehirn gibt ganz schön Gas! Was unten den Penis in Stimmung bringt, sorgt oben nämlich für eine gute Signalübertragung zwischen den Nervenzellen. Das geniale Gas fungiert tatsächlich als Neurotransmitter, arbeitet bei der Langzeitpotenzierung und Langzeitdepression mit und stärkt die synaptische Verbindung.[33]

Wenn Sie jetzt verwirrt sind, weil wir doch im Kapitel „Team Hirn“ gelernt haben, dass Neurotransmitter chemische Substanzen sind, die in Büchsen gespeichert werden, und nie die Rede von einem Gas war, haben Sie recht. Aber trösten Sie sich: Das hat auch die Forscher überrascht. Denn nachdem das mit dem Frosch und den Neurotransmittern entdeckt war, hat man nach und nach alle großen Moleküle identifiziert – und das Gas zunächst übersehen. Erstens, weil es ein so kleines Molekül ist, und zweitens, weil es sich auch anders und frecher als andere Neurotransmitter verhält. Stickstoffmonoxid wird nämlich nicht wie üblich durch das traditionelle Schlüssel-Schloss-Prinzip zwischen den Nervenzellen weitergereicht, sondern mogelt sich direkt durch die Zellwände durch. Außerdem kann es rückwärts durch die Neurone wandern, während gewöhnliche Neurotransmitter immer nur von hinten nach vorne von einer Nervenzelle zur nächsten geschickt werden können. Durch dieses Zurückwandern kann Stickstoffmonoxid in die Langzeitpotenzierung eingreifen und rückwirkend mithelfen, dass sich unsere Neurone noch besser verbinden und wir uns Dinge noch besser merken.

Weil es so klein und wendig ist, kommt das geschickte Gas auch recht weit, nämlich geschätzte 300 Mikrometer im Radius um seinen Entstehungsort. Damit hat es im Schnitt ein Einzugsgebiet von ca. 2 Millionen Synapsen. Neben Stickstoffmonoxid sind übrigens auch

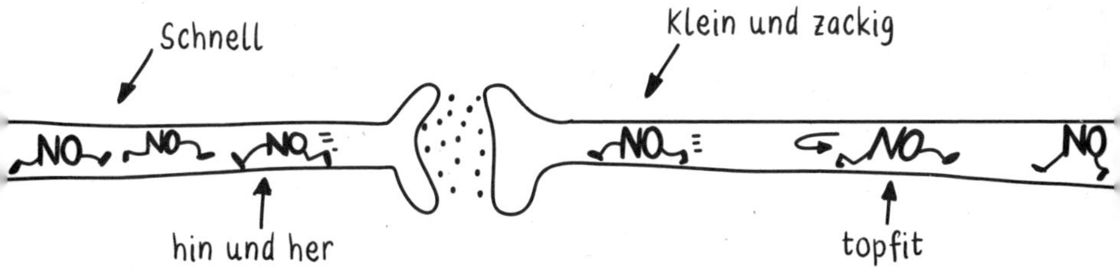

Kohlenmonoxid und Schwefelwasserstoff gasmäßig in unserem Körper unterwegs. Diese drei Neuentdeckungen werden seit 2002 unter dem Begriff „Gasotransmitter“ zusammengefasst.

Alle drei sind in hoher Konzentration extrem giftig, verschmutzen unsere Umwelt, kommen überraschenderweise aber dennoch in unserem Körper vor und sind dort durchaus dienlich: Stickstoffmonoxid (NO), Kohlenmonoxid (CO) und Schwefelwasserstoff (H_2S). Für die Entdeckung des ersten Gasotransmitters Stickstoffmonoxid, der auch beim Lernen eine wichtige Rolle spielt, erhielten Robert F. Furchgott, Ferid Murad und Louis J. Ignarro 1998 den Nobelpreis für Medizin.

Dass Sie mit Ihrem Hirn und Ihrem Penis weiterhin durch die Euro-7-Zone fahren dürfen, liegt übrigens daran, dass Ihr Körper die Gase nur in geringen Mengen herstellt. Produziert Ihr Körper zu viel davon, richtet Stickstoffmonoxid ebenso wie draußen in der Umwelt auch drinnen in Ihrem Körper Schaden an. Wie so oft macht die Dosis das Gift: Nicht zu viel und nicht zu wenig darf unser Körper aufs Gas steigen, sondern er sollte möglichst in der goldenen Mitte bleiben. Bei Demenzen gelingt das dem Körper nicht mehr und die positive Wirkung von Stickstoffmonoxid kippt ins Negative, weil das außer Kontrolle geratene Gas für die Zellen schädlich wird. Zu wenig Stickstoffmonoxid kann die Blutversorgung und den Nährstofftransport beeinträchtigen, während zu viel davon Neurone angreifen kann – beides verschlechtert die kognitive Funktion. Was genau Stickstoffmonoxid alles anstellt, ist allerdings noch nicht abschließend erforscht, sicher ist aber schon mal, dass wir unsere Gase im Gehirn im Griff haben sollten. Dabei hilft unter anderem regelmäßige Bewegung.

„Mailand oder Madrid – Hauptsache Italien."

Profifußballer Andy Möller

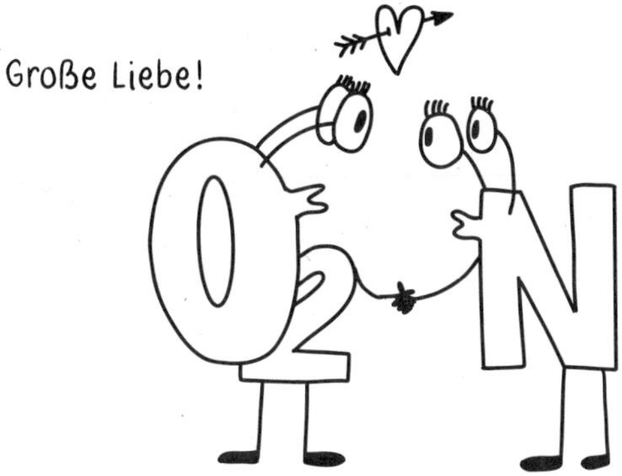

Warum das so ist, erklärt sich aus der Produktion von Stickstoffmonoxid: Wenn man Stickstoff und Sauerstoff miteinander reagieren lässt, entsteht Stickstoffmonoxid. Für die Herstellung von Stickstoffmonoxid braucht es also Sauerstoff, der ja durch sportliche Betätigung besonders gut aufgenommen wird. Lässt man beispielsweise Ratten vier Wochen lang täglich auf einem Laufband laufen, wird in deren Hirn mehr Stickstoffmonoxid produziert und sie können sich räumlich besser orientieren und in einem Labyrinth zurechtfinden als ihre Rattenkollegen, die nicht aufs Laufband geschickt wurden.[34] Außerdem hilft Stickstoffmonoxid bei Schlaganfällen, die Größe der Infarkte zu reduzieren: Für eine Studie haben Forscher Mäuse in drei Gruppen eingeteilt. Einer Gruppe von Mäusen gaben sie Zugang zu einem Laufrad, auf denen die Tiere nach Lust und Laune freiwillig laufen konnten, eine andere Maus-Gruppe wurde hingegen gezwungen, auf einem Laufrad zu trainieren, und die dritte Gruppe ließen sie faul im Käfig ohne Laufrad hocken. Nachdem man allen Tieren die mittlere Hirnarterie blockiert und ihnen damit einen Schlaganfall versetzt hatte, schaute man, wer es am besten wegsteckte. Es zeigte sich, dass die freiwilligen und gezwungenen Turner unter den Tieren mit kleineren Infarkten glimpflicher davongekommen waren und sich auch besser erholten – und dies scheint mit der Produktion von Stickstoffmonoxid zusammenzuhängen.[35] Diesen Zusammenhang fanden die Forscher so heraus: Gaben sie den trainierten Tieren eine Substanz, die die Produktion von Stickstoffmonoxid hemmte, war die positive Wirkung des Trainings bei einem Schlaganfall plötzlich nicht mehr da.[36] Die gute Nachricht an dieser Stelle ist: Auch nach einem Schlaganfall zeigte sich körperliche Bewegung in unterschiedlichen Studien wichtig für die Erholung des Gehirns.

Regelmäßig ein bisschen Gas geben und sich sportlich betätigen ist also gut für den Gashaushalt im Gehirn! Demenzen, Gedächtnisschwierigkeiten, Schlaganfälle – Bewegung hilft, das individuelle Risiko für diese ungünstigen Veränderungen zu senken. Das hat uns unser Hausarzt zwar schon gesagt, aber jetzt wissen wir immerhin auch, woran das liegt. Und wo wir das nun alles wissen, liegt es nur noch an uns, zu entscheiden, zu welcher der drei Mäusegruppen wir gehören wollen: zu denen, die freiwillig laufen gehen, zu denen, die spätestens in der Reha vom Arzt dazu gezwungen werden, oder zu denen, die freiwillig im Käfig sitzen bleiben und Faulheit mit Freiheit verwechseln.

„We have to fight weiter."

Profifußballer Jonas Kamper

Dünger fürs Gehirn: Wachstumsfaktoren

Springen Sie rum, sprießt es in Ihrem Kopf! Wir haben es im Genetik-Kapitel bereits gehört und vertiefen es hier: Unsere Nervenzellen reagieren auf Bewegung, indem sie fröhlich sogenannte Wachstumsfaktoren freisetzen. Diese sind so etwas wie der Dünger unserer Nervenzellen, der ihnen gibt, was sie zum Wachsen brauchen. Nun wächst der Kopf während des Wanderns natürlich nicht wie eine gedüngte Kartoffel und man passt nach der Gipfelbesteigung nicht mehr durch die Tür der Schutzhütte, sondern es sprießt an den feinen Verästelungen und Knospen ganz tief drinnen: und zwar an den Synapsen und Neuronen.

Schauen wir uns zunächst die Sache mit den Synapsen an. Synapsen sitzen, wie wir seit Kapitel „Team Hirn“ wissen, an allen möglichen Ärmchen und Beinchen der Nervenzellen und sind die Kontaktstellen zwischen den Neuronen. Ohne Synapsen können Nervenzellen nicht miteinander kommunizieren und wir nix lernen und nix erinnern. Synapsen sind also super, und im Gegensatz zu Stickstoffmonoxid können wir davon nie genug haben. Das Gute ist, dass sich Synapsen stets neu bilden können, und zwar bis ans Lebensende. Was sie auch ständig tun! Das menschliche Gehirn ist der Kölner Dom der Kognition: ein ewiges Renovierungsprojekt, vom ersten bis zum letzten Atemzug. Hier kommen ein paar Synapsen dazu, dort welche weg, dort vorne bleiben sie in ihrer alten Verbindung, da hinten verschalten sich ein paar neu. Eine der effektivsten

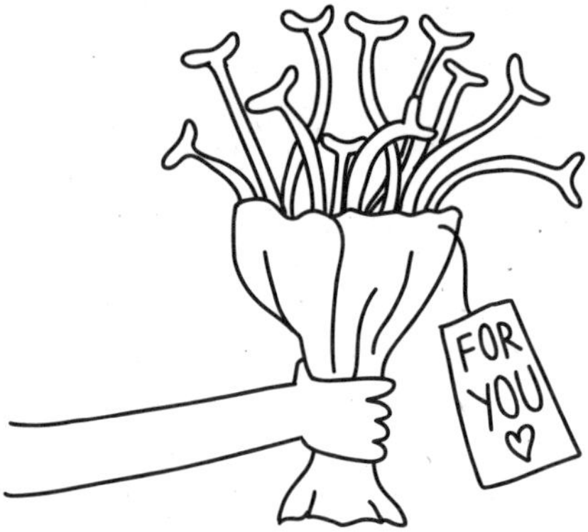

Hey, ein Synapsenstrauß für dich, du Sportsfreund!

Methoden, um Synapsen wachsen zu lassen, ist so banal wie genial – Bewegung nämlich. Denn Bewegung fördert neben Sauerstoff und Stickstoffmonoxid unter anderem den *Brain-Derived Neurotrophic Factor* (BDNF), der als Synapsendünger fungiert und die Knospen an den Nervenzellenden schön sprießen lässt.

Die Kettenreaktion sieht dabei folgendermaßen aus: Wir schlagen mit dem Arbeitskollegen nach Feierabend ein paar Bälle übers Netz, und in unserem Kopf kommt es zu einer erhöhten neuronalen Aktivität, die unterschiedliche Dinge auslöst, unter anderem einen erhöhten Kalziumeinstrom in die Neurone. Dieser Kalziumeinstrom löst nun seinerseits verschiedene Signalwege aus, darunter beispielsweise den cAMP/PKA-Weg, der wiederum das CREB-Protein aktiviert. Und das wiederum lässt den BDNF-Spiegel in unserem Gehirn ansteigen, indem es – da haben wir es wieder – den Code für den BDNF aus den Genen auspacken und zusammenbauen lässt. Während Sie auf dem Feld also Tennis spielen, spielt Ihr Kopf Domino. Das eine führt zum anderen, und all die hochkomplexen Mechanismen haben hochkomplexe Namen, die Sie für den Hausgebrauch nicht brauchen – es reicht, wenn wir kurz gemeinsam auf das Ende der Kausalkette schauen und erfreut feststellen: Es wird BDNF produziert. Es ist also einigermaßen egal, ob Sie den Satz im Tennis verlieren, weil Ihr Arbeitskollege Sie vom Feld ballert, Sie haben trotzdem auf jeden Fall BDNF gewonnen! Und BDNF ist gut, weil es die Synapsen und sogar die Dendriten der Nervenzellen wachsen lässt. Außerdem unterstützt BDNF die Langzeitpotenzierung, indem es die Verbindungen zwischen den Nervenzellen stärkt. Und stärkere Verbindungen bedeuten stärkeres Denken!

> „Ich freue mich für mich."
>
> Profifußballer Edmond Kapllani

Ob und welche Rolle BDNF in Demenzerkrankungen spielt, ist nun schon länger ein heißes Eisen in der Forschung. Bisher konnte gezeigt werden, dass Menschen mit Alzheimer niedrigere Serum-BDNF-Spiegel im Vergleich zu gesunden Kontrollpersonen haben. Allerdings scheint dieser Unterschied zu Beginn der Erkrankung noch nicht ersichtlich, sprich, man sieht das niedrigere BDNF-Level erst im fortgeschrittenen Krankheitsstadium.[37] Auch mit Parkinson wurde BDNF in Zusammenhang gebracht; hier konnte gezeigt werden, dass die Produktion im von der Krankheit besonders betroffenen Hirnareal Substantia nigra um bis zu 70 % reduziert ist.[38] Weil diese Befunde spannend sind, forschen Wissenschaftler intensiv weiter, um die genauen Mechanismen und mögliche therapeutische Ansätze zu verstehen.

Neben dem BDNF gibt es noch einen anderen Wachstumsfaktor, den man „Insulinähnlicher Wachstumsfaktor“ (*Insulin-like Growth Factor* 1 [IGF-1]) nennt. Sie ahnen es – das Ding heißt so, weil es dem Insulin ähnlich sieht, ist aber eigentlich ein eigenständiges Hormon und spielt bei der Zellreparatur und dem Zellwachstum eine Rolle. Obwohl es hauptsächlich in der Leber produziert wird, schützt es auch im Gehirn die Nervenzellen vor Schäden und fördert die Bildung von neuen Synapsen und Neuronen. Den IGF-1 haben Wissenschaftler schon vor einiger Zeit ins Visier genommen, weil aufgefallen ist, dass wenig IGF-1 im Serum mit einem erhöhten Risiko für die Entwicklung einer Alzheimer-Demenz verbunden ist, während höhere IGF-1-Spiegel mit größeren Gehirnvolumina in Zusammenhang gebracht werden.[39] Good news ist: Auch IGF-1 steigt durch körperliche Aktivität, schützt ihr Hirn und lässt Synapsen sprießen.

Aber nicht nur Ihr Bizeps, Ihre Synapsen und ein paar Dendriten wachsen durchs Tennisspielen, Sie können sogar ganz neue Nervenzellen damit produzieren! Dass Neurone auch noch im Erwachsenenalter entstehen, ist erstens eine ziemlich neue Erkenntnis und zweitens ziemlich günstig für uns. „Neurogenese“ nennt man das, aber sie findet nicht überall in unserem Gehirn statt, sondern hauptsächlich in einer bestimmten Region des Seepferdchens, von dem wir wissen, dass es entscheidend für das Lernen und das Gedächtnis ist. Im Rest des Gehirns wachsen neue Neurone leider nicht einfach mal so mir nichts, dir nichts nach, da müssen wir mit denen auskommen, die uns rund um die Geburt

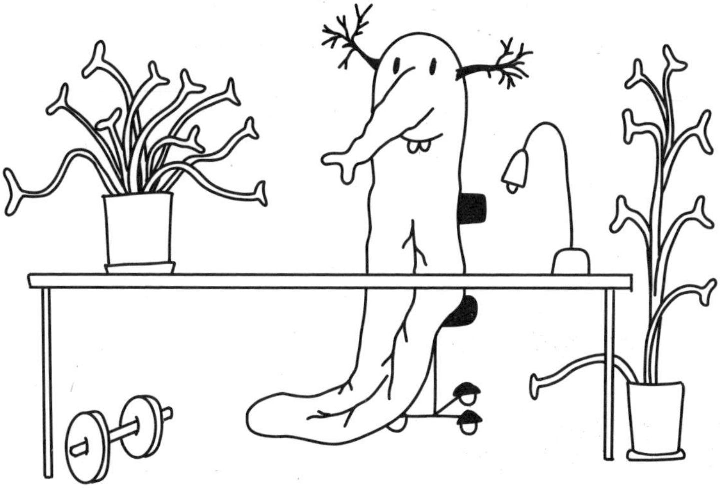

Geschickter Gärtner: Das Seepferdchen zieht neue Synapsen und Neurone.

und im frühesten Lebensalter zur Verfügung gestellt wurden – aber mit geschickten Verschaltungen reichen die auch locker aus. Problematisch wird es dann, wenn eine Stelle im Hirn krank wird, denn dann können Nervenzellen – im Gegensatz etwa zu Hautzellen – nicht einfach nachwachsen. Das ist auch der Grund dafür, dass viele psychiatrische Erkrankungen chronisch und irreversibel sind.

Aber die gute Nachricht ist, dass zumindest im Hippocampus, also dem Seepferdchen, Zellen nachwachsen! Und dort wachsen Zellen umso lieber, je ausdauernder und regelmäßiger wir uns bewegen. Einmal Tennis spielen gehen reicht also nicht, für frische Zellen muss man schon öfter aufs Feld. Deutlich gesehen hat man das vor einigen Jahren im Hirn von Labormäusen, denn jene, die viel liefen, hatten mehr neue Zellen im Hippocampus als andere, die nicht viel liefen.[40] Weltweit haben Wissenschaftler ihre Mäuse inzwischen laufen lassen, nachher ins Mäusehirn geguckt und immer wieder diesen Befund bestätigt. Obwohl man die genauen Zusammenhänge zwischen Bewegung und Neurogenese im Seepferdchen noch nicht vollständig entschlüsselt hat, kann man also inzwischen mit Sicherheit schon sagen: Wer sich bewegt, lässt neue Gehirnzellen sprießen.

> „Ich mache nie Voraussagen und werde das auch niemals tun."
>
> Profifußballer Paul Gascoigne

Das klingt jetzt alles so, als hätten Sie in einer Quizshow keine Chance gegen Lothar Matthäus. Gemessen an den Trainingsstunden müssten Profisportler ja so viele Synapsen und Neurone haben, wie wir durchschnittlichen Schneckensprinter und Sofasurfer uns im Leben nicht wachsen lassen können. Tatsächlich ist Ihnen aber nicht erst an den Zitaten hier im Kapitel aufgefallen, dass im Fußballkader der Nationalmannschaften nicht ausschließlich Nobelpreisanwärter spielen. Nun können und sind selbstverständlich auch Profifußballer intelligente Menschen, aber sie sind es eben nicht zwingend. Und zwar trotz des ganzen Trainings! Das liegt daran, dass smart selten jener ist, der eine Sache exzessiv und viele andere Sachen dafür gar nicht oder nur sehr wenig macht, sondern jener, der sein Gehirn vielseitig fördert. Die beste Strategie für ein gesundes Gehirn ist also nicht eine einzelne, sondern die Kombination vieler unterschiedlicher Strategien. Nur sporteln und nichts lesen ist ebenso wenig smart wie viel lesen und kein bisschen sporteln. Das Training ei-

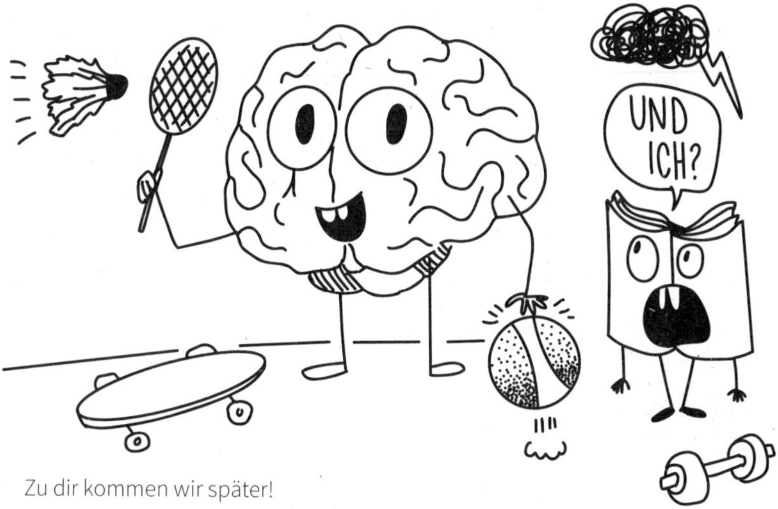

Zu dir kommen wir später!

ner einseitigen Kompetenz ist nicht ausreichend, um smart zu sein und das Beste aus seinem Hirn zu holen. In der Vielseitigkeit liegt das Potenzial, unterschiedliche zelluläre Prozesse auszulösen, und das ist langfristig die beste Strategie, um smart zu bleiben. Sie müssen jetzt also nicht Hochleistungssportler werden, es reicht, wenn Sie mittelmäßig elegant mit Kollegen kicken, im Becken planschen oder durch den Wald wackeln. Wichtig ist nur, *dass* Sie es machen. Und dranbleiben, um in Ihrem Kopf möglichst viele unterschiedliche gesunde Prozesse anzukurbeln. Oder, um es mit den Worten von Lothar Matthäus zu sagen: „Wir dürfen jetzt nur nicht den Sand in den Kopf stecken."

Wie man die Feuerwehr ruft oder warum Bewegung Brände löscht

Wo's brennt, da wächst erstmal kein Gras mehr. Brennen Zellen, ist das meist nicht ganz so schlimm, denn eine gesunde Zelle erholt sich in der Regel gut von einer Entzündung. Entzündungsprozesse sind ja an sich zunächst auch nur ein Schutzmechanismus, um Schadensquellen zu eliminieren, indem Immunzellen zur betroffenen Stelle eilen und dort die Eindringlinge bekämpfen. Schaffen es Zellen aber nicht, sich von einer Entzündung zu erholen, wird der dauerhafte Schwelbrand zum chronischen Problem, kann gesunde Zellen und Gewebe zerstören sowie das Risiko für unterschiedliche Erkrankungen erhöhen – darunter auch für Alzheimer. Wenn wir „Immunsystem" und „Gehirn" hören, dann müssen wir sofort an Gliazellen denken, denn die sind, wie wir seit Kapitel „Team Hirn" wissen, für wahnsinnig viel und unter anderem auch für die Immunantwort zuständig.

Insbesondere die kleinen Mikrogliazellen, die wie die freiwillige Feuerwehr durch das Hirn patrouillieren und Ausschau nach Bränden und Banditen halten, sind im Gehirn von Alzheimerpatienten immer auch in der Nähe von Amyloid-Ablagerungen anzutreffen. Was auch logisch ist, denn sie sind gekommen, um zu helfen, kriegen das dann aber irgendwie nicht auf die Reihe und bleiben aufgeregt viel zu lange im aktivierten Zustand. Chronisch aktivierte Mikroglia ziehen eine anhaltende Entzündungsreaktion nach sich, weil sie verwirrt Substanzen freisetzen (zum Beispiel proinflammatorische

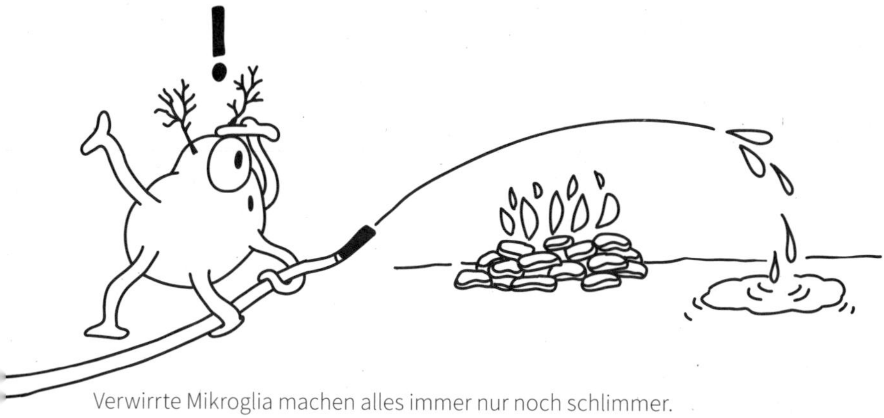

Verwirrte Mikroglia machen alles immer nur noch schlimmer.

Zytokine und reaktive Sauerstoffspezies), die kurzfristig zwar gut, auf Dauer aber schlecht für unsere Nervenzellen sind. Die Mikroglia-Feuerwehr kommt also, um Amyloid-Glutnester zu löschen, schießt dann aber übers Ziel hinaus, und am Ende ist der Wasserschaden größer als der Brandschaden. Obwohl man schon seit einiger Zeit weiß, dass Entzündungsmechanismen grundlegende Prozesse der Alzheimer-Erkrankung vorantreiben, weiß man noch immer nicht so ganz genau, warum die Immunantwort bei der Demenz so dermaßen ins Schleudern gerät.[41]

> „Ich weiß auch nicht, wo bei uns der Wurm hängt."
>
> Profifußballer Fabrizio Hayer

Wenn Entzündungen im Kopf bei der Alzheimer-Demenz ein Problem sind, liegt der Schluss nahe, dass Entzündungshemmer, die ja schon längst auf dem Markt sind, doch eigentlich helfen müssten, nicht wahr? Das dachten sich auch schon einige Wissenschaftler und therapierten Alzheimer-Mäuse mit Ibuprofen. Wieder andere Wissenschaftler sahen sich an, ob Menschen, die regelmäßig entzündungshemmende Medikamente wie Diclofenac und Ibuprofen einnehmen, weil sie beispielsweise rheumatoide Arthritis haben, ein geringeres Risiko für Alzheimer aufweisen. Es gibt zig Studien und ellenlange Artikel dazu, die Zusammenschau der Befunde lautet aber (leider): Die Ergebnisse sind nicht eindeutig. Einige epidemiologische Studien fanden zwar, dass die langfristige Einnahme von nichtsteroidalen Antirheumatika (NSAIDs) wie Diclofenac und Ibuprofen das Risiko für Alzheimer verringern könnte, andere konnten das nicht bestätigen, und eine Interventionsstudie mit den Entzündungshemmern Naproxen und Celecoxib musste vorzeitig abgebrochen werden, weil die Studienteilnehmer sogar ein erhöhtes Risiko für die Alzheimer-Demenz zu bekommen schienen.[42] Auch andere Studien kamen zu keinem eindeutigen Schluss, sodass es aktuell nicht angeraten ist, sich selbst mit Entzündungshemmern präventiv zu therapieren. Die Nebenwirkungen von nichtsteroidalen Antirheumatika sind nämlich nicht zu unterschätzen.

> „Die Sanitäter haben mir sofort eine Invasion gelegt."
>
> Profifußballer Fritz Walter

Bis die Forschung geklärt hat, ob überhaupt und unter welchen Bedingungen welche Dosierung von Entzündungshemmern bei welchen Menschen Sinn macht, gibt es eine komplett nebenwirkungsfreie, sehr gut erprobte und außerdem kostenlose Möglichkeit, das Risiko für Entzündungsprozesse zu minimieren. Bewegung nämlich! Sich untenrum zu bewegen, bedeutet, obenrum (und nicht nur dort) Feuerwehr zu spielen. Regelmäßige körperliche Aktivität kann nämlich die Produktion von proinflammatorischen Zytokinen senken und die Freisetzung von antiinflammatorischen Mediatoren erhöhen. Klingt kompliziert, bedeutet aber im Endeffekt nichts anderes, als dass Entzündungsprozesse im Körper besser reguliert werden und das Risiko für chronische Entzündungen damit gesenkt werden kann. Gleichzeitig verbessert Bewegung die Immunfunktion und macht die Körperzellen widerstandsfähiger gegen entzündliche Reize. Durch die Verbesserung der Durchblutung und die Optimierung des Energiestoffwechsels trägt Bewegung dazu bei, dass das Immunsystem effizienter arbeitet und Entzündungen besser kontrollieren kann. Wer für Bewegung brennt, löscht also einiges!

> „Ich sag' nur ein Wort: Vielen Dank!"
>
> Profifußballer Horst Hrubesch

Dem Stress davonlaufen: Cortisol

Cortisol ist der Katastrophenbeauftragte in unserem Körper. Bricht das Chaos aus, kommt Cortisol cool um die Ecke und sorgt dafür, dass nicht alle kopflos durch den Körper kollern, sondern halbwegs geordnet ihre Aufgaben unter Krisendruck erledigen. Es sorgt unter anderem für genügend Energie, indem es Glukose ins Blut freisetzt, es dämpft das Immunsystem, es checkt, dass der Blutdruck stabil bleibt, und es erhöht die

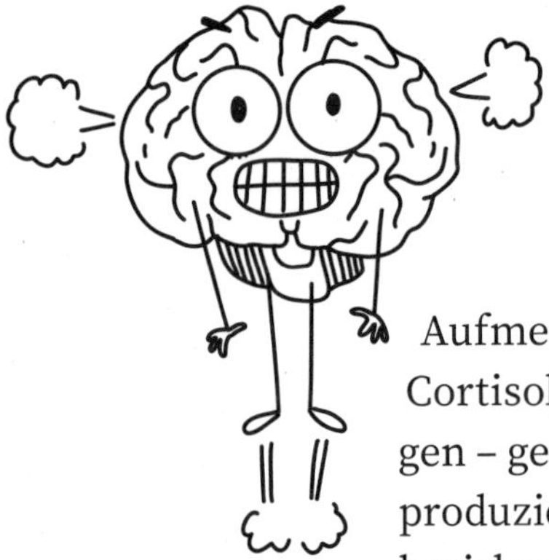

Gehen Sie doch öfter Laufen und weniger oft in die Luft.

Aufmerksamkeit und Wachheit im Kopf. Cortisol wird zwar in den unteren Etagen – genauer gesagt in den Nebennieren – produziert, kommt aber über den Blutkreislauf bis ins Köpfchen. Und auch wenn Cortisol cool ist, ist es nicht gut, wenn wir es dauerhaft im Katastrophenmodus durch unseren Körper jagen, nur weil wir mal wieder Stress mit dem einen Arbeitskollegen haben, der hinterrücks blöd über und vorn herum passiv-aggressiv mit uns redet. Ein übermüdeter Katastrophenbeauftragter sorgt nämlich selbst für Katastrophen im Körper wie Bluthochdruck, geschwächtes Immunsystem und Gewichtszunahme.

> „Das Gegentor fiel zum psychologisch ungünstigsten Zeitpunkt. Aber man muss an dieser Stelle auch einmal die Frage stellen, ob es Gegentore gibt, die zu einem psychologisch günstigen Zeitpunkt fallen."
>
> Ehemaliger Bundesligatrainer Christoph Daum

Jetzt können Sie zwar Ihren Arbeitskollegen nicht dorthin schicken, wo der Pfeffer wächst, Ihren Katastrophenbeauftragten aber ab und zu mal ein bisschen in den Urlaub. Und zwar mit Bewegung. Das ist Wellness für ihn! Regelmäßige körperliche Aktivität hilft nämlich, den Spiegel von Stresshormonen wie Cortisol zu regulieren. Das hat unter anderem mit den Endorphinen zu tun, die bei Bewegung ausgeschüttet werden und den Katastrophenbeauftragten beruhigen. Außerdem fördert Bewegung die Ausschüttung anderer Neurotransmitter wie Dopamin, Serotonin und Noradrenalin, die alle eine Rolle bei der Regulierung der Stimmung und der Reduktion von Stress spielen. Zudem schläft man auch besser, nachdem man die Flusspromenade entlangspaziert ist und nicht nur vor dem Fernseher abgehangen hat, und gibt damit wiederum dem Katastrophenbeauftragten Zeit zum Ausruhen. Mehr zu Stress und Cortisol gibt es im Kapitel „Ich bleibe gechillt, bis es mich killt“.

Welche Bewegung ist gut für das Gedächtnis?

Tennis, Wandern, Eisstockschießen, Spazierengehen, Gewichtheben oder Tanzen? Welche Bewegung ist denn nun am besten fürs Köpfchen? Die gute Nachricht ist: Es ist so ziemlich egal, wie Sie sich bewegen, wichtig ist, *dass* Sie sich bewegen. Und zwar regelmäßig und gern. Allerdings ist es tatsächlich so, dass die Zellen Ihres Körpers auf unterschiedliche Arten von Bewegung unterschiedlich reagieren. Je nachdem, ob Sie beispielsweise kurz mal einen schnellen Sprint hinlegen oder gemächlich eine längere Runde traben, antworten unterschiedliche Zellen auf unterschiedliche Art und Weise – was wiederum unterschiedliche Folgen für Ihren Körper hat. Mal wachsen die Synapsen, mal wachsen die Neurone, mal wird IGF-1 ausgeschüttet, mal werden Stresshormone reduziert. Je nachdem, welche Mechanismen wir mit unseren Bewegungen auslösen, ändern sich unsere Zellen. Grob unterscheiden wir dabei zwischen der „aeroben" und der „anaeroben" körperlichen Aktivität.

Zunächst zur „aeroben" körperlichen Aktivität, die ist nämlich besonders gut fürs Köpfchen! Und zwar, weil sie über einen längeren Zeitraum gemacht wird und ein mittleres bis niedriges Intensitätslevel hat. „Aerob" kommt übrigens aus dem Griechischen und bedeutet „mit Luft" und das passt, weil bei der aeroben körperlichen Betätigung geht uns die Luft nicht aus: Der Körper erhält bei dieser Art der Bewegung genügend Sauerstoff, um die Muskeln mit Energie zu versorgen. Übersetzt heißt das: Wir klappen am Ende nicht mit brennender Lunge zusammen, sondern kommen halbwegs elegant, wenngleich angestrengt über die Ziellinie. Im Prinzip ist alles, was uns zwar fordert, unseren Körper aber nicht überfordert, aerobe Betätigung. Keine Sorge, Sie müssen jetzt keinen *Personal Trainer* engagieren, der für Sie analysiert, ob Sie aerob oder anaerob Ihre Joggingstrecke entlangschnaufen – das können Sie auch ohne Studium der Sportwissenschaften ganz einfach selbst mit dem „Talk-Test" feststellen: Wenn Sie während des Joggings zwar schnaufen müssen, sich aber noch unterhalten können (oder es theoretisch mit einem unsichtbaren Mitläufer noch könnten), dann haben Sie ein perfektes aerobes Intensitätslevel erreicht! Egal, ob Sie laufen, schwimmen, gehen, wandern, radeln oder eine andere Sportart betreiben – wenn Sie noch genug Puste haben, um einem vorhandenen oder unsichtbaren Freund zu erzählen, dass Sie neulich in einem Buch vom Unterschied zwischen aerober und anaerober Aktivität gelesen haben, dann sind Sie aerob unterwegs!

Regelmäßige aerobe Bewegung ist Nervensport, weil die Durchblutung im Gehirn angeregt, der Wachstumsfaktor BDNF freigesetzt und Stresshormone reduziert werden. Außerdem konnte gezeigt werden, dass aerobes Fitnesstraining bei älteren Menschen das Gehirnvolumen erhöht, während beispielsweise Stretching die Gehirnmasse eher nicht streckt.[43] Was jetzt nicht heißen will, dass Stretching sinnlos ist. Denn selbst wenn es keine direkte Auswirkung auf das Gehirn hat, tragen eine gesunde Flexibilität und ein gutes Körpergefühl dazu bei, dass sich beim Laufen Ihre Achillessehne nicht plötzlich schnalzend von Ihrem Fersenbein verabschiedet und Sie die aeroben (und anaeroben) Sportarten überhaupt erst gut und sicher durchführen können. Stretching sollte also ein fixer Bestandteil des Fitnessprogramms sein, weil es den Bewegungsumfang und die Flexibilität erhöht, es ist allerdings ein Mythos, dass Dehnungsübungen vor oder nach dem Sport einen Muskelkater verringern.[44]

> „Meine mentale Herangehensweise ist, nicht darüber nachzudenken. Ich habe einfach keine Ahnung, was ich tue."
>
> Profitennisspieler Goran Ivanišević

Wenn Sie nicht nur Bauch, Beine, Po sondern auch Ihr Seepferdchen im Oberstübchen in Form halten wollen, dann sollten Sie sich regelmäßig aerob durchs Leben bewegen. In Studien konnte nämlich gezeigt werden, dass kontinuierliches aerobes Training die Neurogenese im Hippocampus signifikant erhöht, während beim „anaeroben" Krafttraining (dazu kommen wir gleich) dieser Effekt nicht ganz so deutlich war.[45] Beliebte aerobe Sportarten sind beispielsweise Joggen, Laufen, Schwimmen, Radfahren, Tanzen oder zügiges Gehen. Aerobe Aktivität hat außerdem den Vorteil, dass sie das angenehme Zeug aus Ihren Zellen kitzelt, nämlich die körpereigenen opioiden Neurotransmitter. Vorausgesetzt natürlich, dass Sie sich nicht gleich überfordern und Spaß an der Aktivität haben. (Was wiederum einfach klingt, aber gar nicht so einfach ist, wie wir im nächsten Kapitel sehen!) Und wenn wirklich mal alles stimmt – die aerobe Intensität, Ihre psychologische Verfassung und Ihr biochemisches Profil –, dann erleben Sie vielleicht sogar das „Runner's High", zu Deutsch „Läuferhoch". Das ist das euphorische Glücksgefühl, das eintritt, wenn Sie sich so lange durchbeißen, bis sie irgendwann schmerzfrei und fröhlich das Gefühl haben, dass Sie jetzt ewig weiterlaufen könnten.

> „Lauf, Forrest, lauf!"
>
> Er hatte bestimmt ein Runner's High: Forrest Gump.

Neben der aeroben Aktivität gibt es dann auch noch die „anaerobe" körperliche Aktivität, und das ist jene, bei der Sie mit hoher Intensität kürzer trainieren. „Anaerob" kommt ebenso aus dem Griechischen und bedeutet „ohne Luft", und auch hier ist der Name wieder Programm: Anaerobes Training erkennen Sie nämlich

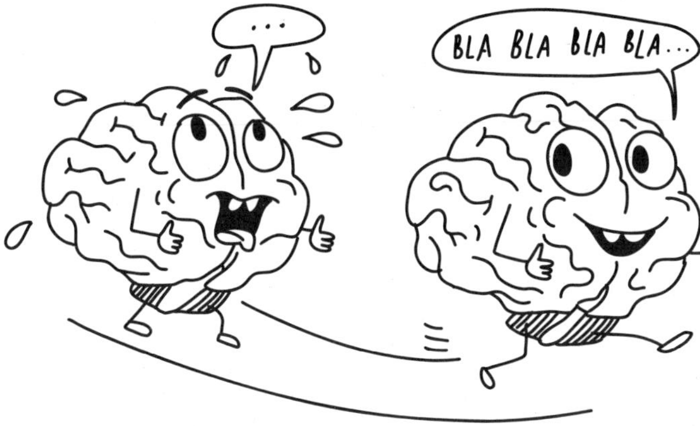

Was den einen aerob ist, kann für den anderen schon anaerob sein …

daran, dass Sie sich mit niemandem unterhalten und relativ bald nur noch japsen können. Das wiederum liegt daran, dass wir mit anaeroben Aktivitäten unseren Körper in eine Sauerstoffschuld bringen, weil wir über unsere Lunge und den Blutkreislauf nicht so schnell so viel Sauerstoff einatmen und verteilen können, wie unsere Zellen aufgrund der Belastungsintensität eigentlich bräuchten. Aber auch wenn es sich vielleicht nicht so anfühlt, hat das anaerobe Training positive Auswirkungen auf das Gehirn. Die Mechanismen sind dabei etwas andere als bei aeroben Aktivitäten, stimmen aber teilweise mit ihnen überein. Es ist das anaerobe Training, das besonders den „insulinähnlichen Wachstumsfaktor“ erhöht, der wiederum toll für die Bildung neuer Synapsen ist. Einige Befunde zeigen, dass aber auch mit der anaeroben Arbeit BDNF ausgeschüttet werden kann, und insgesamt wurde nachgewiesen, dass auch Krafttraining kognitive Funktionen verbessern kann. Vor allem aber lässt anaerobe körperliche Aktivität die Muckis wachsen. Das ist nachvollziehbar, wenn man sich anschaut, was typische anaerobe Sportarten sind: hochintensives Intervalltraining, Sprinten, Gewichtheben, Sprungübungen und insgesamt alle Sportarten mit kurzen, intensiven Belastungen wie beispielsweise Fußball oder Basketball.

> „Wir müssen jetzt die Köpfe hochkrempeln – und die Ärmel auch."
>
> Profifußballer Lukas Podolski

Und nun zurück zur Gretchenfrage: Und was ist am besten fürs Gehirn? Am besten ist es, wenn Sie beide Arten von Aktivitäten kombinieren! Denn es braucht unterschiedliche Signale und Bedingungen, um in den Zellen möglichst vielfältige positive Mechanismen zu stimulieren. Das breite Spektrum an zelleigenen Aufbaumechanismen deckt man am besten mit einer guten Mischung aus aeroben und anaeroben Aktivitäten ab.

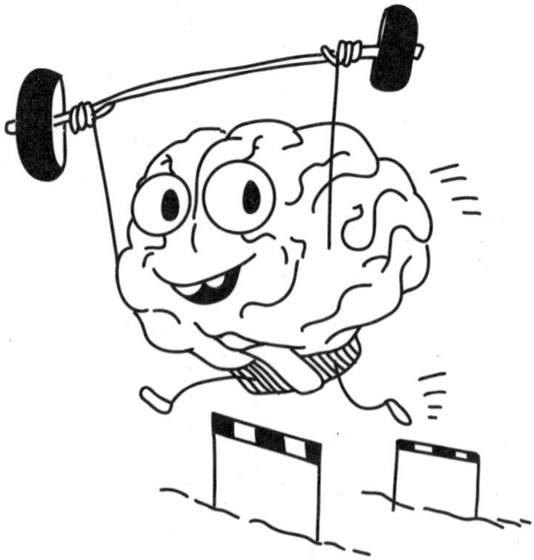

Als Faustregel gilt dabei: Viel und regelmäßige aerobe Bewegung und ab und zu ein bisschen anaerobes Auspowern. Das bleibt bis auf Weiteres eine der effektivsten, kostengünstigsten und wichtigsten Strategien, um die Gesundheit des Gehirns zu erhalten. Es wäre also wirklich smart, wenn man sich um Bewegung bemüht, bis man unterm Rasen liegt.

#Tipp: Wie viel Bewegung braucht mein Gehirn?

Bewegung trainiert das Gehirn. Eine gute Mischung aus aerober und anaerober Betätigung ist der Schlüssel zu einem smarten Köpfchen. Die WHO empfiehlt in ihrer neuen Leitlinie aus dem Jahr 2020 für Erwachsene[46]

… mindestens 150–300 Minuten moderate aerobe Bewegung pro Woche oder 75–150 Minuten, wenn die aerobe Bewegung etwas fordernder ist. Konkret bedeutet das, …

- dass Sie beispielsweise fünfmal pro Woche 30–60 Minuten in zügigem Tempo spazieren gehen. Wenn Ihnen Gehen zu langsam geht, können Sie auch …
- dreimal pro Woche 45–60 Minuten mit dem Rad fahren. Wenn Sie Probleme mit den Gelenken haben, können Sie hingegen …
- zwei- bis dreimal pro Woche 30–45 Minuten schwimmen gehen. Wenn Sie nichts davon mögen, dann können Sie einfach ebenso häufig und lange zu Ihrer Lieblingsmusik im Wohnzimmer tanzen. Und wenn Ihnen selbst das nicht zusagt, dann überlegen Sie mal, was Sie gerne tun und regelmäßig machen könnten.

Wandern? Rudern? Kickboxen? Inline-Skating? Hula-Hoop? Langlaufen? Bogenschießen?

... **anaerobes Krafttraining** in Ergänzung zur aeroben Betätigung. Es wäre super, wenn Sie **zweimal pro Woche** kräftigende Übungen für alle größeren Muskelgruppen machen würden. Konkret bedeutet das, ...

- dass Sie beispielsweise zweimal pro Woche ein Krafttraining mit Gewichten oder Widerstandsbändern durchführen. Wenn Sie lieber etwas ohne Geräte machen wollen, dann können Sie sich ...
- beispielsweise zweimal pro Woche Zeit für ein paar Kniebeugen, Ausfallschritte, seitliches Beinheben, Liegestützen, Crunches oder Planks nehmen. Gut ist, wenn Sie für alle Muskelgruppen etwas machen. Sind Sie ratlos, wie so ein Training auszusehen hat, können Sie sich aus den vielen YouTube-Videos, die es zu dem Thema gibt, eines aussuchen.

... über **65 Jahren** immer mal wieder ein paar **Gleichgewichtsübungen** zwecks Vorbeugung von Stürzen.

Exkurs: Der Geist ist willig, aber das Fleisch ist schwach? Wie man sich gesundes Verhalten angewöhnt

Jaja, das wissen wir aber alles schon und machen es trotzdem nicht. Wir wissen, dass wir uns mehr bewegen und weniger rauchen sollten, wir wissen, dass wir uns weniger von der Sahnetorte nehmen und nicht stundenlang aufs Handy starren sollten. Längst schon wissen wir das! Aber wir faulenzen, wir rauchen, wir mampfen, wir scrollen trotzdem weiter. Wider besseres Wissen und Gewissen. Und obwohl man doch eigentlich auch ganz allein die Kontrolle über das eigene Verhalten hätte und durch Selbstregulation gezielt verändern könnte. Was in der Theorie simpel klingt, ist in der Praxis oft verblüffend verzwickt. Denn tatsächlich fällt uns kaum etwas so schwer, wie unser Verhalten zu ändern. Woran liegt das bloß?

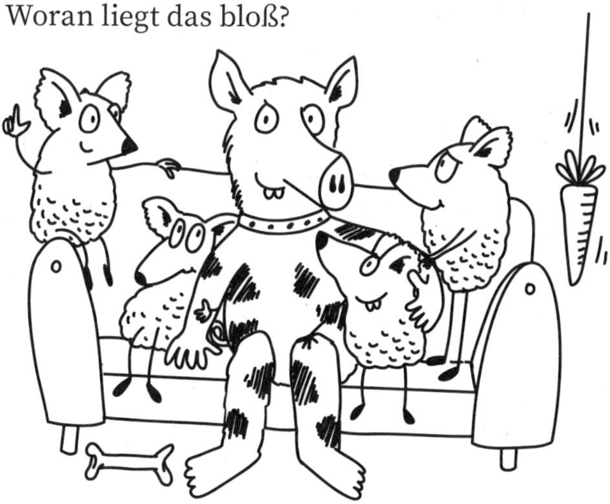

An ihnen liegt's: Der innere Schweinehund chillt mit seinen Tierchen auf der Couch und wir kommen nicht hoch.

„Keeping behavior changes long enough to experience the benefits is incredibly hard."*

Sagt Donald Edmondson, Direktor des Zentrums für Verhaltenskardiovaskuläre Gesundheit am Columbia University Irving Medical Center – und wir müssen ihm da leider alle recht geben.

Das Gegenwartstierchen in uns

Das liegt mal wieder an unserem Gehirn und seinem Faible für die Unmittelbarkeit. Sprich: Zwischen jetzt gleich eine Schokobanane auf der Couch verdrücken oder in zwanzig Jahren noch im Dauerlauf auf die Zugspitze rennen können, nimmt unser Gehirn gern die Banane. „Zeitliche Diskontierung" nennt man das Phänomen, dass unser Köpfchen oft kleinere sofortige Belohnungen größeren verzögerten Belohnungen vorzieht. Rein evolutionstechnisch macht es auch durchaus Sinn! Lieber die Banane in der Hand als die Taube auf dem Dach, denkt sich unser Hirn, seit es in Höhlen gelebt hat, wo das Leben hart und die Bananen begrenzt waren. Sofort verfügbare Ressourcen zu verputzen, brachte einen direkten Überlebensvorteil, während langfristige Belohnungen unsicher und schwer vorhersehbar waren. Es war also dereinst durchaus smart, Entscheidungen zugunsten sofortiger Belohnungen zu treffen, um das Überleben zu sichern. Inzwischen ist die erfolgreichere Strategie aber zumeist, sich für die langfristige Belohnung zu entscheiden. Weil unser Hirn

* Zu Deutsch: Verhaltensänderungen lange genug beizubehalten, um die Vorteile zu erleben, ist unglaublich schwierig.

aber gern auch mal träge an ehemals sinnvollen Verhaltensweisen festhält, geben wir oft den in der Zukunft liegenden Belohnungen noch immer einen „Diskont" und werten sie ab.

Und diese zeitliche Diskontierung beeinflusst unser Entscheidungsverhalten – nicht nur, aber auch in Bezug auf Gesundheitsentscheidungen. Denn es ist ja blöderweise nicht nur so, dass sich die positiven Auswirkungen eines sinnvollen Gesundheitsverhalten meist erst langfristig bemerkbar machen, es ist ja meist auch so, dass weniger smarte Gesundheitsentscheidungen meist keine sofortigen Nachteile mit sich bringen und wir die Konsequenzen in der Regel erst (wenn überhaupt) viel später bemerken. Vor allem aber glauben die meisten von uns, dass es für sie sowieso keine negativen Konsequenzen geben wird! Der Raucher am Nebentisch könnte möglicherweise schon ein Lungenproblem bekommen, aber wir doch nicht! Der Arbeitskollege fährt nach den Feierabendbierchen vielleicht schon mal gegen einen Baum, aber wir doch nicht! Den Herzinfarkt, den Schlaganfall, die Chlamydien kriegen andere, aber wir doch nicht. Dass wir in Bezug auf uns selbst einen unrealistischen Optimismus haben, sorgt zwar für gute Stimmung im Auto, bis man gegen den Baum fährt, erschwert es uns aber auch, Verhaltensweisen zu ändern. Forscher nennen dieses Phänomen übrigens „optimistischen Bias".

Unser Dilemma ist also: Kurzfristig haben wir wenig Gutes davon, wenn wir jetzt noch eine Runde um den Block gehen, und langfristig glauben wir, auch nichts Schlechtes davonzutragen, wenn wir jetzt einfach auf dem Sofa sitzen bleiben. Es gibt zwar natürlich auch Entscheidungen, deren negative Konsequenzen wir sofort zu spüren bekommen – wenn wir beispielsweise beim ungesicherten Dachdecken vom Haus fallen oder es nach dem ungeschützten Geschlechtsverkehr überall juckt –, aber sämtliche Lebensstiländerungen, die gegen chronische Erkrankungen und auch Gedächtnisstörungen wirken, haben in der Regel keinen Knall-auf-Fall-Effekt. Da denkt sich so ein menschliches Hirn dann gern mal: Warum sollte ich?

„Heute haben wir uns gut aus der Atmosphäre gezogen."

Ehemaliger Bundestrainer der österreichischen Nationalelf Herbert Prohaska

Und zwar denkt es sich das immer dann, wenn das Ergebnis der kurzfristigen und langfristigen Kosten-Nutzen-Rechnung zugunsten der kurzfristigen Schokolade ausfällt. Und wenn Sie nun so ein Mensch mit der Neigung sind, verzögerte Belohnungen abzuwerten, dann wird es Ihnen schwererfallen, Ihr Gesundheitsverhalten zu ändern. Unmöglich ist es aber keinesfalls! Viele Studien konnten inzwischen nämlich zeigen, dass die zeitliche Diskontierung stark kontextabhängig und veränderbar ist. Der innere Schweinehund lässt sich nach aktueller Studienlage relativ gut mit engagiertem „episodischen Zukunftsdenken" und Akzeptanz- und Achtsamkeitstrainings dressieren.[47] Konkret bedeutet das, dass man sich lebhaft vorstellt, wie gut das Leben in Zukunft aussieht, wenn man jetzt die paar Runden um den Block dreht – auch wenn Traube-Nuss drinnen verlockender als das trübe Nass draußen scheint. Sich im-

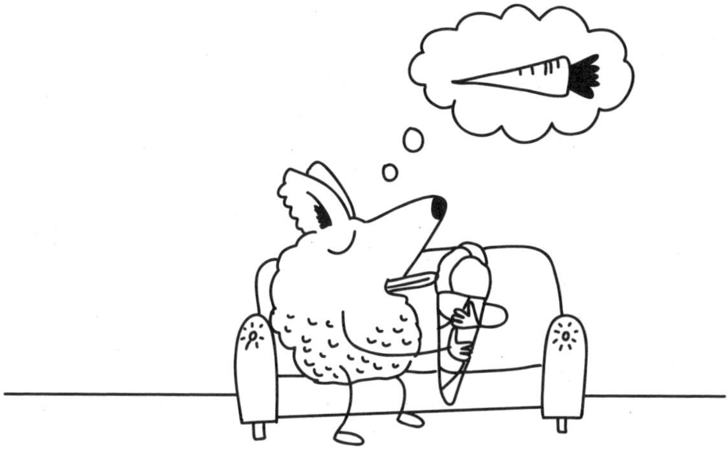

mer wieder konkret ein Leben ohne Herzschrittmacher und beim Spielen mit den Enkeln, beim Tennismatch mit dem Arbeitskollegen oder in den neuen Jeans mit dem neuen Date vorzustellen, senkt die Diskontierungsrate und erhöht die Wertschätzung langfristiger Belohnung.

Das mit den Schokobananen, sagt die Studienlage außerdem, kriegen wir besser in den Griff, wenn wir unsere Impulsivität reduzieren und – das hat Ihnen Ihr Therapeut bestimmt auch schon mal gesagt – unangenehme Gefühle und Verlangen „akzeptieren, aber nicht sofort handeln“. Weil man das am besten schafft, indem man eine Pause zwischen Impuls und Handlung bringt, ist Achtsamkeitstraining hilfreich, um kurzfristigen Gelüsten nicht nachzugeben und sich dafür langfristige Gesundheitsziele bewusst zu machen. Es spricht ja wirklich in den allermeisten Fällen sehr viel mehr für die Laufschuhe als für die Schokobanane. (Die natürlich auch ab und zu sein darf.)

#Tipp: Wie dressieren wir das Tierchen?

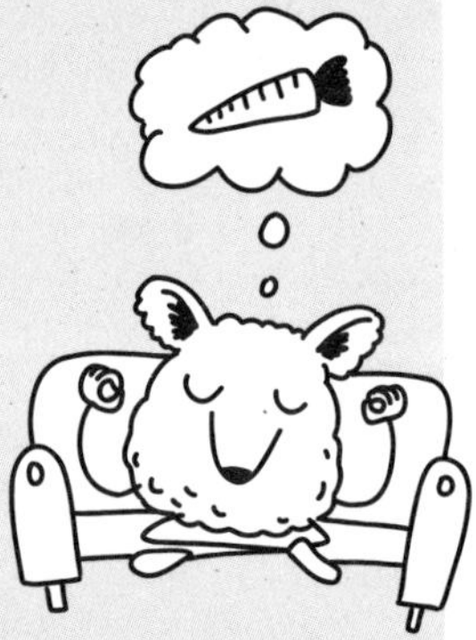

Indem wir

... die Zukunft vorausdenken und uns den Wert langfristiger Belohnung mit konkreten Szenarien deutlich vor Augen führen. Tagträumen ist angesagt!

... Achtsamkeitsübungen machen, uns selbst beobachten, klare Ziele definieren, Pläne erstellen sowie zwischen Impuls (Schokobanane essen und uns auf die Couch werfen) und Handlung eine kurze Reflexionspause bringen, in der man sich an die langfristigen Ziele erinnert.

Das Gewohnheitstierchen in uns

Unser Gehirn hat nicht nur eine besondere Affinität für die unmittelbare Gegenwart, sondern auch ein Faible für Gewohnheiten (wie wir seit Kapitel „Wir sind Hirn“ wissen). Es verwandelt möglichst viele Verhaltensweisen in Routinen, die es dann beibehalten will, um Energie zu sparen. Als „Verhaltensträgheit“ bezeichnet man die Tendenz unseres Hirns, auf bestehende Verhaltensweisen zurückzugreifen, selbst wenn diese eigentlich nicht ganz so optimal sind oder den eigenen Zielen inzwischen vielleicht sogar widersprechen. Wir stellen fest: Unser Gehirn ist ein bisschen faul und mag lieber die vorhandenen neuronalen Autobahnen benutzen, anstatt ständig wieder neue zu bauen. Das ist zwar einerseits effizient, andererseits aber auch blöd, weil wir jetzt nur noch schwer von der Couch hochkommen, auf der wir schon seit Jahren sitzen. Doch wenn man besonders smart ist, kann man aus der Not eine Tugend machen und genau diese Routineaffinität des Gehirns auch für den täglichen Sonnengruß nutzen! Das erfordert zwar, dass Sie zunächst einige Ihrer Nervenzellen umprogrammieren, ist danach aber sozusagen ein Selbstläufer!

Wie lange Sie sich mit Ihrem inneren Schweinehund prügeln müssen, bevor er sich nicht mehr meldet, wenn

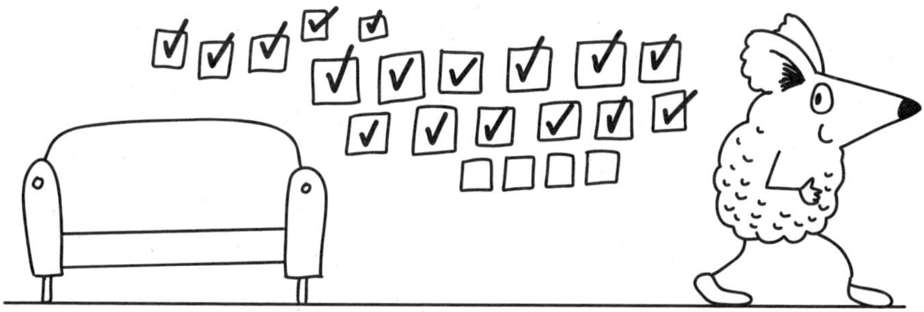

Sie sich die Laufschuhe anziehen, kann Ihnen zwar niemand so genau sagen, aber im Durchschnitt sind es 66 Tage, bis eine neue Tätigkeit zur Gewohnheit wird.[48] Das wurde zumindest in einer Studie nachgewiesen, wobei man allerdings sagen muss, dass die Spanne von 18 bis 254 Tagen reichte – abhängig vom Menschen und von der Komplexität der Tätigkeit. Aber hey, das ist doch ein überschaubarer Zeitraum! Statistisch gesehen dauert es im Schnitt also realistischerweise um die zwei Monate, bis etwas zur Gewohnheit wird. Zwei Monate durchbeißen sind doch recht wenig, wenn man dafür die nächsten zwanzig Jahre nicht mehr jedes Mal mit dem inneren Schweinehund verhandeln muss!

> Menschen, die bereits in ihrer Kindheit Sport gemacht haben, profitieren noch als Erwachsene vom kindlichen Kicken auf dem Dorffußballplatz und vom pubertären Plié an der Ballettstange. Körperlich aktive Kinder werden sozusagen mit einem Gewohnheitsvorschuss ausgestattet und neigen dann eher dazu, auch im Erwachsenenalter einen aktiven Lebensstil beizubehalten. Sportliche Kinder haben außerdem bessere kognitive Fähigkeiten, ein gesenktes Risiko für Herz-Kreislauf-Erkrankungen und Depressionen und oft ein sehr gutes Selbstwertgefühl. Wenn das mal nicht Kompetenzen sind, in die das Bildungssystem investieren sollte! Aber wenn Sie kein sportliches Kind waren, weil es im Dorf keine Fußballmannschaft gab und das Geld für Ballettstunden nicht ausreichte, grämen Sie sich nicht! Denn es ist nie zu spät, sich die ersten Laufschuhe zu kaufen! Und egal, wann Sie mit dem Sport beginnen – in Ihrem Kopf und dem Rest vom Körper werden bei körperlicher Betätigung in jedem Alter gesunde Reaktionen ausgelöst.

Damit Sie eine gesunde Gewohnheit leichter in Ihr Gehirn einprogrammieren können, können Sie Ihr Gewohnheitstierchen mit drei Dingen austricksen: Suchen Sie sich etwas Machbares aus (wie Kniebeugen oder eine Runde um den Block laufen), integrieren Sie es in Ihren Alltag und tun Sie es immer zur gleichen Zeit unter ähnlichen Bedingungen. Sie könnten beispielsweise jeden Tag nach dem Zähneputzen zehn Kniebeugen machen oder jeden Morgen nach dem Kaffee drei Runden um den Block gehen. Immer, wenn Sie die Zahnbürste zurückgestellt haben, machen Sie Ihre Kniebeugen. Das ist erst seltsam, und Sie müssen immer gut daran denken, es überhaupt zu tun, aber irgendwann wird Ihnen auffallen, dass Sie gar nicht mehr an die Kniebeugen, sondern an den Einkauf gedacht haben, während Sie automatisch Ihre inzwischen dreißig Kniebeugen durchgeführt haben. Dann haben Sie sich wirklich eine Schokobanane verdient,* weil – Gratulation! – Sie haben sich eine Gewohnheit in Ihrem Gehirn wachsen lassen!

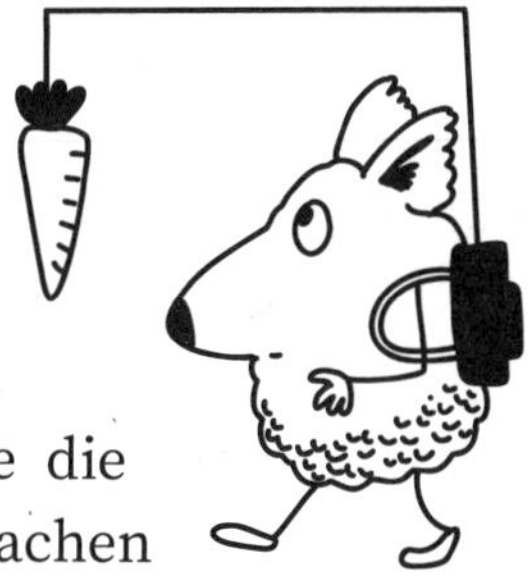

#Tipp: Wie dressieren wir das Tierchen?

Indem wir

... sein Faible für Gewohnheiten nutzen und langsam, langsam kleine gesunde Gewohnheiten in unseren Alltag integrieren.

... diese kleinen Gewohnheiten immer zu einer bestimmten Zeit und am gleichen Ort machen.

... die kleinen Gewohnheiten zunächst ganz häufig machen, weil nur in der Wiederholung die Kraft liegt und nur durch häufiges Wiederholen eine Tätigkeit zur Gewohnheit wird.

* ... aber bitte nicht direkt nach dem Zähneputzen verputzen.

... den Überblick bewahren und uns bewusst um unsere körperliche Fitness kümmern. Sie können im Kalender ein Kreuzchen machen, wenn Sie Sport gemacht haben, oder mithilfe von smarten Geräten und Apps Ihre Schritte zählen und Ihre Fitness im Auge behalten.

Das Gewinnertierchen in uns

Unser Gehirn ist eitel. Will alles richtig machen, will alles recht machen, will von allen geliebt werden. Findet Fehler blöd, möchte sie nicht machen und schämt sich. Findet scheitern blöd, möchte nicht scheitern und schämt sich. Deswegen ist es ratsam, das Gewinnertierchen im Oberstübchen immer mal wieder erfolgreich sein zu lassen. Das gelingt, indem man seine Ziele so setzt, dass sie erreichbar sind: Es muss nicht gleich ein Marathon sein, es reicht auch erstmal nur ein täglicher Spaziergang. Oder die kleine Joggingrunde. Oder zehn Kniebeugen. Oder fünf Liegestütze. Kleinere Schritte machen den Erfolg größer. Und häufiger! Gönnen Sie Ihrem Gehirn das! Wenn es nämlich „Mastery Experiences" macht, also den Eindruck bekommt, etwas gut hingekriegt zu haben, wird es eher dranbleiben und das Gefühl kriegen: „Yes, I can!"

Dieses „Yes, I can!"-Gefühl nennen Wissenschaftler gern „Selbstwirksamkeit", und die wiederum ist entscheidend dafür, dass wir an einer neuen Tätigkeit dranbleiben.[49] Umgekehrt ist regelmäßige Bewegung auch wichtig für die Selbstwirksamkeit, das beeinflusst

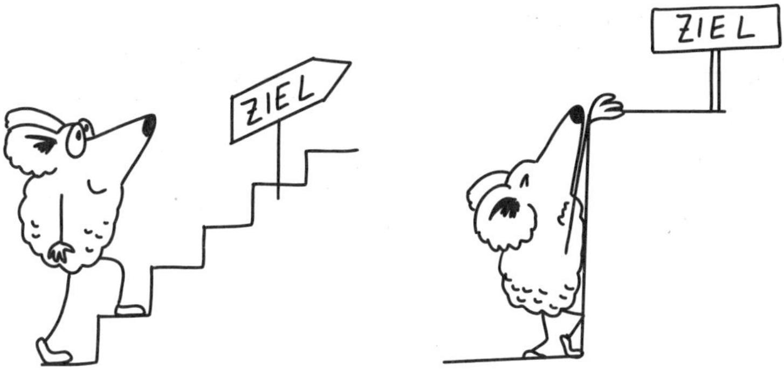

sich also gegenseitig: Proportional zur körperlichen Aktivität, die wir gut bewältigen, steigt auch die eigene Selbstwirksamkeit. Man wächst also tatsächlich an seinen Herausforderungen, vorausgesetzt, man scheitert nicht schon auf den ersten Metern an zu hohen Anforderungen! Starten wir heute mit einem Halbmarathon, der sich mehr nach Überlebenskampf als nach Joggingrunde anfühlt, wird unser smartes Gehirn unseren Beinen morgen Abend tausend Ausreden auftischen, warum wir es besser erst gar nicht mehr versuchen.

> Je größer die Herausforderung, desto kleiner die Schritte, mit denen wir uns auf den Weg machen.
>
> Klingt nach Konfuzius, ist aber eine Binsenweisheit aus der Präventivmedizin.

Während wir die ersten Walzerschritte, Schwimmlängen und Joggingrunden drehen, ist es außerdem ratsam, unser Gewinnertierchen nicht nach links und rechts schauen zu lassen: Denn vergleichen ist immer eine gute Möglichkeit, es mit Selbstzweifeln zu füttern. Und Selbstzweifel sind bekanntlich ein guter Weg in die schlechte Laune, und die schlechte Laune greift lieber zur Schokolade als zur Turnmatte. Vergleichen Sie deshalb Ihre sportliche Leistung nicht mit der von anderen, sondern schauen Sie auf Ihre eigenen Fortschritte! Zehn Kniebeugen sind mehr als keine. Zwanzig mehr als zehn. Schau an, jetzt schaffen Sie schon dreißig!

> Die Wiederholung von Handlungen kann an sich belohnend sein, da sie ein Gefühl von Leichtigkeit, Geläufigkeit und reduziertem mentalen Aufwand vermittelt. Schon allein das kann dazu führen, dass wir beginnen, unsere Gewohnheiten zu genießen.

Bleiben wir dran, wachsen nicht nur Muckis und Synapsen, sondern auch unsere Selbstwirksamkeit nimmt zu: Denn jeder kleine Fortschritt zeigt uns, dass wir es tatsächlich können. Weil das mit den Belohnungen insgesamt immer gut funktioniert, sollten wir uns dann auch liebevoll selbst belohnen, wenn wir unsere kleinen Ziele erreicht haben. Ein entspanntes Bad, ein gutes Buch, ein Treffen mit Freunden nach der Joggingrunde – positive Verstärkung ist hirntechnisch eine gute Idee, weil es die guten Gefühle, die Ihr Gehirn mit der neuen Gewohnheit verbindet, verstärkt. Und damit auch die Wahrscheinlichkeit, dass Sie übermorgen noch machen, was Sie heute gern beginnen würden.

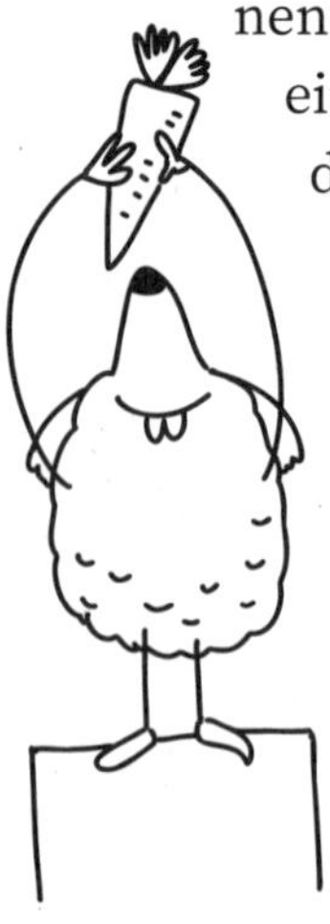

#Tipp: Wie dressieren wir das Tierchen?

Indem wir

... uns realistische Ziele setzen und es mit Leckerlis in Form von kleinen Erfolgserlebnissen füttern.

... uns nicht an anderen Menschen, sondern nur an uns selbst messen.

... uns selbst für kleine Erfolge loben und belohnen.

Der Spaßvogel in uns

Jahrelang muss man Paulchen sagen, dass er sich die Zähne putzen soll, ihn aber nie daran erinnern, dass er montags Judo hat. Mit Klärchen muss man wiederum stundenlang diskutieren, damit sie sich zwanzig Minuten hinters Klavier klemmt, sie aber nie zweimal darum bitten, dass sie etwas für einen zeichnet. Wer schon mal versucht hat, aus einer langweiligen Tätigkeit ein Hobby zu machen, der weiß: Das ist ein dickes Brett. Zähneputzen nervt, Judo macht Spaß. Den anderen wiederum nervt Judo, dafür macht ihm Klavierspielen Spaß. Und was Spaß macht, macht man gerne. Das wiederum liegt am Spaßvogel im Oberstübchen, der bei positiven Erlebnissen das „Belohnungssystem" aktiviert, was mit einer Ausschüttung an angenehmen Neurotransmittern einhergeht. Das Belohnungssystem im Gehirn ist ein komplexes Netzwerk aus verschiedenen Strukturen und Neurotransmittern, die gemeinsam dafür sorgen, dass wir positive Erlebnisse als angenehm empfinden und motiviert werden, solche Erlebnisse zu

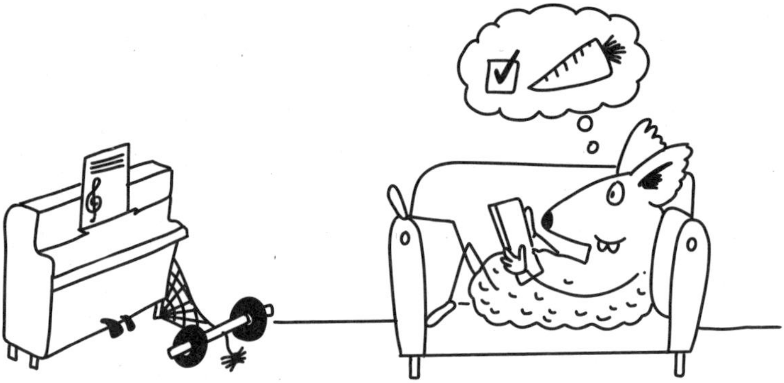

wiederholen. Und das ist bei jedem unterschiedlich. Bei der einen schlägt das Belohnungssystem vor dem Klavier, bei dem anderen auf der Judomatte an. Jedem von uns liegt etwas anderes, allen Dingen gemeinsam ist aber, dass sie in unserem Köpfchen das gleiche Belohnungssystem aktivieren. Einer der Neurotransmitter, der dabei ausgeschüttet wird, ist Dopamin.

Entdeckt wurde das Belohnungssystem 1954, und zwar zufällig von den Wissenschaftlern James Olds und Peter Milner: Man experimentierte mit Ratten und pflanzte einem Tierchen aus Versehen eine Elektrode, die auf Knopfdruck elektrische Ströme abgab, ins falsche Hirngebiet. Die Ratte fand das Versehen voll super und versuchte Olds und Milner mit ihrem Verhalten zu signalisieren, man möge ihr bitte weitere Stromschläge versetzen. Olds und Milner bemerkten die bettelnde Ratte, die immer wieder an den Ort der Stromschläge zurückkehrte, um noch ein paar Stimuli abzuholen, und bauten einen Käfig, in denen die Tierchen selbstständig einen Hebel drücken konnten. Wurde der Hebel gedrückt, gab's einen kleinen Stromimpuls. Das war wie Weihnachten und Geburtstag zusammen für die

Ratten, denn die begannen, den Glückshebel bis zur Erschöpfung zu drücken – selbst angebotenes Futter ließen sie links liegen. Manch eine Ratte brach sogar zusammen, weil sie bis zu 2.000 Mal pro Stunde auf den Hebel haute und komplett auf das Essen und Trinken vergaß.[50]

Wenn Sie das jetzt dunkel an Ihren Sohn im Teenageralter erinnert, der nur aufs Handy schaut und das Abendessen darüber fast vergisst, dann liegen Sie nicht ganz falsch. Das Belohnungssystem arbeitet bei Jugendlichen nämlich meist intensiv und etwas schräg. Es springt nicht nur auf Likes auf Instagram an, sondern auch auf noch viel absurdere Dinge. Das sieht man dann daran, dass Jugendliche auf fahrenden Zügen rumspringen, sich um die Wette ins Koma saufen, auf Strommasten klettern, Drogen ausprobieren und sonst noch allerhand bemerkenswert schwachsinniges Zeug ausprobieren. Und zwar immer wieder. Und dafür werden die von ihrem Hirn „belohnt"? Ja, eben. Studien konnten nämlich zeigen, dass in der Pubertät besonders viel Dopamin in bestimmten Hirnarealen ausgeschüttet wird und das Gehirn intensiv darauf reagiert, wenn man riskante Handlungen erfolgreich abschließt und den Löffel dabei nicht abgibt. Das motiviert das junge Hirn dazu, nochmal auf einem Zug rumzuspringen, weil es erstens nochmal belohnt werden will und zweitens außerdem eh glaubt, es lebe ewig. Nur selten denkt sich jedoch ein 60-Jähriger, es sei eine hervorragende Idee, mal wieder auf einen Strommast zu klettern, um sich wie der Größte zu fühlen. Das liegt daran, dass sich das Belohnungssystem im Laufe des Lebens wandelt und anders auf riskante Aktionen reagiert. Ein 60-Jähriger, der auf einem Strommast sitzt, fühlt sich nicht mehr wie der Größte der Schule, sondern wie der Dümmste der Welt – sein präfrontaler Kortex reagiert inzwischen nämlich anders auf Dopamin und belohnt ihn (in der Regel) nicht mehr überschwänglich für wahnwitzige Ideen. Neben Veränderungen im Neurotransmittersystem tragen natürlich auch veränderte Prioritäten, ein höheres Verantwortungsgefühl und Verlusterfahrungen zum Absinken der Risikobereitschaft mit dem Alter bei. Die hohe Ausschüttung von Dopamin und die Reaktion des präfrontalen Kortex auf das ganze Dopamin im jugendlichen Gehirn können jedenfalls das mitunter merkwürdig risikobetonte Verhalten von Teenagern erklären.

Aber zurück zur Joggingrunde, die Sie noch immer nicht gemacht haben, weil das Laufen bei Ihnen keinen Glückshebel umlegt. Vielleicht sollten Sie einfach gar nicht joggen gehen! Vielleicht ist das einfach nichts für den Spaßvogel in Ihrem Kopf. Vielleicht mag der lieber Schlamm-Wrestling, Quidditch oder Unterwasser-Hockey? Finden Sie heraus, was Ihnen liegt, denn nur wenn es Ihnen liegt, bleiben Sie dran. Wenn Sie es hingegen über kurz oder mittellang nicht schaffen, Ihr Belohnungssystem mit ins Boot zu holen, dann wird das eher nichts. Studien konnten nämlich zeigen, was einem auch schon irgendwie der gesunde Menschenverstand sagt – dass nämlich die „intrinsische Motivation", also die Motivation, die aus eigenem Interesse und Freude an der Tätigkeit entsteht, entscheidend für das langfristige Engagement ist. Würden wir jetzt hingegen eine „extrinsische Motivation“ für Sie schaffen und Ihnen für jede Joggingrunde ein paar Euro geben, würde das vermutlich auch nur so lange funktionieren, wie der Cash fließt. Sprich: Extrinsische Motivation kann zwar kurzfristig die Häufigkeit eines Verhaltens erhöhen, funktioniert in vielen Fällen aber nur, solange die Belohnung bestehen bleibt. Rollt der Rubel nicht mehr, rennen Sie auch eher nirgends mehr hin. Finden Sie hingegen etwas, das Sie gern tun, haben Sie eine wahren Schatz für Ihren Kopf gefunden.

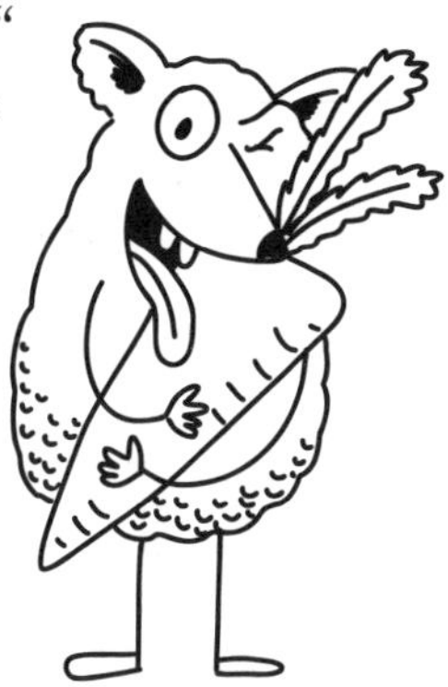

#Tipp: Wie dressieren wir das Tierchen?

Indem wir

... uns etwas suchen, das uns „intrinsisch“ Spaß macht.

... langweilige Aktivitäten mit etwas Angenehmem verknüpfen und damit positive Assoziationen schaffen. Wir könnten zum Beispiel während des Spaziergangs unsere Lieblingsmusik hören.

... den sozialen Spaßvogel in uns bedienen und nicht allein, sondern gemeinsam etwas unternehmen. Vielleicht können wir mit einer Freundin in den Yogakurs gehen oder mit unseren Arbeitskollegen wandern?

Turnen to go

Jetzt, wo wir uns angeschaut haben, wie unser Gehirn zur Bewegung zu bewegen ist, wissen wir auch: Gleich mal mit den 150 bis 300 Minuten Aktivität pro Woche zu starten, könnte schwierig werden. Wir müssen aber weder damit starten noch zweihundert Euro in Ausrüstung stecken, bevor wir mit ein paar Kniebeugen loslegen können. Und wir wissen auch: Kann nicht, gibt's nicht. Egal ob Hüftprothese, Übergewicht, voller Terminkalender, drei Kinder in Kita, Kindergarten und Vorschule oder einfach keine Lust und mal wieder schlecht geschlafen – wir alle haben trotz unserer Einschränkungen immer einen individuellen Bewegungsradius, den wir unbedingt ausnutzen sollten. Ist es nicht die Joggingrunde, dann ist es eben der Spaziergang! Ist es nicht der Spaziergang, ist es Schlittschuhlaufen! Und ist es nichts davon und keine zehn Pferde werden Sie je dazu bringen, Schlittschuhe anzuziehen oder eine Yogamatte auszurollen, dann machen Sie einfach das, was Sie immer machen – aber in sportlich!

> „Konzepte sind Kokolores."
>
> Ehemaliger Bundestrainer Erich Ribbeck

Alltagstaugliche Übungen in die Routine einzubauen, ist simpel und smart, weil jeder Schritt zählt und weil Sie sich kleine Angewohnheiten anerziehen, die große Wunder wirken können. Es sind nämlich die kleinen, regelmäßigen Anstrengungen, die langfristig einen Unterschied machen. Deswegen gibt es hier in der Box

Mit dressierten Schweinehunden
kommt man weiter.

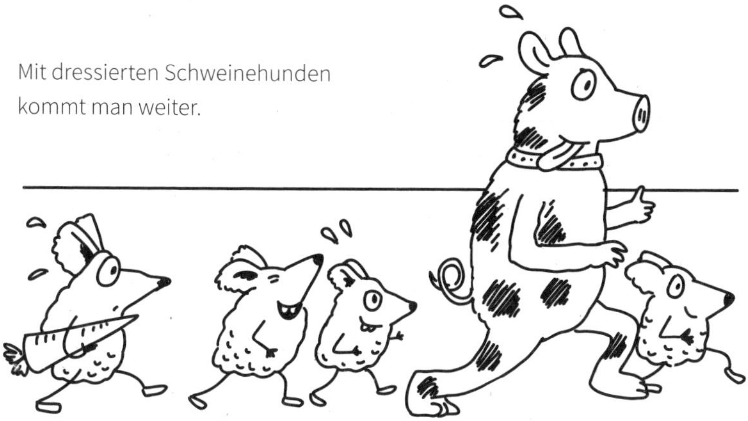

noch ein paar Tipps, wie Sie Ihren Tag mit ein paar aeroben und anaeroben Übungen aufmotzen können! Lesen Sie die gerne noch durch und werfen Sie dann in Gottes Namen endlich das Buch in die Ecke und drehen Sie eine Runde!

#Tipp: Alltagstaugliche Übungen für alle

Die empfohlenen 150–300 Minuten **aerober Bewegung** und das **anaerobe Krafttraining** kriegen Sie auch hin, wenn Sie jedes alltägliche Angebot zur Bewegung nutzen.

- Die Treppen laden Sie ein, auf den Aufzug zu verzichten.
- Eine neue Folge Ihres Lieblingspodcasts lädt Sie ein, sich die Kopfhörer aufzusetzen und gemütlich eine Runde laufen zu gehen.
- Ihr Lieblingslied im Radio lädt Sie ein, durch die Küche zu rocken.
- Der Kollege am anderen Ende des Gangs lädt Sie ein, persönlich zu ihm hinzugehen, statt eine Mail zu schreiben.

- „Bares für Rares" lädt Sie ein, ein paar Dehnübungen zu machen, während Erika ihre Erbstücke verhökert.
- Die Mittagspause lädt Sie ein, mal wieder nachzuschauen, ob die Narzissen im Park nebenan schon blühen.

Das Angebot einmal anzunehmen, reicht aber nicht. Deswegen ist es smart, aus dem Angebot eine Angewohnheit zu machen. Da können Sie kreativ sein und müssen dann konsequent bleiben! Beispielsweise könnten Sie ...

- jedes Mal vor dem Wasserkocher ein paar Kniebeugen machen, bis das Wasser kocht.
- jedes Mal, während Sie mit Ihrer Mutter telefonieren, im Ausfallschritt in der Wohnung herumgehen.
- ab heute jeden Tag rituell mit einer Hüftbrücke in Ihrem Bett beginnen und beenden, indem Sie Ihre Hüfte vom Bett heben, bis Ihr Körper von den Schultern bis zu den Knien eine gerade Linie bildet.
- Wasserflaschen oder Einkaufstüten jetzt immer mal wieder als Hanteln zweckentfremden und in Kreuzhebe-Technik hochheben und senken, während Sie auf Ihre Kinder, die Pizza oder den Bus warten.
- die „Tagesschau" im Seitstütz anschauen, damit zumindest Ihre Bauchmuskeln etwas davon haben, dass die Welt in Flammen steht. Das machen Sie, indem Sie sich auf die Seite legen, auf den Unterarm stützen und Ihre Hüfte anheben.
- die Menschen an der Bushaltestelle überraschen und sich an einer Wand oder Bank abstützen und ein paar Trizeps-Dips machen. Sind Sie mehr der introver-

tierte Typ, dann können Sie sich auch zu Hause von der Wand wegdrücken.
- dem langweiligen Staubsaugen endlich einen zweite Sinnerfüllung geben und sich mit kleinen Ausfallschritten und Kniebeugen sportlich durch die Wohnung saugen. Damit trainieren Sie im besten Fall nicht nur Ihren Gluteus Maximus (aka Gesäßmuskel), sondern auch das Zwerchfell Ihrer Frau, die darüber sehr lachen muss.

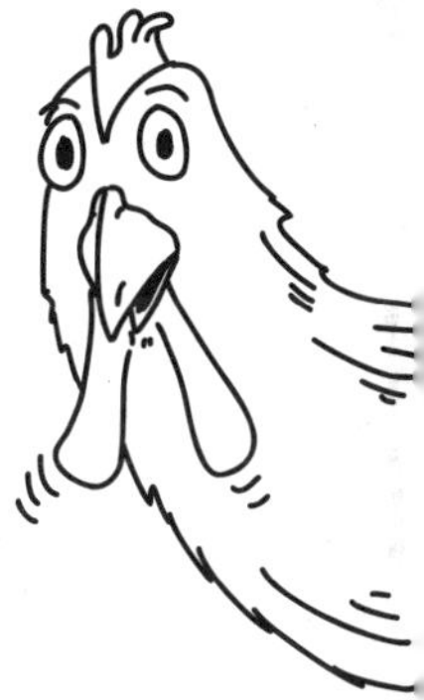

Wie jetzt? Sie sind ja noch immer hier! Ihr Spaßvogel im Oberstübchen lässt sich aber auch wirklich gar nichts sagen. Vielleicht mag er dafür eine Runde Bewegungsbingo spielen? Let's go! Hier sind drei dreistellige Zahlen. Schalten Sie den Kopf aus, werfen Sie Ihr Bauchgefühl an und suchen Sie sich eine aus.

143 – 163 – 184

Und? Welche ist es geworden?

Heute ist Ihr Glückstag, Sie haben gewonnen! Blättern Sie auf die entsprechende Seite und schauen Sie mal, welche Übung Sie für Ihr Gedächtnis gezogen haben. Die müssen Sie dann innerhalb der nächsten 24 Stunden machen. Und zwar wirklich, wirklich, denn dieses Buch ist von führenden Wissenschaftlern mit einem Bewegungsbingo-Bann belegt worden und bei Nichtbefolgung werden die Buchstaben langsam, langsam verblassen und Sie können keinen Umtausch geltend ma

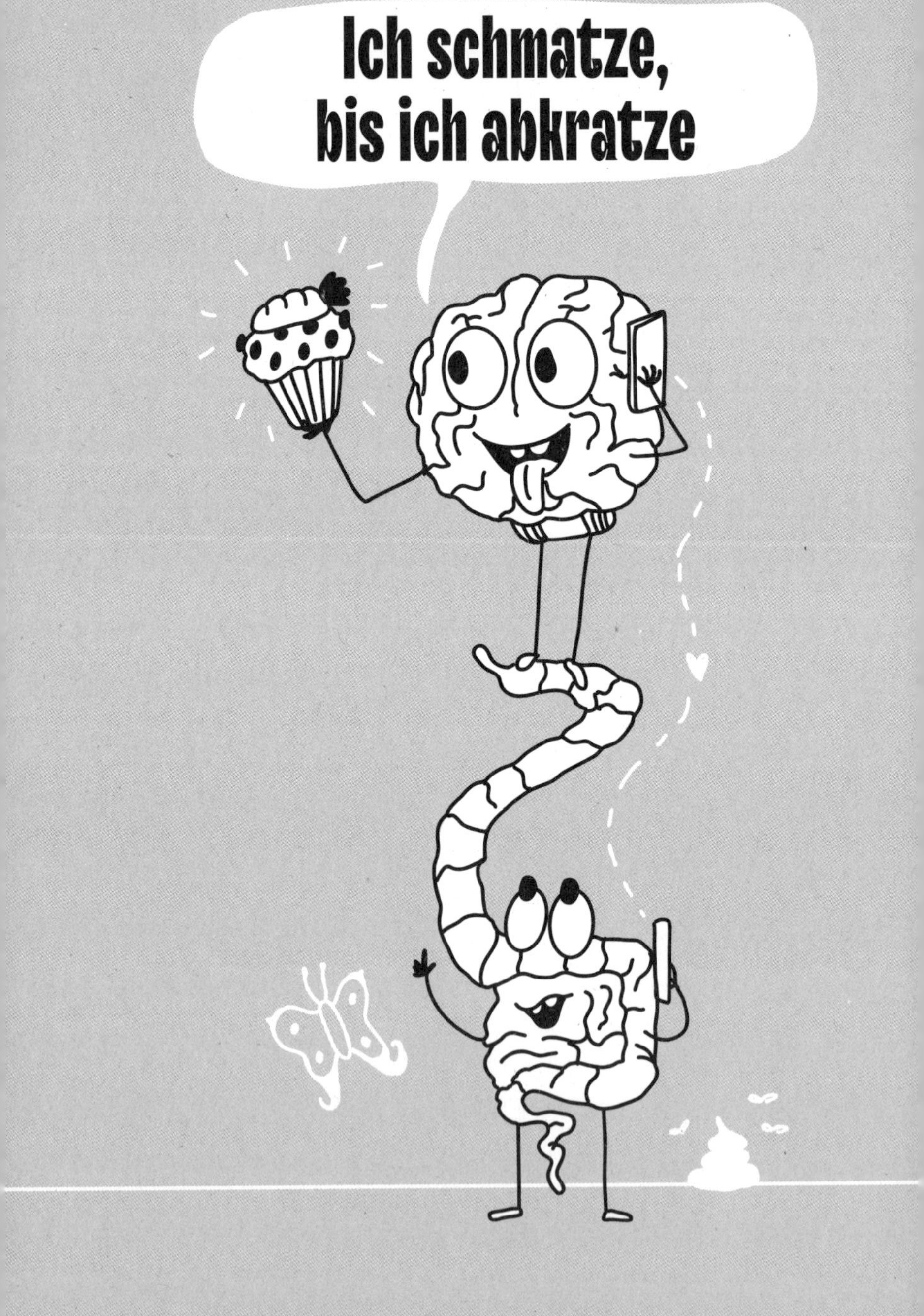
Ich schmatze,
bis ich abkratze

Wie viel Bauch steckt im Kopf?

Wir haben zwei Hirne. Eins oben im Kopf, eins unten im Bauch, nämlich im Darm. Klar, mit dem „Bauchhirn“ können wir keine Parabel berechnen und keinen Prolog schreiben, aber wir können damit mehr als nur Pipi und Pupse machen. Und vor allem sind Bauch und Hirn von Anfang an Besties und tauschen sich über den neuesten Tratsch aus. Über den Babybrei und das Heimweh, über die Sommerhitze und die Herbstgrippe beispielsweise. Die beiden Systeme bleiben immer im Austausch und beeinflussen sich in guten wie in schlechten Zeiten und in Gesundheit wie Krankheit gegenseitig. Wie sehr unser Bauch auf unseren Kopf einwirkt und ob Krankheiten wie Parkinson, Depressionen und auch Gedächtnisstörungen vom Bauchhirn beeinflusst oder gar ausgelöst werden, ist aktuell ein ganz heißes Eisen in der Forschung. Einige spannende erste Befunde gibt es diesbezüglich schon, aber zunächst schauen wir uns an, was das Bauchhirn überhaupt ist.

> „Hallo, ich habe Safran weggelassen (mag ich nicht). Dazu gab es Ofengemüse und Cordon bleu. Es war sehr lecker. LG“
>
> „Badegast1“ hat das Risotto-Milanese-Rezept eines bekannten Rezepteforums kreativ angepasst.

Das Hirn in meinem Bauch: Enterisches Nervensystem

Dass der Kopf irgendwie wichtig ist, ahnte man zwar schon im Altertum, aber so richtig greifbar war die Funktion des Nervensystems im antiken Griechenland noch nicht. Im alten Ägypten balsamierte man Leber und Herz der verstorbenen Pharaonen sorgfältig ein, während man das Hirn gleichgültig aus den pharaonischen Nasen löffelte. Dazu gab es Ofengemüse und Cordon bleu.* Scherz. Jedenfalls wurstelte sich die Menschheit noch ein paar Jahrhunderte mit genialen Gehirnen, deren Grundstruktur sie nicht kannte, durch, bis Camillo Golgi 1873 in einer lombardischen Spitalsküche Gehirnpräparate in Silbernitrat tauchte und damit zum ersten Mal Nervenzellen richtig gut darstellen konnte. Dass in unserem Kopf besondere Zellen sitzen, weil dort oben gewaltet und geschaltet wird, war zu dem Zeitpunkt bereits bekannt und wenig überraschend – überraschend ist allerdings noch immer für viele Menschen, dass exakt diese Denkzellen auch in unserem Bauch sind.

---

* Unappetitliches Witzchen. Tatsächlich wissen wir nicht, wohin die Ägypter die Hirne ihrer Pharaonen löffelten. Was wir aber wissen, ist, dass in Papua-Neuguinea bis in die 1950er die Hinterbliebenen die Gehirne ihrer verstorbenen Verwandten aßen, um ihre Seelen zu ehren. Dadurch wurde aber eine Demenzform mit dem Namen „Kuru-Krankheit“ weitergetragen, die das zentrale Nervensystem angriff, fortschreitende neurodegenerative Symptome verursachte und letztendlich zum Tod führte. Mit dem Verbot des rituellen Kannibalismus wurde die Erkrankung eingedämmt und ist inzwischen völlig verschwunden.

„Vor einiger Zeit war ich essen und der Salat wurde mit eingelegten Zwiebeln verfeinert. Ich war absolut begeistert, vergaß aber das Rezept."

Userin „Tanzquicky" sollte dieses Buch lesen.

Vielleicht überrascht es Sie aber auch kein bisschen, weil es Ihr kribbelnder Bauch war, der damals die Brünette in der Straßenbahn um ihre Nummer fragte, und dieselbe Brünette Ihnen Jahre später noch monatelang nach der Trennung schwer im Magen lag. Dass der Bauch irgendwie mitfühlt, kennen wir alle. Das macht er unter anderem mit circa 100 Millionen Nervenzellen, womit er sogar mehr hat als unser Rückenmark. Das, was die Nervenzellen im Kopf machen, machen sie auch im Bauch: Sie unterhalten sich miteinander mittels Botenstoffen, auch wenn sie anders arbeiten und nicht sprichwörtlich so „denken", wie es ihre Kollegen im Oberstübchen tun. Interessanterweise konnten alle Neurotransmitter, die im Gehirn gefunden wurden, auch im sogenannten enterischen Nervensystem, also im Bauchhirn, nachgewiesen werden.

Einfach mal den Kopf ausschalten und auf den Bauch hören? Das geht nicht. Auch wenn der Tipp gut und gern gegeben wird und das Bauchgefühl sicherlich noch weiter erforscht werden muss, ist bislang klar: Der Bauch reagiert auf das, was das Gehirn zuvor emotional bewertet hat und in Sekundenbruchteilen über die Darm-Hirn-Achse an den Bauch faxt. Und der Bauch reagiert dann mit Schmetterlingen auf die Brünette oder flauem Gefühl auf der Bühne.

Die Nervenzellen im Bauch kommunizieren im Unterschied zu jenen im Gehirn nur über kurze Strecken, und während es im Gehirn viele unterschiedliche Areale (wie beispielsweise die Amygdala, den Neokortex, den Thalamus etc.) gibt, sind die Nervenzellen im Bauch wie ein Netzwerk in zwei unterschiedlichen Schichten (dem „Auerbach-“ und dem „Meissner-Plexus“) in die Darm- und Magenwand integriert. Das enterische Nervensystem hat natürlich ganz andere Probleme als das zentrale Nervensystem. Der Kopf verarbeitet Sinneseindrücke, das enterische Nervensystem Schnitzel. Die Hauptaufgabe des enterischen Nervensystems ist damit vor allem die Vermittlung und Koordination der motorischen Impulse, um das Schnitzel weiterzubringen, aber auch die Überwachung von Verdauungssäften, Durchblutung und Immunantwort.

> „Ich bin gebürtiger Franke, wohne in Oberbayern und ich muss ehrlich zugeben, dass ich mein Jägerschnitzel auch lieber paniere!“
>
> Für „19dustin71“ geht Panade über Patriotismus.

Kopf- und Bauchhirn haben also alle Dendriten voll zu tun, unterhalten sich trotz Arbeitsstress aber ständig miteinander. Das machen sie über die Darm-Hirn-Achse, das sind Nervenstränge, die den Bauch mit dem Kopf verbinden. Besonders wichtig ist dabei der Vagusnerv. Der Vagus ist die A9 unseres Körpers, die den Süden mit dem Norden verbindet und zwischen München und Berlin noch an weiteren wichtigen Städten wie Nürnberg, Leipzig und Halle vorbeikommt. Analog dazu

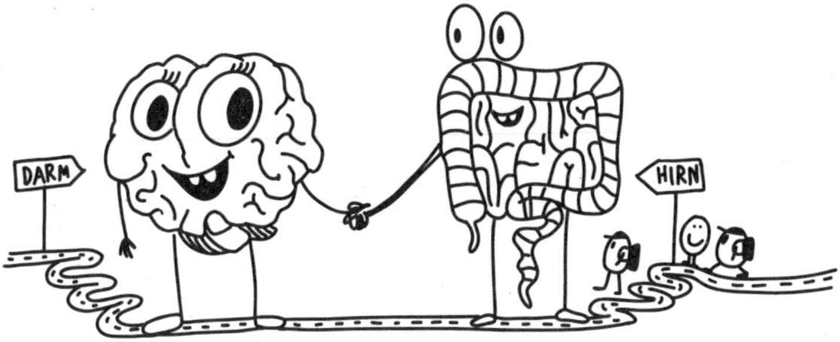

verbindet der Vagusnerv Bauch mit Kopf und passiert auf der Strecke weitere wichtige Haltestellen wie den Magen, das Herz und die Lunge. Dabei ist er ähnlich stark befahren wie die A9, hat aber erfreulicherweise deutlich weniger Baustellen. Vor allem das Bauchhirn schwatzt das Kopfhirn voll: Geschätzte 90 % der Infos gehen von unten nach oben. Der Bauch faxt zum Kopf, was er gerade sieht, wie so die Laune der Darmbakterien ist, was die vorbeischwirrenden Immunzellen so erzählen und wie weit wir mit dem Wurstsalat sind. Vom plappernden Bauchhirn kriegen wir in der Regel allerdings nichts mit: Diese Signale landen in unterschiedlichen, tiefer liegenden Gehirnarealen und bleiben unter der bewussten Wahrnehmungsschwelle, solange alles glatt läuft. Nur geschätzte 10 % der Kommunikation laufen in die Kopf-Darm-Richtung, und zwar beispielsweise dann, wenn der Kopf dem Bauch sagt, dass der Wurstsalat dringend wieder retour muss, weil sich listige Listerien in den alten Schinken gesetzt haben.

> „Mein Wurstsalat wird nur in Radl geschnitten. Besonders gut wird er, wenn du frisches Maggikraut (Liebstöckel) dazugibst. Gruß, Herta"
>
> Ein würziger Tipp für Wurstsalatfans

Nicht nur den Wurstsalat, auch den Workload und andere Dinge des Lebens findet unser Kopf manchmal zum Kotzen und funkt einen Hilferuf zum Bauch. Wenn wir beispielsweise das Manuskript eines spritzigen Sachbuches in zwei Monaten abgeben müssen, aber erst die Hälfte geschrieben haben, wenn wir das mit den Kindern und der Karriere nicht unter einen Hut kriegen, wenn wir uns vor dem Vorstellungsgespräch morgen fürchten und seit Monaten wegen der Brünetten traurig sind, dann schickt das Hirn seine Schergen über die A9 zum Bauch. Und weil sich beste Freunde gegenseitig helfen, nimmt sich der Darm freundschaftlich erstmal ein bisschen zurück. Er schraubt die Verdauung runter und reduziert seine Energie, damit sein Kollege im Kopf mehr zur Verfügung hat. Es wird weniger Blut in den Verdauungstrakt geleitet und die Magen-Darm-Aktivität verlangsamt sich. Dass der Bauch unserem Hirn Energie leiht, ist sehr lieb von ihm, auf Dauer aber auch keine Lösung. Irgendwann ist nämlich selbst der selbstloseste Bauch erschöpft und kann in der Folge Magenbeschwerden, Verdauungsprobleme, Gastritis und Magengeschwüre entwickeln. Und leider läuft's selbst mit der geliehenen Energie im Kopf nicht rund, denn bei anhaltendem Stress können so oder so die Aufmerksamkeits- und Gedächtnissysteme nicht ausreichend versorgt werden. Stress kann also über das Gehirn den Darm beeinflussen, und umgekehrt beeinflusst der Darm auch das Denken im Oberstübchen. Das passiert aber nicht nur über die Nervenzellen im Bauch und über den Vagusnerv, sondern auch über geschätzte 40 Billionen kleiner Darmbewohner, die neben dem Schnitzel auch an unserer Stimmung nagen können.

Wie der Bauch das Gehirn beeinflusst: Mikrobiom

Ein großer Unterschied zwischen unserem Gehirn und unserem Darm ist, dass es im Darm von Bakterien, Viren, Pilzen und anderen Mikroben nur so wimmelt. Alle diese unterschiedlichen Mikroorganismen zusammen bezeichnet man als Mikrobiom, und interessanterweise verdauen sie nicht nur den Strudel, sondern verändern auch unsere Stimmung. Diese Befunde sind so neu wie überraschend, denn dass das Wimmelbuch im Darm eine Depression beeinflussen kann, hätte man bis vor Kurzem nun wirklich nicht für möglich gehalten. Was die Stimmung beeinflusst, beeinflusst auch unsere Gedächtnisleistung, deswegen ist es sinnvoll, dass wir uns die kleinen Kerlchen im Darm genauer anschauen.

> „Hallo! Echt lecker, hab die Gurken weggelassen."
>
> „Ghost2018" riskiert den Zorn der griechischen Götter und lässt die Gurken aus seinem Zaziki weg.

Vieles ist noch unklar, denn das Forschungsgebiet ist noch jung. Einige interessante Befunde zeigen aber bereits auf, dass es einen Einfluss der Darmmikrobiota auf das Gehirn gibt. 2011 fütterten Forscher beispielsweise Mäuse mit dem probiotischen Bakterium Lactobacillus rhamnosus und schauten nachher ins Mäusehirn. Dort sahen sie, dass sich kleinere Veränderungen in der Neurotransmitterproduktion eingestellt hatten. Unter anderem waren angst- und depressionsbezogene Verhaltensweisen reduziert.[51] Wieder andere Forscher

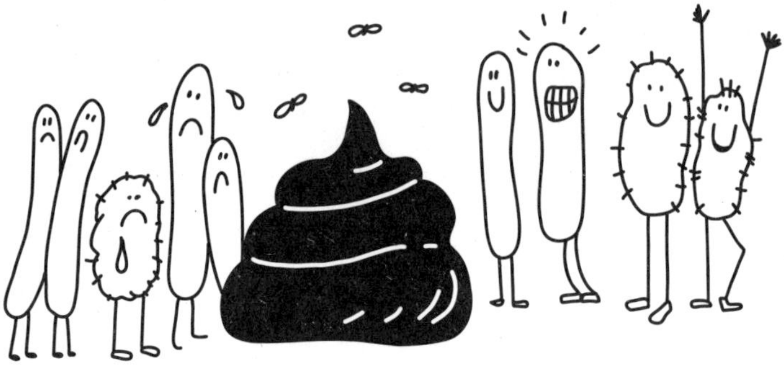

fütterten vergessliche Mäuse* ebenfalls mit probiotischen Präparaten und stellten fest, dass sich erstens die Zusammensetzung der Darmbakterien und zweitens die Gehirnfunktion verbesserte.[52] In einer anderen Studie verglichen Wissenschaftler den Stuhl von 46 depressiven Personen mit dem von 30 gesunden Personen ohne Depression und stellten fest, dass sich das Mikrobiom zwischen beiden Gruppen unterschied: Bestimmte Bakteriengattungen wie Enterobacteriaceae und Alistipes waren bei Menschen mit einer Depression häufiger, während das Faecalibacterium reduziert war. Je schwerer die Depression war, desto weniger war vom Faecalibacterium zu finden.[53]

Die Kacke von 46 Menschen ist zwar schon einigermaßen aufschlussreich, gibt aber natürlich erstmal nur einen kleinen Hinweis. Deshalb untersuchten belgische Wissenschaftler einen viel größeren Misthaufen, näm-

* Wie weiß man nun, ob Speedy Gonzales Gedächtnisstörungen hat? Spielt man mit den Labormäusen Memory oder wie will man das feststellen? Memory spielen und Gedächtnis abprüfen geht natürlich nicht mit den Tierchen. Vergessliche Mäuse züchten geht aber sehr wohl! Für die Studie wurden sogenannte SAMP8-Mäuse hergenommen, das ist eine spezielle Zuchtlinie von Mäusen, die schnell altern und frühzeitig Gedächtnis- und Lernprobleme entwickeln.

lich den von insgesamt 2.124 Menschen. Rausgekommen ist dabei, dass zwei spezielle Bakterienarten – nämlich Faecalibacterium und Coprococcus – bei den Teilnehmern mit höherer Lebensqualität häufiger vorhanden waren.[54] Beide Bakterienarten produzieren die „gute Fettsäure" Butyrat, die dafür bekannt ist, dass sie entzündungshemmende Eigenschaften hat und zur Prävention von Darmkrebs und Stoffwechselerkrankungen beitragen kann. Analog zur Depression wurden auch Stuhlproben von 25 Menschen mit und 25 Menschen ohne Demenz untersucht, und man fand: Menschen mit Alzheimer haben eine andere Zusammensetzung ihrer Darmbakterien als gesunde Menschen.[55] Menschen mit chronisch entzündlichen Darmerkrankungen haben wiederum ein um 22 % erhöhtes Risiko, an Parkinson zu erkranken.[56] Diese Befunde lassen vermuten: Hirnerkrankungen stehen in Zusammenhang mit der Darmgesundheit.

> „Hallo! Hat jemand die Joghurtbombe schon mal mit griechischem Joghurt gemacht?"
>
> Fragt „CW1959" und wartet bis heute auf eine Antwort.

Aber wie machen die kleinen Kerlchen im Darm das? Über unterschiedliche Mechanismen wie über die Beeinflussung von Neurotransmittern, des Energiestoffwechsels und über die Kommunikation mit dem Vagusnerv. Kurz gesagt: Die kleinen Kerlchen zerlegen nicht nur die Kartoffelknödel, sondern interagieren auch mit Körperzellen und verändern deren Aktivitäten. Deswegen sprechen einige Wissenschaftler inzwischen nicht mehr allein von der Darm-Hirn-Achse, sondern von der Mikrobiom-Darm-Hirn-Achse. Vor allem wirkt der Darm auf die Immunzellen. Und das hat eine große Auswirkung auf den Rest des Körpers, denn im Darm schwirren circa 70 % aller unserer immunologisch aktiven Zellen herum. Die restlichen 30 % sind irgendwo im Rest vom Körper verteilt, beispielsweise in den Lymphknoten. Der Darm ist also unsere wichtigste Bastion gegen Eindringlinge, und das macht auch Sinn, weil mit dem Butterbrot und dem Wackelpudding dort permanent lauter Mikroorganismen einfallen. Der Darm produziert aber nicht nur Immunzellen für die eigene Verteidigung, sondern schickt auch kleine Immunhelferchen über die Darmschleimhaut in den Blutkreislauf, von wo aus sie in den Rest des Körpers kommen. Auch ins Gehirn!

Konkret sieht das so aus, dass gute Darmbakterien kleine Stoffwechselprodukte herstellen, nämlich kurzkettige „gute Fettsäuren“. Diese kleinen Fettsäuren wandern in den Kopf hoch, flutschen dort problemlos durch die Blut-Hirn-Schranke und helfen, Entzündungen in den Griff zu kriegen, unterstützen die Mikroglia und fördern die Gesundheit der Neurone und Synapsen. Zu diesen „guten Fettsäuren“ zählt beispielsweise auch Butyrat, von dem wir gerade gehört haben, dass es bei Depressionen reduziert ist. Und jetzt erinnern wir uns kurz daran, dass bei Alzheimer auch immer Entzündungen eine Rolle spielen und die Immunantwort irgendwie ins Schleudern kommt. Genau hier vermuten Forscher aktuell den Zusammenhang zwischen Alzheimer und Darm: Möglicherweise trägt das Ungleichgewicht im Darmmikrobiom dazu bei, dass die Immunantwort im Gehirn schlechter wird und die Ablagerungen noch schlechter bekämpft werden können. Vielleicht ist es aber auch umgekehrt und die Alzheimererkrankung wirkt sich auf die Zusammensetzung der Darmmikroben aus. Dieses Henne-Ei-Problem wird aktuell in der Forschung heiß diskutiert, und bis wir mehr wissen, wissen wir immerhin: Gehirngesundheit hängt mit Darmgesundheit zusammen. Leider wissen wir aber auch, dass man mit einem probiotischen Joghurt pro Tag keiner Demenz vorbeugen kann. Das wäre zwar praktisch, aber jeder, der das behauptet, ist ein Scharlatan, der schöne Ideen, aber schlechte Wissenschaft verkauft. Demenzen sind hochkomplexe Krankheiten, die ein paar Bakterien im Bauch leider auch nicht in den Griff kriegen. Was allerdings stimmt, ist, dass eine gesunde Ernährung die Darmflora flott hält, und das wiederum ist auf jeden Fall gut für unser Gehirn. Wie bringt man jetzt aber die richtigen Bakterien im Darm dazu, die guten Stoffwechselprodukte zu stricken? Mit smarter Ernährung!

> „Kann man statt Mineralwasser auch was anderes nehmen? Hab so gut wie nie Mineralwasser im Haus."
>
> Es geht um Pfannkuchen, und „JoleenJoy08" sollte es riskieren.

Smart essen, aber wie?

Essen ist eine Religion. Die einen schwören auf *Low Carb*, die anderen auf Veganismus. Die einen essen ihr Steak nur blutig, die anderen filtern ihr Wasser durch Kristalle. Und wehe man setzt den Ovo-Lacto-Vegetarier neben den eingefleischten Flexitarier! Essen ist kompliziert, dabei isst man oft und (zu) viel. Täglich schieben wir uns zwischen eineinhalb und zweieinhalb Kilo zwischen die Kiefer – aber was davon ist nun gut für unser Gehirn? Proteine, Peptide, Probiotika, Präbiotika, Pipapo und Papperlapapp? Wer sich im Ernährungsdschungel verloren hat, ratlos im Supermarkt vor den Regalen und in der Küche vor seiner Bratpfanne steht, der kann durchatmen: Schlaues Essen muss weder kompliziert noch aufwendig sein. Es reicht, wenn man ein paar Daumenregeln befolgt. Schauen wir uns an, was die Wissenschaft sagt!

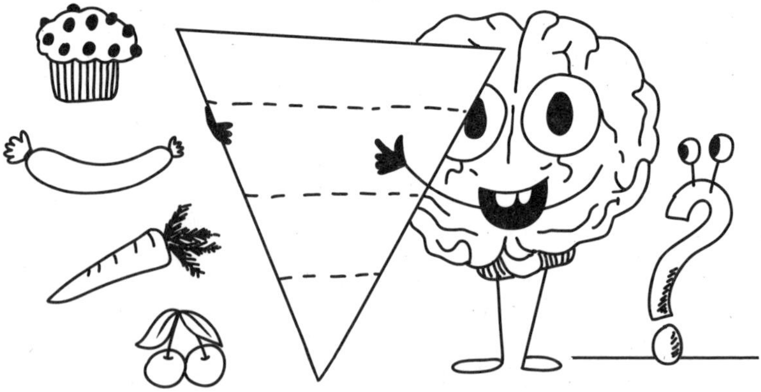

Nee, Moment, andersrum! Oder? Ständig neue Ernährungstipps – da verliert man schon mal den Überblick. Es ist aber eigentlich recht einfach.

„Hallo, ich hatte Besuch von meiner kuhmilchintoleranten Schwester und hab' diese wunderbare Tarte mit Ziegenfrischkäse und Pecorino statt Parmesan für sie gemacht. Wir waren absolut begeistert. Ich hab allerdings einen Dinkelvollkornquicheteig gemacht und Salz und Pfeffer in die Ziegenkäsemasse gerührt. Ganz fantastisch!"

„Semmelbrösel77" zeigt sich kreativ und tolerant mit Intoleranz.

Die meisten Menschen, die in derselben Ecke der Welt wohnen, essen ungefähr das Gleiche. In Südtirol isst man gern Knödel, an der Ostsee gern Kieler Sprotten. Und ein paar Flugstunden weiter sieht's im Supermarkt wieder ganz anders aus und die deutsche Zunge weint wegen Wasabi in Japan. Findige Wissenschaftler kamen daher recht bald auf die Idee, erstens zu gucken, in welchen Weltregionen die Menschen besonders lange leben, und zweitens dann zu schauen, was dort typischerweise so gegessen wird. Sie suchten und fanden einige Regionen, in denen besonders viele Hundertjährige rumspringen, und nannten sie „blaue Zonen". Blau ist Sardinien in Italien, Ikaria in Griechenland, Okinawa in Japan, die Nicoya-Halbinsel in Costa Rica und Loma Linda in Kalifornien. Natürlich leben Menschen auch anderswo lange und natürlich sterben auch in den blauen Zonen junge Menschen, aber dort gibt es eben auffallend viele fitte Senioren. Neben vielen sozialen Bindungen und viel körperlicher Aktivität haben die blauen Zonen noch etwas gemeinsam: Hülsenfrüchte. Neben Linsen und Lupinen, Kichererbsen und Kidneybohnen ist die Ernährung in den blauen Zonen auch sonst vorwiegend pflanzenbasiert und reich an Obst,

Gemüse und Vollkornprodukten. Dazu kommen wenige, dafür aber gesunde Fette, vor allem aus Quellen wie Olivenöl und Nüssen.

> Es gibt gute Fette und es gibt schlechte Fette. Gute Fette halten uns gesund, schlechte Fette machen uns blöd. Zu den guten Fetten zählen ungesättigte Fettsäuren, zu den schlechten zählen gesättigte Fettsäuren und Transfette. Ungesättigte Fettsäuren finden sich in Lebensmitteln wie Olivenöl, Avocados, Nüssen und Fisch wie Lachs und Makrele. Gesättigte Fettsäuren hingegen sind in tierischen Produkten wie Butter, Käse, rotem Fleisch und in vielen verarbeiteten Lebensmitteln enthalten. Und die besonders schlechten Transfette finden wir in industriell hergestellten Backwaren, frittierten Lebensmitteln und Margarinen.

Nicht alle, aber einige der blauen Zonen liegen im Mittelmeerraum. Dort isst man traditionell viel Gemüse, viel Fisch, viel Vollkorn und mehr Geflügel anstelle von rotem Fleisch. Dort kippt man auch gern ein bisschen Olivenöl in die Pfanne zum Anbraten und über den Salat zum Würzen, dort isst man nur manchmal Ei- und Milchprodukte, dafür aber gern Nüsschen und Früchtchen. Außerdem gönnt man sich auch mal ein gutes Glas Rotwein, „felicità"! Auch wenn Sie persönlich in Rimini nach Pizza und Gelato regelmäßig auf Ihrem Liegestuhl kollabieren, hat man an der Adria und anderswo am Mittelmeer traditionell gesund gegessen, weshalb man diese Ernährungsart auch „mediterrane Diät" nennt. Die WHO empfiehlt die mediterrane Diät als Maßstab für eine gesunde Ernährung, weil sie anti-

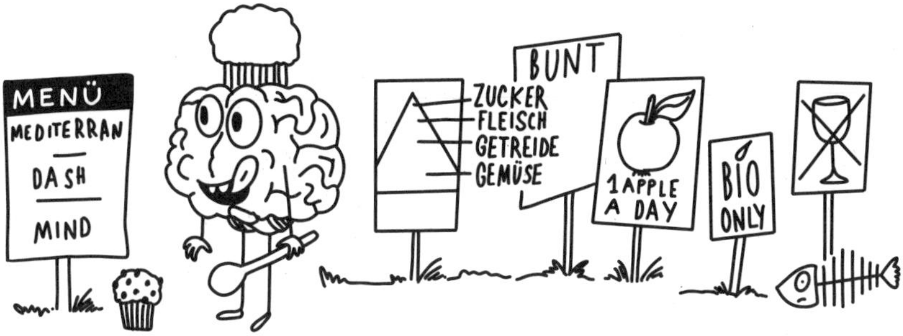

oxidativ (mehr dazu auf Seite 330) und entzündungshemmend zu wirken scheint. Erst kürzlich sammelten ein paar Wissenschaftler in einer Langzeitstudie detaillierte Ernährungsinformationen von 581 Personen und stellten nach deren Tod (im Schnitt mit 91 Jahren) fest, dass die Menschen mit „mediterranen" Essgewohnheiten weniger Alzheimer-typische Ablagerungen im Gehirn hatten.[57] Die fitteren Gehirne in der Studie hatten allerdings nicht nur mehr Gemüse und Olivenöl abbekommen, sondern auch mehr kalium-, magnesium- und kalziumreiche Lebensmittel, dafür deutlich weniger Salz und Zucker. Dieses etwas weitergedachte Ernährungskonzept, das Wissenschaftler auf der Basis von Studienergebnissen zusammengestellt haben, nennt man nun wiederum „DASH-Diät".

DASH steht für *Dietary Approaches to Stop Hypertension*, zu Deutsch: Ernährungsansätze zur Senkung des Bluthochdrucks. Damit schlägt man dann gleich zwei Fliegen mit einer Klappe, denn was dem Herzen guttut, tut auch dem Hirn gut. Aus beidem zusammen, der mediterranen Ernährung und der DASH-Ernährung (die sich sowieso überlappen), haben die Wissenschaftler 2015 die MIND-Diät gekocht, die auf der Grundlage der bisherigen Erkenntnisse sozusagen das Menü erster Wahl für das Hirn ist. MIND steht für *Mediterranean-DASH Diet Intervention for Neurodegenerative Delay* (deutsch: Mediterrane-DASH-Diät-Intervention zur Verzögerung neurodegenerativer Erkrankungen) und ist eine Kombination aus mediterraner Ernährung und DASH, hat aber noch ein paar ganz spezielle Empfehlungen für bestimmte Nahrungsmittel wie etwa Beeren mit dabei und ist insgesamt etwas detaillierter. Spätestens jetzt ist Ihnen aber vielleicht schon wieder der Appetit vergangen, weil das alles so dermaßen kompliziert klingt, dass sich das eh niemand merken, geschweige denn kochen kann. Es ist aber alles gar nicht so kompliziert – dazu kommen wir gleich.

Die MIND-Diät ist recht frisch auf den Tellern, sie wurde erst 2015 entwickelt. Die Wissenschaftler um Dr. Martha Clare Morris, die dieses Ernährungsmodell entwickelt hat, beobachteten viereinhalb Jahre lang das Essverhalten und die Intelligenz von 960 Personen. Sie fanden, dass die Menschen, die sich strikt nach der MIND-Diät ernährten, einen deutlich langsameren kognitiven Abbau erlebten, was im Vergleich zu denen, die die Diät kaum befolgten, mit einem geistigen Altersunterschied von ungefähr 7,5 Jahren zu Buche schlug.[58] Das klingt jetzt erstmal wenig erbaulich, wenn wir an unseren Burger gestern Abend denken, bedeutet von der positiven Perspektive aus betrachtet aber auch: Selbst wenn wir nur ein bisschen etwas von den gesunden Essgewohnheiten umsetzen können, ist schon viel gewonnen. Wenn's heute 'ne Buddha Bowl gibt, darf's gestern auch der Burger gewesen sein.

Hühnchen auf dem Teller ist gut, Antibiotikahühnchen hingegen nicht. Biofleisch ist gesünder und hat weniger Rückstände von Antibiotika und Chemikalien. Außerdem bedeutet artgerechte Haltung auch weniger Stress und Krankheiten im Fleisch. Klingt irgendwie logisch, dass leckerer und gesünder ist, was nicht zusammengepfercht und vollgepumpt mit Antibiotika und Toxinen im Dreck sein Dasein fristet. Biofleisch ist nicht nur netter und nachhaltiger, sondern auch nahrhafter – und das gilt auch für pflanzliche Biolebensmittel. Es ist kein Marketinggag, sondern Wissenschaft, dass in Biolebensmitteln mehr gute Antioxidantien und weniger Pestizidrückstände (unter anderem deutlich weniger schädliches Cadmium) enthalten sind.[59]
Bio ist besser!

Zahlreiche Studien zeigten einen positiven Effekt der MIND-Ernährung, bei einigen ist der Effekt jedoch nicht ganz so ausgeprägt. Beispielsweise hatten in einer Untersuchung ältere Erwachsene, die drei Jahre lang die MIND-Diät befolgten, kleine Verbesserungen in der globalen Kognition – allerdings waren diese Verbesserungen nicht größer als jene bei den Personen in der Kontrollgruppe, die einfach nur eine leichte Kalorienrestriktion befolgte.[60] Eine aktuelle Übersichtsarbeit aller bisherigen Studien ergab: Je mehr man MIND-ähnlich isst, desto besser ist man gegen Demenz und Neuronenabbau geschützt, aber sich schlau essen, das geht dann auch wieder nicht.[61] Für den Hausgebrauch bedeutet das: Kein Olivenöl und kein Linsenaufstrich dieser Welt kann Alzheimer heilen oder garantiert vorbeugen, aber eine gesunde Ernährung hält die organischen Voraussetzungen fürs Denken länger fit. Etwas mehr

Radieschen auf dem Teller schaden also nicht, ehe man ihnen dann von unten beim Wachsen zusehen kann.

#Tipp: Das Smarteste aus der Wissenschaftsküche – mediterrane Ernährung, DASH und MIND

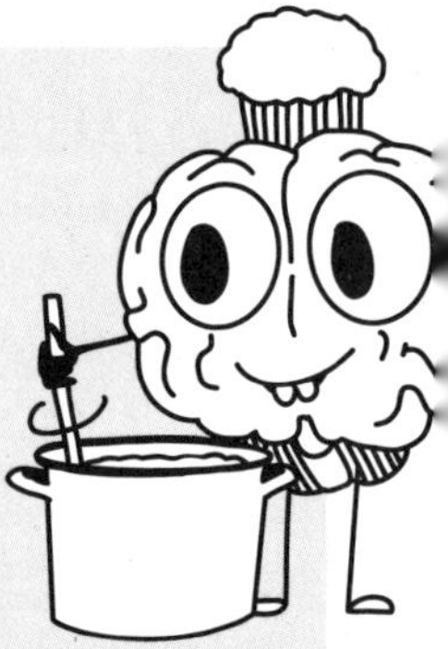

Drei Ernährungsmodelle sind nach aktuellem Wissen die besten für Ihr Gehirn.

Mediterrane Ernährung: Ab ans Meer mit Ihrem Menü! Die mediterrane Ernährung besteht aus viel Obst (alles!), Gemüse (auch alles, vor allem Hülsenfrüchte, grüner Salat, Nüsse etc.), Vollkornprodukten, Fisch und Geflügel. Wer regelmäßig mediterran und weniger Fastfood isst, tut seiner Herzgesundheit und seinem Hirn Gutes. Ähnliches kommt auch beim …

DASH-Ernährungsmodell *(Dietary Approaches to Stop Hypertension)* auf den Teller, allerdings betont dieses Modell auch den Verzicht auf Salz, Zucker, gesättigte Fettsäuren und rotes Fleisch. Wer auf Nummer sicher gehen will, kombiniert beide Ernährungsansätze im …

MIND-Ernährungsmodell *(Mediterranean-DASH Intervention for Neurodegenerative Delay)*, das von Wissenschaftlern entwickelt wurde, um Demenzen entgegenzuwirken. Das MIND-Menü ist etwas komplizierter, aber schon ein bisschen was davon tut gut!

Was täglich auf den Teller sollte:

- **mindestens drei Portionen Vollkornprodukte** (zum Beispiel Vollkornbrot, Vollkornnudeln, Gerste, Hafer-

flocken, brauner Reis, Quinoa, Hirse, Bulgur, Amarant, Vollkorncracker etc.)
- **mindestens eine Portion Gemüse (neben grünem Blattgemüse)** (zum Beispiel Karotten, Brokkoli, Paprika, Tomaten, Gurken, Auberginen, Spargel, Erbsen, Sellerie etc.)

Was wöchentlich auf den Teller sollte:
- **mindestens sechs Portionen grünes Blattgemüse** (zum Beispiel Kopfsalat, Römersalat, Feldsalat, Rucola, Endivie, Spinat, Grünkohl, Mangold etc.)
- **mindestens fünf Portionen Nüsse** (zum Beispiel Mandeln, Walnüsse, Haselnüsse, Cashewnüsse, Pekannüsse, Paranüsse, Pistazien, Pinienkerne etc.)
- **mindestens vier Mahlzeiten mit Bohnen** (zum Beispiel schwarze Bohnen, weiße Bohnen [Cannellini], Kidneybohnen, Kichererbsen, Mungbohnen, Sojabohnen etc.)
- **mindestens zwei Portionen Beeren** (zum Beispiel Blaubeeren, Erdbeeren, Himbeeren, Johannisbeeren, Cranberrys etc.)
- **mindestens zwei Mahlzeiten mit Geflügel** (zum Beispiel Hähnchen, Pute, Ente etc.)
- **mindestens eine Mahlzeit mit Fisch** (zum Beispiel Lachs, Forelle, Sardinen, Thunfisch)
- und dabei wird sowohl beim Kochen als auch beim Anrichten von Salaten hauptsächlich **Olivenöl** verwendet.

Was möglichst wenig auf den Teller sollte:
- **weniger als fünf Portionen Gebäck und Süßigkeiten** pro Woche

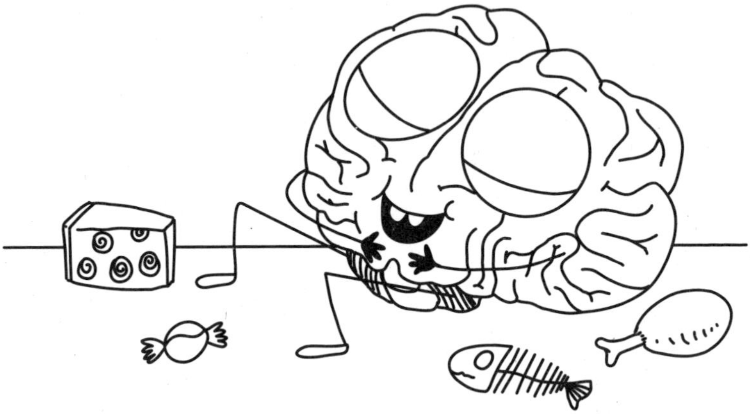

- **weniger als vier Portionen rotes Fleisch** pro Woche
- **weniger als eine Portion Käse und frittierte Lebensmittel** pro Woche
- **weniger als ein Esslöffel Butter/Streichmargarine** pro Tag

Wer soll das alles bezahlen?

Blaubeeren zum Frühstück, Biolachs zum Mittagessen, Avocado und frische Walnüsse über einen raffinierten Salat zum Abendessen. Klingt schön und gut, und wir wären auch prinzipiell mit von der Partie – aber wer soll das bitte alles bezahlen? Falls Ihnen schon mal aufgefallen ist, dass wohlhabende Menschen länger leben als arme: Das Geld für die gesunde Ernährung ist einer der Gründe dafür. Statistisch gesehen stirbt die Putzfrau 8 Jahre vor dem Politiker, dessen Boden sie wischt. Bei Männern beträgt der Lebenserwartungsgap zwischen dem Lagerarbeiter und dem Lehrer sogar bis zu 11 Jahre. Im Schnitt ist es also etwa ein Jahrzehnt, das die unterste Einkommensschicht von der obersten trennt. Und das hat damit zu tun, dass der Mensch nicht einfach gesund ist, weil Gott oder Gene so wollen. Nur schätzungsweise 25 % der Unterschiede in der Lebenserwartung sind genetisch erklärbar, die restlichen 75 % sind praktisch die Summe unserer Lebensumstände: Wie oft wir um den Block laufen, welche Bildung wir genossen haben, wie viele Freunde wir haben, wie gestresst wir sind, wie oft wir zum Arzt gehen und eben auch, was auf den Tisch kommt. Sind es der billige Burger und die günstigen Geflügel-Nuggets oder das gesunde Gemüsecurry und die vitaminreichen Vollkornwraps mit Bohnen und Gemüse? Was wir essen, ist nicht nur eine Frage des Geschmacks, sondern auch des Geldes. Und der Zeit.

„Himbeereis zum Frühstück, Rock 'n' Roll im Fahrstuhl. Du und ich, wir waren hoffnungslos verrückt."

Heißt es in einem bekannten deutschen Schlager. Während Himbeereis zum Frühstück auf regelmäßiger Basis nicht zu empfehlen ist, ist Rock 'n' Roll im Fahrstuhl stets eine ausgezeichnete und außerdem kostenlose Idee.

Zig Studien haben aufgezeigt, dass in unteren Einkommensschichten ungesünderes Essen auf den Tisch kommt und öfter zum Alkohol gegriffen wird, dass dort mehr geraucht und dafür weniger Sport gemacht wird. Und damit ebnet sich der Weg für jene Pathologien, an denen wir dann in Westeuropa am häufigsten chronisch erkranken, bevor wir daran sterben: Herz-Kreislauf-Erkrankungen. Also selbst dumm? Nein, denn so dumm sind die Leute (meist) gar nicht: Fast alle Menschen haben inzwischen irgendwie mitbekommen, dass Obst und Gemüse der Fertigpizza vorzuziehen sind. Aber wer schauen muss, dass am Ende des Geldes nicht zu viel Monat übrig ist, greift eher zu billigen Würstchen und Weißbrot als zu Wirsing und Wildlachsfilet. Und wer alleinerziehend mit Turnusarbeiten kaum über die Runden kommt, packt seinen Kindern morgens eher eine müde Capri-Sonne als einen frischen Smoothie in die Schultaschen. Ärmere Menschen sind nicht dümmer, sondern gezwungen, ihren Lebensstil an ihre Lebensrealitäten anzupassen. Denn die richtige Wahl kann nur der treffen, der überhaupt eine hat. Mit ein paar billigen Tricks kann man den kleinen Handlungsspielraum, der einem bleibt, dennoch gut nutzen (siehe nächste Box). Und apropos Wahl: Wem das nicht reicht, der sollte beim nächsten Urnengang darauf achten, jene Politiker zu wählen, die sich für die Förderungen regionaler Biolandwirtschaft, Ernährungserziehung, Subventionierung gesunder Lebensmittel, strenge Regulierungen für Junkfood und den Abbau von sozialer Ungerechtigkeit einsetzen.

#Tipp: Billige Tricks – gesundes Essen

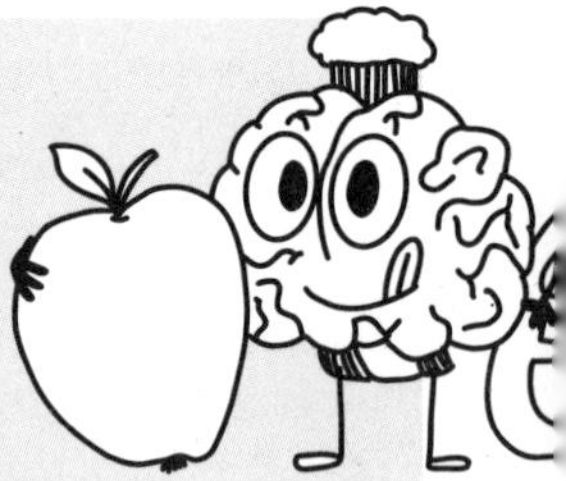

Zu teuer, zu kompliziert das alles? Hier noch ein paar billige Tricks für jede Einkommensklasse:

Bunt und billig: Sie müssen neben dem Geld nicht auch noch die Vitamine zählen, es reicht, wenn Sie auf Farbe setzen. Füllen Sie möglichst die Hälfte Ihres Tellers mit buntem Obst und Gemüse. Bunt ist deswegen gut, weil verschiedene Sorten oft unterschiedliche Nährstoffe enthalten. Und das ist gut für das Mikrobiom im

Darm. Damit wir die Vielfalt erhalten, empfehlen Experten, mindestens 30 verschiedene Obst- und Gemüsesorten pro Woche zu essen. Jeden Tag also einen Apfel in die Pausenbox zu stecken, reicht einfach nicht. Wäre auch schade, weil dann verpassen wir ja Erdbeeren, Kiwis, Gurken, Tomaten, Karotten, Brokkoli, Paprika, Zucchini, Kichererbsen, Berglinsen, Spinat, Bananen, Rosenkohl, Birnen, Mais, Sellerie, Zwiebeln, Römersalat, Granatäpfel, Kohlrabi, rote Linsen, Avocados, Auberginen, Bohnen, Ananas, Petersilie, Trauben, Champignons, Kartoffeln, Orangen. Uff, das waren jetzt 30 und die halbe Obst- und Gemüseabteilung Ihres Lieblingssupermarktes. Und da ist auch einiges für den schlanken Geldbeutel dabei.

Dunkel ist raffinierter: Vollkornprodukte wie Vollkornbrot, brauner Reis und Haferflocken sind erstens sehr viel gesünder und zweitens meistens nicht wirklich teurer als weiße Mehlprodukte. Wenn Ihnen die Kinder scharenweise vom Mittagstisch fliehen, weil sie Vollkornnudeln nicht mögen, dann tricksen Sie einfach ein bisschen mit Halbvollkornprodukten: Nicht ganz so leicht zu finden, aber in Großpackungen sind sie günstig und geschmacklich den weißen Nudeln sehr ähnlich.

Wir brauchen einen Plan: Mahlzeiten im Voraus zu planen und vorzubereiten, hilft, spontane und teure Einkäufe zu vermeiden. Große Portionen können aufgeteilt und eingefroren werden. Und klar, Fertiggerichte und Essen zum Mitnehmen sind bequem, aber erstens meistens teurer und zweitens auch ungesünder. Selbst zu kochen und unverarbeitete oder minimal verarbeitete Lebensmittel zu bevorzugen, ist billiger und smarter! Es braucht Zeit, aber diese Wertschätzung sollten Sie sich einfach geben.

You butter back off! Butter ist nur in geringen Mengen smart, denn sie enthält gesättigte Fettsäuren. Außerdem ist Butter teuer. Wenn Sie Ihr Brötchen trotzdem nicht ohne Streichschicht essen wollen, können Sie auf kostengünstigere Alternativen wie Pflanzenmargarine (ohne gehärtete Fette) zurückgreifen oder einfach mal wieder Quark essen und ein paar frische oder getrocknete Kräuter hinzufügen. Sind Avocados im Angebot, nehmen Sie ein paar mit, zerdrücken Sie sie mit etwas Salz und Zitronen und rauf aufs Brot!

Tote Tiere taugen weniger: Es ist nicht nur smart, sondern auch nachhaltig und nett, Tiere nicht in riesigen Anlagen heranzuzüchten, um sie dann zu schlachten. Auf das billige Antibiotika-Steak sollten Sie ganz verzichten und dafür lieber auf die kostengünstigeren pflanzlichen Alternativen wie Linsen, Bohnen oder Tofu setzen. Insgesamt sind Hülsenfrüchte, Vollkornprodukte und Wurzelgemüse nahrhaft und füllen den Bauch gut. Wenn Sie sich mal ein Stück Fleisch gönnen, dann sollte es hingegen unbedingt ein Festmahl aus gutem Biofleisch sein.

Saisonales und regionales Einkaufen: Achten Sie darauf, dass die Bohnen in Ihrem Eintopf nicht schon mehr von der Welt gesehen haben als Sie selbst. Der Blumenkohl vom Bauernmarkt ist nicht nur preiswerter, sondern auch nachhaltiger als die grünen Bohnen aus Kenia.

Weniger ist mehr: Wir haben das Glück, nicht hungern zu müssen, aber das Pech, uns oft zu überfressen. Aus Höflichkeit essen wir oft weit über unser Sättigungsgefühl, nur damit Tante Theresia nicht beleidigt ist oder weil man aufessen muss, was auf dem Teller liegt. Kleinere Portionen essen und immer wieder bewusst das Sättigungsgefühl abchecken, bevor man zur nächsten Schokoschnitte greift, hilft der Gesundheit und dem Geldbeutel.

Jeder kann kochen: … aber niemand hat es uns so richtig beigebracht. Was schade ist, denn eigentlich wäre es ja so wichtig! Und dann steht man irgendwann als junger Mensch in seiner WG und tastet sich von den ersten Nudeln mit Thunfisch langsam über eine Cremesuppe an den ersten Pizzateig heran. Bleiben Sie nicht dort stehen, sondern werden Sie kreativ! Lebensmittelreste eignen sich hervorragend für kreative neue Gerichte. Dann gibt es buntes Kühlschrank-Pfannkuchenchaos*, ein Pizza-Potpourri**, einen Überraschungsnudel-Salat***, einen magischen Suppenkessel**** oder Reste-Rollen*****!

---

* Geht so: Übrig gebliebene Gemüsewürfel, Käsereste und Wurststückchen in einen Pfannkuchenteig rühren und in die Pfanne hauen. Raffiniert für den Brunch am Wochenende, simpel für abgehetzte Eltern am Mittwochabend.

** Geht so: Pizzateig mit allen Resten (von Gemüse bis Käse) belegen. Eignet sich: Für Samstagabende, wenn die Supermärkte schon geschlossen sind und Sie eine Person mit Trockenhefe zu Hause sind.

*** Geht so: Übrige Nudeln mit den Resten von Gemüse, Käse, Fleisch und einem leckeren Dressing vermischen. Eignet sich: fürs Schwimmbad, fürs Büro, für die Bergtour.

**** Geht so: Werfen Sie alles, was Sie im Kühlschrank finden können (außer die Augentropfen), in einen Topf, füllen Sie ihn mit Brühe und lassen Sie es schön köcheln. Eignet sich: als Trostessen von Oktober bis April.

***** Geht so: Schlagen Sie alles, was sich essen lässt, in einen Wrap Ihrer Wahl ein (zum Beispiel Frühlingsrollenblätter oder Tortillafladen) und braten Sie die Rollen kurz in der Pfanne knusprig an. Eignet sich: für Netflix and Chill.

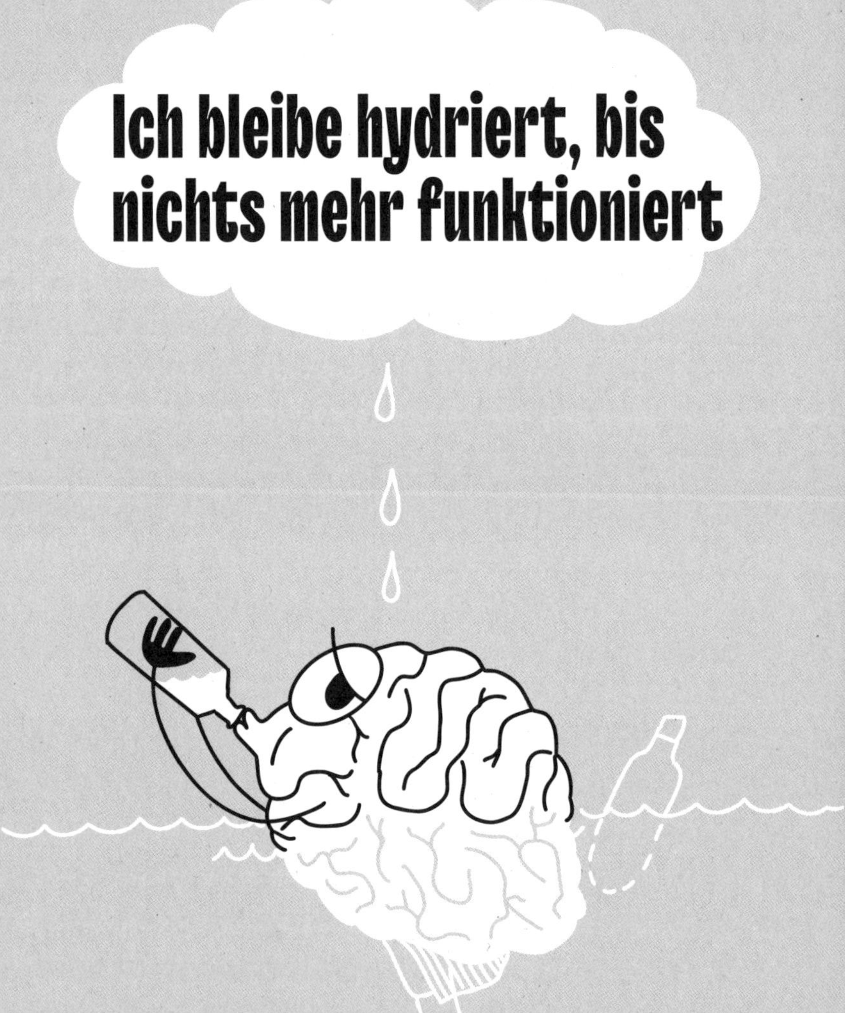
Ich bleibe hydriert, bis nichts mehr funktioniert

Drink, refill, repeat

Dieses Kapitel ist sehr kurz, denn das hat Ihnen alles schon Ihre Mutter damals gesagt: Trinken Sie ausreichend! Das ist deswegen für Ihr Hirn so wichtig, weil es aus ganz viel Wasser besteht und, wenn es zu wenig davon bekommt, relativ schnell viel langsamer wird. Durstige Studienteilnehmer haben etwa eine signifikant schlechtere Reaktionszeit als nicht durstige, Studierende, die sich mit einer Wasserflasche in die Prüfung setzen, schneiden tendenziell besser ab als ihre Kommilitonen ohne Getränk, und wenn man Schulkindern etwas zu trinken gibt, dann ist deren Gedächtnisleistung besser.[62] Warum genau man weniger smart ist, wenn man durstig ist, ist nicht ganz klar, könnte aber damit zusammenhängen, dass der Körper sich dann mehr auf den Flüssigkeitsmangel als auf den Vortrag konzentriert und dass die Dürre auf Dauer zu neuronalen Veränderungen wie einer verminderten Effizienz in der Kommunikation zwischen den Nervenzellen und sogar zu einer Schrumpfung des Gehirnvolumens führt.

> Egal, ob Sie mit allen Wassern gewaschen sind oder auch nur mit Wasser kochen: Ihr Gehirn besteht zu 75–80 % aus Wasser.

Blöd ist: Viele trinken unabsichtlich zu wenig. Kinder zum Beispiel, die vor lauter Spielen ihren Körper vergessen, Sportler, die den Flüssigkeitsverlust durch die körperliche Aktivität nicht ausreichend ausgleichen, ältere Menschen, bei denen sich das Durstgefühl nicht mehr ganz so verlässlich meldet. Wird über einen langen Zeitraum hinweg der Körper nicht mit ausreichend Flüssigkeit versorgt, sieht man das unter anderem an trockener Haut, dunklem Urin und nerviger Verstopfung – aber auch an Erschöpfung, Müdigkeit und Gedächtnisschwierigkeiten. Das klingt jetzt so übel, dass wir sofort zur Wasserflasche greifen und uns wie eine Badewanne volllaufen lassen wollen. Aber exzessives Trinken ist auch nicht die Lösung, denn das führt zu einem Abfall des Natriumspiegels im Blut und setzt unser Gehirn schachmatt. Absurd hoch dosiert, wird also sogar Wasser zum Problem. Bevor Sie jetzt aufstöhnen, weil die Forschung sogar aus dem Trinken eine Raketenwissenschaft gemacht hat: Es ist eigentlich ganz einfach. Sofern Sie gesund sind und nicht gerade einen Marathon laufen, bei 36 °C in der Sonne braten oder aus irgendwelchen Gründen ein vermindertes Durstgefühl haben, trinken Sie einfach, wann Sie wollen, und auf jeden Fall, wenn Sie Durst haben.

#Tipp: Wie viel Wasser das Hirn braucht

Auch wenn Sie schon öfter „mindestens 2 Liter am Tag" oder „mindestens 1,5 Liter am Tag" gehört haben – eine Pauschalregel, die für alle gilt, gibt's nicht. Ihr Trinkbedarf ist individuell und hängt davon ab, wie viel Sie wiegen, laufen, Gurken in Ihren Salat schneiden und ob Sie dabei gerade in Köln oder Kathmandu stehen. Wer aber unbedingt eine Daumenregel braucht, der kann sich an Folgendes halten: **Pro Kilogramm Körpergewicht ist mit 30–35 Milliliter Wasserbedarf zu rech-**

nen. Bei einem Gewicht von 70 Kilogramm ergibt das einen täglichen Wasserbedarf von 2–2,5 Litern. Ein vernünftiger Richtwert für gesunde erwachsene Menschen liegt also irgendwo zwischen 1,5 und 2,5 Litern pro Tag.

Aber auch festes Essen gibt uns Flüssigkeit (nicht nur Gurken, auch Joghurt und Suppen etc.), einiges deckt man also schon übers Mittagessen ab. Und es ist übrigens ein Mythos, dass koffeinhaltige Getränke uns „austrocknen", sie tragen trotz ungesunder Inhaltsstoffe im Glas schon trotzdem zur Gesamtflüssigkeitszufuhr bei. Getränke ohne Zucker, Alkohol oder Koffein bleiben aber definitiv die beste Wahl.

Auf das eigene Durstgefühl zu hören, ist also eine gute Sache, und dann ist es auch noch nicht, wie viele behaupten, schon „zu spät". Aufpassen sollten wir allerdings auf Kinder und ältere Personen, die ein vermindertes Durstgefühl haben können. Und natürlich sollten wir immer bedenken, ob wir heute besonders viel Sport gemacht haben oder es tropisch heiß ist. Spätestens, wenn man eher bernsteinfarbenes als strohgelbes Pipi ins Klo macht, sollte man sich auf jeden Fall sagen: „Ich trink jetzt mal ein bisschen Wasser, dann wird mein Urin auch wieder blasser."

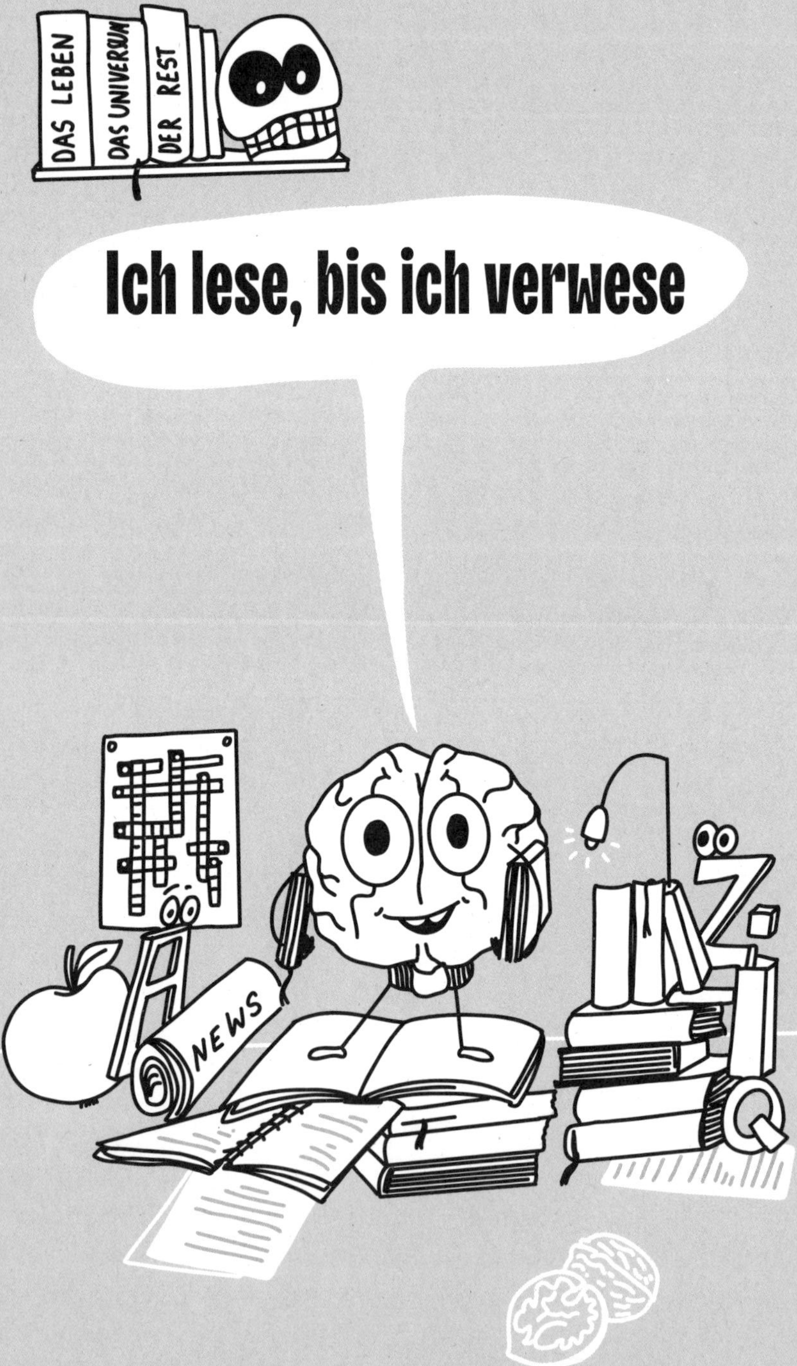
DAS LEBEN
DAS UNIVERSUM
DER REST
Ich lese, bis ich verwese
NEWS

Die Ameise und die Heuschrecke

Es war einmal eine Heuschrecke, die alles falsch machte. Sie sprang fidel durch den Sommer und kümmerte sich nicht um den herannahenden Winter. Und dann war da noch die Ameise, die alles richtig machte: Sie dachte den ganzen Sommer über an den Winter und schleppte unermüdlich Vorräte in ihre Speisekammer. Die Ameise hatte also einen miesen Sommer, die Heuschrecke einen miesen Winter, und wirklich richtig und komplett falsch hat es keine von beiden gemacht. Aber worauf der Fabeldichter Äsop eigentlich hinauswollte: Vorsorgen ist wichtig.* Denn als der Winter kam, hatte die Heuschrecke ein größeres Problem als die Ameise.

> „Hast du im Sommer singen und pfeifen können, so kannst du jetzt im Winter tanzen und Hunger leiden, denn das Faulenzen bringt kein Brot ins Haus."
>
> Die Ameise übertreibt.

Wir machen einen Heuschreckensprung von Äsop zu Alzheimer, genauer gesagt zum Demenzforscher Robert Katzman ins Jahr 1988. Wir schauen mit ihm in die Hirne verstorbener Menschen und stellen überrascht

* Falls die Bücher in Ihrem Kindergarten weniger auf protestantische Arbeitsethik und Materialismus, sondern mehr auf Bohemianismus und *Mental Health* ausgerichtet waren, kennen Sie vielleicht die Geschichte von Frederick, der Maus. Auch Frederick faulenzt den ganzen Sommer über und behauptet selbstbewusst, dass er „Sonnenstrahlen sammle". Klingt nach einer klassischen Ausrede, aber dann hilft Frederick seinen Artgenossen durch den Winter, indem er sie mit Geschichten und Liedern „wärmt".

fest, dass einige Menschen Hirne voller Plaques haben, obwohl sie zeit ihres Lebens keine Symptome einer Alzheimer-Demenz hatten.[63] Wie kann das sein? Ihren Hirnen nach zu urteilen, hätten diese Menschen Gedächtnisprobleme haben müssen! Hatten sie aber nicht. Etwas später fällt Katzman und anderen Wissenschaftlern dann außerdem auf, dass Menschen mit einem höheren Bildungsniveau weniger häufig Alzheimer bekommen. Der Wissenschaftler Yakoov Stern glaubt zunächst, dass es sich bei diesen Befunden wohl um einen Diagnosefehler handeln müsse, weil Menschen mit höherem Bildungsniveau bei Intelligenztests – und ein Gedächtnistest wird bei Verdacht auf Demenz gemacht – oft besser abschneiden. Er und andere Wissenschaftler beginnen, gesunde Menschen mit unterschiedlichem Bildungsniveau über einen langen Zeitraum hinweg zu beobachten, und stellen dann überrascht fest: Es ist kein Diagnosefehler. Bei Menschen mit einem höheren Bildungsgrad wird statistisch gesehen tatsächlich weniger häufig Alzheimer diagnostiziert.

Wie oft lesen Sie Tages- oder Wochenzeitungen?

☐ Nie/selten (weniger als oder gleich 2 Mal in der Woche)

☐ Oft/immer (mehr als oder gleich 3 Mal in der Woche)

Das klingt seltsam, wird aber nachvollziehbarer, wenn man auf die Formulierung des letzten Satzes achtet: „... weniger häufig Alzheimer diagnostiziert“. Keine Diagnose zu haben, bedeutet, dass erstens kein Arzt eine bestimmte Erkrankung festgestellt hat, weil man zweitens gar nicht in seine Praxis spaziert ist, weil man drittens vermutlich keine Symptome – zumindest keine gravierenden – hatte. Aber bedeutet eine Nicht-Diagnose auch zwingend, dass eine Erkrankung *nicht* vorhanden ist? Nein. Weil Alzheimer-Ablagerungen auf zellulärer Ebene passieren und kein Physik- oder Französischstudium der Welt Plaques verschwinden lassen kann, zählten die Wissenschaftler eins und eins zusammen und kamen zum Schluss: Alzheimer befällt quer durch alle Bildungsschichten die Menschen gleichermaßen. Allein, einige sind besser auf den Winter vorbereitet und können Schäden länger kompensieren als andere, deswegen zeigen sie keine klinischen Symptome wie Vergesslichkeit und Orientierungslosigkeit und gehen auch gar nicht zum Arzt. Warum aber? Warum sind einige von uns Ameisen und andere Heuschrecken? Und wie haben die Ameisen die Reserve für den Winter angesammelt, der in Form von Stress, Krankheit und Alter unweigerlich für jeden von uns kommen wird?

Wie oft gehen Sie ins Kino oder ins Theater?

☐ Nie/selten (weniger als oder gleich 2 Mal im Monat)

☐ Oft/immer (mehr als oder gleich 3 Mal im Monat)

Schwester Marys Hirn und die kognitive Vorratskammer

Zur Beantwortung dieser Frage gehen wir jetzt kurz ins Kloster, und zwar zu den „Armen Schulschwestern von Unserer Lieben Frau“ in den USA und besuchen Schwester Mary. Ungefähr zu der Zeit, als Robert Katzman seine Autopsie toter Hirne machte, begann David Snowdon, ab 1986 einmal im Jahr einen Gedächtnistest mit 678 lebenden Nonnen durchzuführen. Die meisten Nonnen waren in anspruchsvollen geistigen Berufen tätig, vorwiegend als Lehrerinnen. Wie Schwester Mary zum Beispiel, die noch mit 84 Jahren im Klassenzimmer stand und auch nach der Pensionierung bis zu ihrem Tod mit 101 Jahren geistig aktiv blieb.[64] Alle Schwestern hatten zugestimmt, dass ihre Gehirne nach dem Tod untersucht werden dürften, und als die Wissenschaftler die Präparate unter dem Mikroskop hatten, fanden sie das, worauf auch Katzman schon gestoßen war: Einige der Verstorbenen hatten Alzheimer gehabt, ohne Alzheimer gehabt zu haben.

Wie oft vertreiben Sie sich die Zeit mit Aktivitäten jeglicher Art, beispielsweise Jagd, Tanz, Karten spielen, Münzen sammeln, Schach, Kreuzworträtsel lösen usw.?

☐ Nie/selten (weniger als oder gleich 2 Mal in der Woche)

☐ Oft/immer (mehr als oder gleich 3 Mal in der Woche)

Zunächst liegt der Gedanke nahe, dass Menschen, die Schäden in den Zellen länger kompensieren können, schlicht mehr Ersatzmaterial zur Verfügung haben. Und

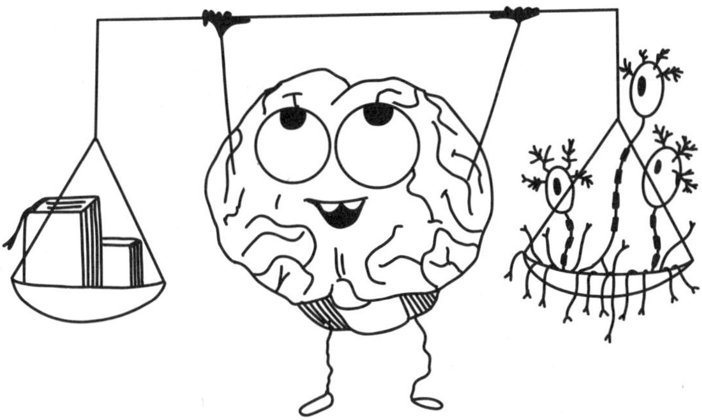

einigen Studien nach zu urteilen, könnte das auch ein bisschen stimmen: Menschen mit einem etwas größeren Schädel scheinen etwas später Alzheimer zu bekommen.[65] Bevor Sie jetzt aber nach einem Maßband rennen oder sich über Ihren Dickschädel freuen, schauen wir nochmal in Marys* Akten: Marys Hirn lieferte noch 8 Monate vor ihrem Tod bemerkenswerte 27 von 30 Punkten bei einem Gedächtnistest (der bekannten *Mini Mental State Examination*) ab, brachte in der Postmortem-Vermessung dann allerdings nur 870 Gramm auf die Waage (eine erwachsene Frau hat in der Regel 1.200–1.300 Gramm Gehirn rumzutragen). Ein löchriges Leichtgewicht, dessen Neokortex und Hippocampus voller Plaques waren. Was Mary aber geholfen hat, um diese Schäden zu kompensieren: die neuronalen

* Es ist übrigens keine Unhöflichkeit von mir, eine Probandin nur beim Vornamen zu nennen (wie es leider in der Vergangenheit oft aus einer etwas würdelosen Überheblichkeit der Wissenschaft heraus passiert ist), sondern es war Schwester Marys Wunsch, nur mit dem Vornamen angesprochen zu werden.

Verbindungen, die sie durch lebenslange geistige Anstrengung aufgebaut hat.

Wie oft engagieren Sie sich ehrenamtlich?
☐ Nie/selten (weniger als oder gleich 2 Mal im Monat)
☐ Oft/immer (mehr als oder gleich 3 Mal im Monat)

Man kennt es ja schon von anderen Organen: Geht in ein paar Leberzellen das Licht aus, läuft die Leber trotzdem weiter. Auch die Lunge macht nicht gleich komplett dicht, weil es irgendwo in einer Ecke einen kleinen Betriebsunfall gibt, und von Ihren zwei Nieren können Sie ein Exemplar gänzlich Ihrem Nachbarn schenken und trotzdem munter weiter durchs Leben springen. Im Gehirn ist das nicht anders. Fallen irgendwo ein paar Nervenzellen aus, weil sie beispielsweise durch Plaques lahmgelegt werden, springen andere Nervenzellen ein. Diesen Puffer, den wir durch effiziente Nutzung unserer Neurone aufbauen, nennen Wissenschaftler „kognitive Reserve“. Ein stärker vernetztes Gehirn hat höhere Reservekapazitäten, weil es unterschiedliche Netzwerke nutzen kann, um gleiche Leistungen zu erbringen. Und fällt dann mal ein Netzwerk aufgrund einer beginnenden Demenz, eines Schlaganfalls oder eines anderen Problems aus, kann das Gehirn Schäden länger kompensieren und funktionell bleiben. Genau das ist nun der Grund dafür, warum Menschen, die ein höheres Bildungsniveau haben, die Ameisen unter uns sind: Sie haben schlicht (meist) mehr von ihrem Grips benutzt und ihre Nervenzellen sind nicht nur während der Bildungsjahre fleißig vernetzt worden, sondern auch nachher noch in Beruf und Privatleben gefordert und gefördert worden. Wie jene von Schwester Mary.

> Wie oft sind Sie mit der Pflege des Gemüsegartens, der Gartenarbeit, kleineren Instandhaltungsarbeiten im Haus, Näh-, Strick- und Stickarbeiten usw. beschäftigt?
> ☐ Nie/selten (weniger als oder gleich 2 Mal im Monat)
> ☐ Oft/immer (mehr als oder gleich 3 Mal im Monat)

Das Bildungsniveau erfasst man, indem man die Jahre an den Fingern abzählt, die man hinter Schul-, Uni- oder Hochschulbänken verbracht hat. Was für eine gute Nachricht für alle Studierten unter uns! Und wie blöd für die Arbeiterkinder unter uns, dass die Pipeline zum Bildungserfolg leider leckt! „Leaky Pipeline" nennt man das Phänomen, dass Kinder und Jugendliche aus der Arbeiterklasse auf dem Bildungsweg allmählich verloren gehen. Von 100 Akademikerkindern beginnen 74 ein Studium, von 100 Nichtakademikerkindern nur 21. Von 100 Akademikerkindern machen 45 einen Masterabschluss, von Nichtakademikerkindern sind es 8. Und auf 1 Nichtakademikerkind, das dann noch ein Doktorat schafft, kommen 10 Dr. Akademikerkinder.*

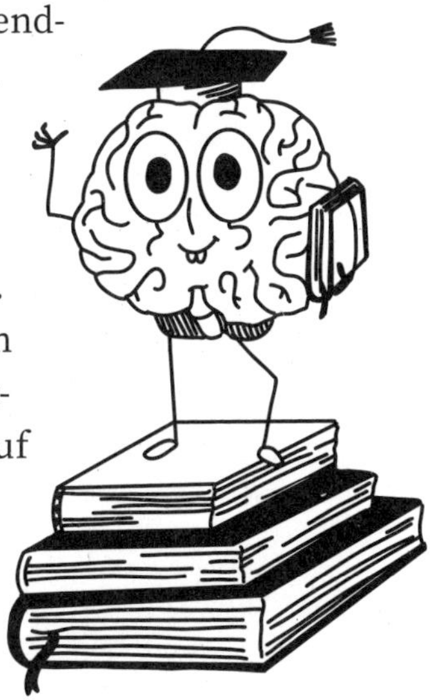

* Dies besagt der Hochschul-Bildungs-Report 2020 vom Stifterverband für die Deutsche Wissenschaft.

Das liegt nicht daran, dass Arbeiterkinder blöder sind, sondern ärmer. Denn wer ärmer ist, hat erstens eine sehr viel höhere Schwelle zu überwinden, um überhaupt in die Uni zu kommen, und kann sich dann zweitens auch nicht jahrelang entspannt in die Bücher vertiefen, während Mami die Miete zahlt, sondern muss nebenher noch kellnern. Weniger Förderung am Anfang, höherer Druck währenddessen – das macht den Bildungsweg für Nichtakademikerkinder ungleich schwerer. Und damit wären wir dann wieder beim Thema Lebenserwartungs-Gap zwischen Armen und Reichen und Gesundheitsgerechtigkeit.

Wie oft betreuen Sie Ihre Enkelkinder oder Ihre älteren Eltern?

☐ Nie/selten (weniger als oder gleich 2 Mal im Monat)

☐ Oft/immer (mehr als oder gleich 3 Mal im Monat)

Wenn Sie jetzt nachzählen und „nur" auf die Pflichtschuljahre kommen, weil kein Geld für ein Studium da war, weil Sie den Bauernhof der Eltern übernehmen mussten, weil Sie früh Kinder bekommen haben oder weil Sie schlicht schon früh Ihre Erfüllung in der Fußpflege gefunden haben, dann lassen Sie sich von Schwester Mary trösten. Schwester Mary hatte nämlich auch nur 8 Schuljahre hinter sich, als sie ihre Arbeit als Lehrerin aufnahm. Dann besuchte sie aber 22 Jahre lang jeden Sommer Kurse und hatte mit 41 Jahren ihr Highschool-Diplom in der Tasche. Was uns Marys Akte sagt: Erstens ist es egal, ob Sie mit Ende zwanzig Ihr Abi an der Abendschule nachgeholt oder sich mit Mitte vierzig in das Psychologiestudium eingeschrieben haben –

Lernen löst in jedem Alter in Ihrem Hirn die gleichen smarten neurobiologischen Prozesse aus, deswegen sollte es lebenslang ein Hobby von uns bleiben. Zweitens ist das simple Zählen der Bildungsjahre etwas banal, denn das Leben verpasst uns zahlreiche Lektionen auch ganz ohne Unigebühren und Facharbeiten, schließlich hatte Mary auch „nur" ein Highschool-Diplom (was in etwa dem Abitur entspricht). Weil das den Wissenschaftlern recht schnell auffiel, entwickelten sie Fragebögen (zum Beispiel den *Cognitive Reserve Index Questionnaire* CRIq, aus dem Sie hier einige Fragen finden), die neben Bildung und Beruf auch Freizeitbeschäftigungen und ehrenamtliche Aktivitäten erfassen. Denn nicht nur Schulbildung, sondern jede Art von geistiger Aktivität stimuliert unser Gehirn und baut unsere kognitive Reserve aus.*

Wie oft erledigen Sie häusliche Aktivitäten (etwa kochen, waschen, gewöhnliche Instandhaltungsarbeiten, bügeln, putzen, einkaufen usw.)?
☐ Nie/selten (weniger als oder gleich 2 Mal in der Woche)
☐ Oft/immer (mehr als oder gleich 3 Mal in der Woche)

* Wissen Sie, was noch eine fantastische kognitive Reserve ist? Zwei- oder Mehrsprachigkeit. Kinder lernen Sprachen problemlos und aus neurobiologischer und präventivmedizinischer Sicht spricht alles dafür, zweisprachigen Unterricht zu fördern und möglichst vielen Kindern Zugang zur Mehrsprachigkeit zu ermöglichen. Leider ist in bestimmten Minderheitenregionen wie Südtirol zweisprachiger Unterricht nach wie vor ein Politikum, obwohl er eine wertvolle Möglichkeit und ein Mehrwert wäre.

Smart durch den Tag: Alltag als Gedächtnistraining

Der Punkt ist: Ihr Gehirn funktioniert genau andersrum, als es Ihr Auto in der Garage tut. Je mehr Sie Ihr Denkorgan benutzen, desto weniger verschleißt es. Und mit „benutzen“ sind nicht nur Arithmetik und Anthropologie, sondern auch Aquarellmalen und Amateurtheater gemeint. Benutzen wir das Hirn, lösen wir dort all die positiven Prozesse aus, die wir im ersten Teil des Buches kennengelernt haben: Synaptogenese, Dendritenwachstum, Neurogenese, Freisetzung von Transmittern, Erhöhung von Neurotrophinen, epigenetische Veränderungen, verbesserte zerebrale Durchblutung und Reduktion von Entzündungen. Lernen verändert die Zellen, und das kann man sogar auf dem MRT-Foto sehen:[66] Lernen Menschen, verändert sich die weiße Substanz im Gehirn und es kommt unter anderem zu einer stärkeren Myelinisierung.* Lernen Menschen beispielsweise Jonglieren und vergleicht man das MRT ihres Gehirns, nachdem sie es gelernt haben, mit dem MRT ihres Gehirns, bevor sie jonglieren konnten, dann sieht man: Da ist plötzlich etwas mehr Hirnsubstanz im Bereich für visuell-motorische Koordination.[67] Weil man mit Lernen seine Neurone besser verschaltet, hat übrigens auch das Hirn Ihres Taxifahrers durch die Navigationserfahrung im Vergleich zu Ihrem Hirn einen etwas ausgeprägteren Bereich im Hippocampus.[68]

* Wir erinnern uns, Myelin ist das Isolierband unserer Nervenzellen und wichtig für die Weiterleitung von Nervenimpulsen.

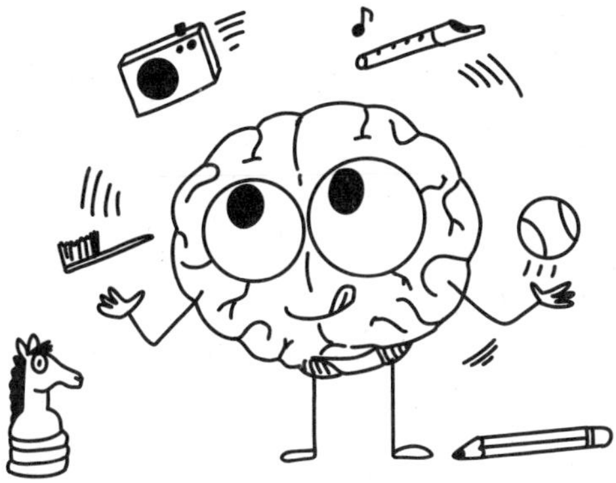

Wie oft lesen Sie Bücher?

☐ Nie/selten (weniger als oder gleich 2 Mal im Jahr)

☐ Oft/immer (mehr als oder gleich 3 Mal im Jahr)

Klingt ganz danach, als wäre unser Hirn ein Muskel, den man mit Denksport trainieren kann! Nun, ganz so wie ein Bizeps funktioniert das zelluläre Boosten im Gehirn aber dann doch nicht, auch wenn das einige Anbieter von Gedächtnistrainings versprechen. Zwar können regelmäßige Gedächtnisübungen spezifische kognitive Fähigkeiten verbessern, aber die trainierten Aufgaben sind nicht unbedingt auf andere kognitive Bereiche oder das tägliche Leben übertragbar und oft sind die kognitiven Verbesserungen nur von kurzer Dauer und erfordern eine fortgesetzte Anwendung. Konkret bedeutet das: Bevor Sie sich das Geld von dubiosen Gedächtnistrainern aus der Tasche ziehen lassen, gehen Sie lieber in Ihren Lieblingsbuchladen, ins Theater, zu Freunden und fahren Sie doch bitte endlich mal nach Rom in die Vatikanischen Museen. Da wollten Sie schon immer hin! Solange wir aktiv bleiben und unser Hirn mit neuen Eindrücken, Geschichten und Fertigkeiten füttern, machen wir alles richtig. Und das gilt natürlich gerade auch für die Zeit, die wir ohne Lohnarbeit hier auf Erden verbringen dürfen. Schwester Mary pflegte nach ihrer Pensionierung mit 84 Jahren zu sagen: „Ich gehe nur nachts in den Ruhestand." Wenn wir das beherzigen, dann bleiben wir mit etwas Glück smart bis zum Sarg.

Wie oft unternehmen Sie mehrtägige Reisen?

☐ Nie/selten (weniger als oder gleich 2 Mal im Jahr)

☐ Oft/immer (mehr als oder gleich 3 Mal im Jahr)

#Tipp: Wie man das Oberstübchen mit kognitiver Reserve füllt

Bücher sind gesund. Wer liest, lebt länger. Sie machen das ganz fantastisch! Lesen Sie weiter und hören Sie nie damit auf. Egal was: Bücher, Zeitungen, wissenschaftliche Artikel oder Ihr eigenes Tagebuch. Letzteres können Sie natürlich nur lesen, wenn Sie es

... auch schreiben! Tagebücher sind erstens wunderbare Erinnerungsstützen und zweitens ein gutes Gehirntraining. Zwei Fliegen mit einer Klappe schlagen Sie auch, wenn Sie mit Ihrer Nichte mal wieder eine Runde

... spielen! Schach, Scrabble, Siedler von Catan oder Skat. Es geht auch ohne Brett und Karten, vielleicht mal wieder ein Ratespiel während des Spaziergangs oder einer langen Autofahrt machen. Alleine können Sie hingegen mit Sudoku und Kreuzworträtsel das Denken üben. Oder wieder mal die Violine auspacken und

... Musik machen oder hören. Auch wenn Sie keine Geige spielen können, im Auto das Radio aufdrehen und mitsingen können Sie auf jeden Fall. Und vielleicht wollten Sie schon immer mal in einen Chor? Kreativität ist die Königin der Kognition! Sind Sie hingegen mehr so für strukturiertes

... lebenslanges Lernen, dann könnte eine Volkshochschule oder eine Universität der richtige Rahmen für Ihren Denksport sein. Lernen ist nie umsonst. Es muss aber auch kein Kurs sein, Sie könnten sich einfach mal wieder ein

... neues Hobby angewöhnen, zum Beispiel Fotografieren. Oder schreiben Sie doch mal wieder ein Gedicht, auch wenn Ihr Deutschlehrer Ihnen damals Ihre Sprachkreativität mit seiner schlechten Laune und seinen schlechten Noten ausgetrieben hat. Wenn Ihnen das alles zu geistreich ist, dann lernen Sie einfach jonglieren.[69] Es muss kein wahnsinnig anspruchsvolles Hobby sein, es reicht, wenn Sie es gerne machen und Sie Ihrem Hirn damit regelmäßig ein paar Stimuli verpassen. Wenn Sie für all das keine Zeit haben, weil Sie bis über beide Ohren in Lohn- oder Carearbeit stecken, dann achten Sie darauf, dass Sie immerhin

... Abwechslung am Arbeitsplatz haben. Routine ist langweilig, erst außerhalb der Komfortzone wird es für unsere Neurone so richtig interessant. Neue Aufgaben, neue Herangehensweisen und die Kombination aus unterschiedlichen Disziplinen lässt die kognitive Reserve anwachsen. Wir sind ja alle so viel mehr als nur der Beruf, den wir ausüben. Also früh damit beginnen, möglichst vielseitig zu sein, dann hat man später mehr davon. Apropos Abwechslung,

... machen Sie es doch einfach mal andersrum! Benutzen Sie mal einen anderen Weg zum Supermarkt, putzen Sie mal mit der anderen Hand die Zähne, stellen Sie mal die Möbel im Wohnzimmer um. Gewohnheiten sind wie spritsparend fahren für unser Gehirn (siehe „Wir sind Hirn"), geben wir doch mal wieder richtig Gas! Wer kognitiv flexibel ist, fordert das Hirn, sich neu zu organisieren und anzupassen.

Also selbst schuld, wenn du Alzheimer kriegst?

Wir machen es kurz: nein. Es ist zwar verlockend zu glauben, dass man sich mit gesunder Ernährung, ausreichend Bewegung und täglich einem Sudoku vor Alzheimer retten kann, kann man aber nicht. Man kann „nur" das individuelle Erkrankungsrisiko senken und, sollte man die Erkrankung bekommen, den Symptombeginn nach hinten verschieben. Demenzen wegzaubern können wir damit aber nicht! Auch wenn Wald- und Wiesenwissenschaftler mit Anti-Alzheimer-Binsenweisheiten durch die Ratgeberwelt tingeln: Es gibt keinen Trick gegen Demenzen, der auf jeden Fall hilft.

Wer das behauptet, schiebt Betroffenen die Schuld an der Erkrankung in die Schuhe. Und das ist nicht nur Quatsch, sondern auch eine Frechheit. „Victim Blaming" ist immer ungerecht und verletzt Betroffene. Wenn Sie sich gesund ernähren und der Krebs trotzdem zurückkommt, wenn Sie jeden dritten Tag laufen gehen und dann doch einen Herzinfarkt kriegen, wenn Sie das zweite Doktorat machen und Alzheimer ausgerechnet bei Ihnen irgendwann anklopft, dann ist das nicht Ihre Schuld. Denn Gesundheit ist leider nicht nur eine Frage des richtigen Mindsets und des richtigen Lebensstils. Sie ist auch eine Frage von Glück und Genen, von Möglichkeiten und Milieu.

Unser Handlungsspielraum liegt irgendwo zwischen Kann-man-eh-nix-machen und Wir-haben-alles-selbst-in-der-Hand und die gesundheitskompetente Kunst ist, zwischen diesen beiden Polen nicht wahlweise in Resignation oder Aktionismus zu verfallen. Denn beides ist falsch. Wäre unsere Gesundheit ein Garten, könnten wir zwar selbst entscheiden, welche Pflänzchen wir darin ziehen, aber nicht, welches Wetter morgen daherkommt. Das wiederum ärgert unsere alten Haudegen im Hirn, denn die Amygdala, der Hippocampus und der präfrontale Kortex möchten möglichst viel Sicherheit, und haben einen ausgeprägten Wunsch nach Vorhersehbarkeit. Weil das Leben aber nur bis zu einem gewissen Grad vorhersehbar ist, bleibt eine Unsicherheit, die mal mehr, mal weniger für Ängste und Stress sorgen kann, wogegen einige Scharlatane wiederum für viel Geld wenig Gehaltvolles verkaufen. In Wirklichkeit gibt es kein Mittelchen für ewige Gesundheit, es bleibt uns allen aber der goldene Mittelweg: sich von Wetterprognosen nicht ins Bockshorn jagen zu lassen und seinen Garten gelassen und zuversichtlich möglichst wetterfest zu machen.

Ich tippe bis zum Gerippe

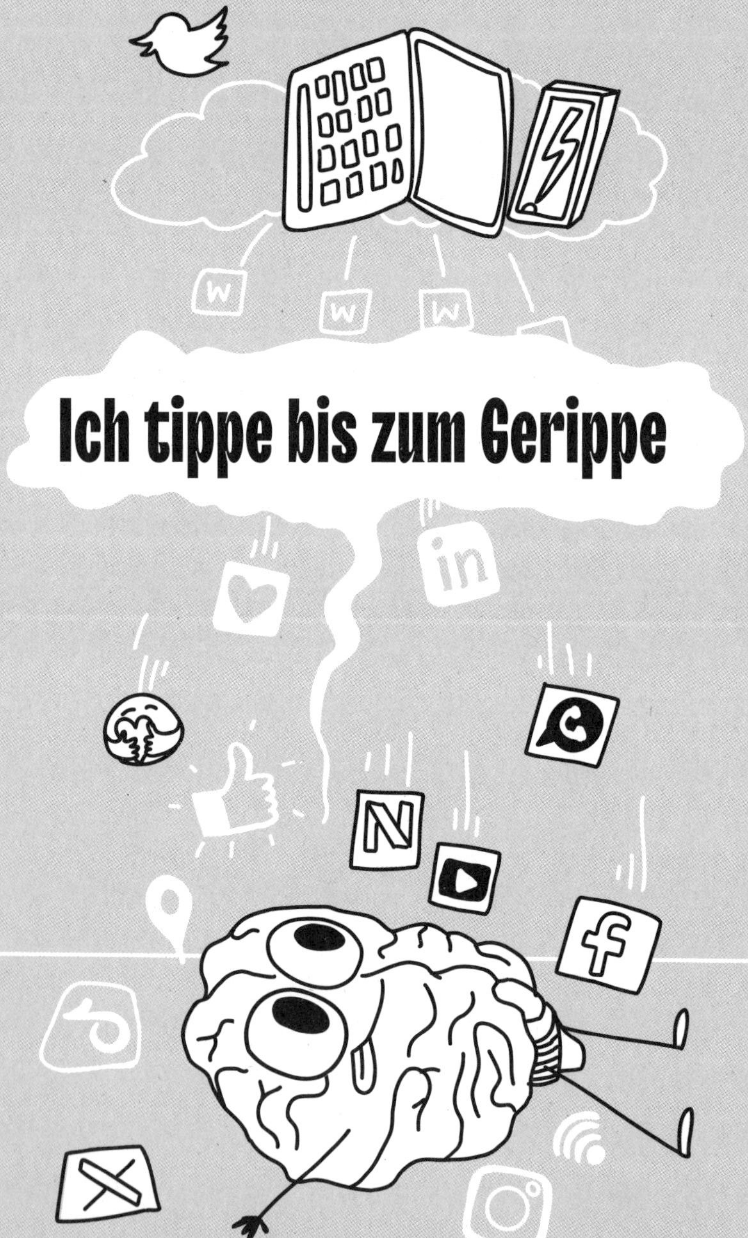

Digitale Demenz und Computerhirne

Evolutionsbiologisch gesehen hat unser Hirn erst vorgestern ein paar Stäbchen in eine Tonplatte gedrückt, um dem sumerischen Cousin in Keilschrift von einer Sonnenfinsternis zu berichten, und jetzt sitzt es plötzlich in einem Zoom-Call mit seinem amerikanischen Geschäftspartner, während es gleichzeitig googelt, wie man eine Pivot-Tabelle in Excel erstellt. Dafür, dass in den letzten Jahrhunderten ganz schön was los war beim Homo sapiens, hält unser Hirn bemerkenswert gut Schritt mit der zunehmenden Digitalisierung. Ab und zu kommt es aber dann doch ins Straucheln.

> Wie
> … tief ist der Gardasee?
> … funktioniert ein Bidet?
>
> Schlägt Google heute für das Wörtchen „wie" vor.

Gedächtnistechnisch funktioniert die digitale Reizüberflutung nämlich nur mittelprächtig. Obwohl wir zwar viel auf unserem Bildschirm sehen, bleibt wenig davon hängen. Das liegt daran, dass das episodische Gedächtnis mit dem flimmernden Fastfood auf unseren Screens nicht (immer) viel anfangen kann, weil die schnelle Abfolge von Informationen zu Überlastung und Selektionsproblemen führt und unser Hippocampus recht bald genervt aussteigt. An Tagen, an denen wir viel Zeit auf Social Media verbringen, ist unsere Gedächtnisleistung deswegen insgesamt schlechter. Und sogar am Tag danach. Das zumindest besagt eine

Erhebung mit 782 Studienteilnehmern im Alter zwischen 25 und 75 Jahren.[70] Die schlechtere Performance liegt aber vermutlich nicht nur daran, dass uns Multitasking und Reizüberflutung ausbremsen, sondern möglicherweise auch daran, dass uns mit jedem Klick Krieg, Krise und Klimakollaps entgegenspringen und für schlechte Stimmung sorgen, die dann wiederum auch nicht gerade gut für unsere Gedächtnisleistung ist. Sitzt man hingegen gut gelaunt mit dem Date beim Dinner und muss noch schnell ein Selfie mit der Pizza Quattro Stagioni posten, kann man sich später weniger an das Date als ans Posten erinnern.[71] Das ist jetzt eigentlich überraschend, weil wir haben doch weiter vorne gelesen, dass das Schaffen von Erinnerungen immer gut ist – Posen und Posten scheint allerdings nicht zwingend dazu beizutragen, dass man sich an das authentische Erleben der Situation besser erinnert.[72]

> Warum
> … ist der Schiefe Turm von Pisa schief?
> … ist das Meer salzig?
>
> Schlägt Google heute für das Wörtchen „warum" vor.

Googeln wir zu viel, wird unser Gedächtnis hingegen tatsächlich etwas faul. Denn unser Hippocampus ist ja nicht blöd und weiß, dass eine Information nur einen Klick entfernt ist. Warum sollte man sie sich dann merken? Studien legen nahe, dass sich Menschen Informationen schlechter merken, wenn sie davon ausgehen, in Zukunft über das Internet sowieso wieder Zugang dazu zu haben.[73] Wenn Sie das jetzt an Ihre Frau erinnert, die sich auch erst gar nicht merkt, wann die Steuererklärung und der TÜV zu machen sind, weil Sie das immer erledigen, dann haben Sie recht: Sie sind der externe Speicherträger Ihrer Frau. Dafür hat Ihr Partnerspeicherträger für Sie die Zahnarzttermine, die aktuellen Sorgen der Kinder und die Geburtstage der Nichten parat. Schon immer haben sich Menschen (auch) auf Familie und Freunde verlassen, um bestimmte Informationen zu speichern, das ist also an sich nichts Neues. Jetzt gibt's ein zusätzliches Outsourcing ins digitale Universum. Das Ausmaß der Daten, die wir dort ablegen, ist allerdings von einer bisher nicht dagewesenen Dimension.

Wann
... spielt Deutschland?
... ist Vollmond?

Schlägt Google heute für das Wörtchen „wann" vor.

Bekanntlich gibt es aber selten einen Schaden, wo es nicht auch einen Nutzen gibt. Und das stimmt selbstverständlich auch fürs Internet. Eskapismus nach einem nervigen Arbeitstag, Kontaktaufnahme mit einem alten Schulfreund, neue Sprachen, Rezepte und Vorträge zum Weiterbilden – aus dem Netz kommt auch viel Gutes. Allerdings müssen wir jetzt noch einige Jahrzehnte weitersurfen, bis wir mehr darüber wissen, ob es auch negative Nebeneffekte für unsere Neurone gibt und, wenn ja, welche. Bis dahin tut man gut, sich an den Schweizer Alchemisten Paracelsus zu halten, der bereits im 16. Jahrhundert vorausschauend das digitale

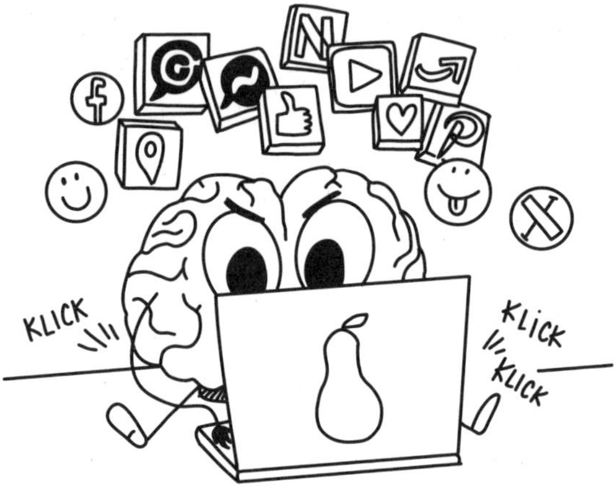

Detox empfahl: „Alle Dinge sind Gift, und nichts ist ohne Gift; allein die Dosis macht, dass ein Ding kein Gift ist.“ Also, auf echte Begegnungen, Qualität vor Quantität, positiven Medienkonsum, Achtsamkeit und Zeitmanagement setzen, damit das Internet mehr Geschenk als Gift ist.

Wo
… bin ich?
… müssen Sie hier warten?

Schlägt Google heute für das Wörtchen „wo“ vor.

#Tipp: Wie man das Netz nutzt, ohne zu verblöden

Schön und gut, aber das mit dem digitalen Detox wissen wir eigentlich auch schon. Dass es trotzdem so schwer ist, das Handy aus der Hand zu legen, liegt daran, dass viele Apps so gestaltet sind, dass sie regelmäßige, aber unvorhersehbare Belohnung bieten und unser Gewinnertierchen, unser Gegenwartstierchen, unser Gewohnheitstierchen und unser Spaßvogel (siehe Kapitel „Ich turne bis zur Urne") voll darauf abfahren. Die neurobiologischen Mechanismen, die uns ständig zum Handy greifen lassen, sind tief im Belohnungssystem und in der Aufmerksamkeitssteuerung verwurzelt. Sie bedienen viel von dem, was unsere vier Haudegen auf die Bildfläche ruft und mit Dopamin belohnt wird. Wenn Sie aber lieber mal wieder mehr mit Ihren Kindern als mit Ihrem Handy spielen möchten und sich nicht jeden Abend vor sich selbst ekeln möchten, weil Sie stundenlang auf der Couch den blödsinnigsten Content konsumiert haben, anstatt die Küche aufgeräumt oder Ihre Frau nach ihrem Tag gefragt zu haben, dann

... legen Sie einfach mal alle Bildschirme **aus dem Sichtfeld** (zum Beispiel das Handy ins Bad) und lenken Sie Ihre vier Tierchen mit anderen Pläsierchen ab. Das Prinzip „Aus den Augen, aus dem Sinn" funktioniert meistens für eine überschaubare Zeit überraschend gut. Wenn Sie das Handy dann doch mal wieder in der Hand haben, versuchen Sie, möglichst

... bewusst zu konsumieren und schlau zu klicken: Wir können nicht stundenlang Ramsch durch unsere

Gehirnzellen rauschen lassen und uns dann wundern, warum wir nachher nicht mehr so gut drauf sind. So wie man darauf achtet, was man auf seinen Teller legt, sollte man auch darauf achten, was man auf seinen Bildschirm lässt. Seiten mit Clickbait und Sensationsjournalismus machen weder die Welt noch Ihr Gehirn zu einem besseren Ort. Bevorzugen wir sinnvolle Inhalte und gut recherchierte und qualitativ hochwertige Nachrichtenquellen. Und selbst die nur

... in einem **reduzierten zeitlichen Ausmaß**. Wenn Sie schon so angefixt von Instagram und Co. sind, dann können Ihnen Apps helfen, die Bildschirmzeit zu kontrollieren. Besonders wichtig ist das übrigens abends, denn

... das blaue Licht vom Bildschirm sollte nicht das Letzte sein, was Sie vor dem Schlafengehen sehen. Weil guter Schlaf entscheidend für ein gutes Gedächtnis ist (mehr dazu in „Ich schlaf gut ein bis zum Schrein"), wäre es super, wenn Sie **mindestens 1 Stunde vorher** Ihr blinkendes Zauberkästchen ausschalten, damit Sie selbst noch ein bisschen Zeit zum Runterfahren haben.

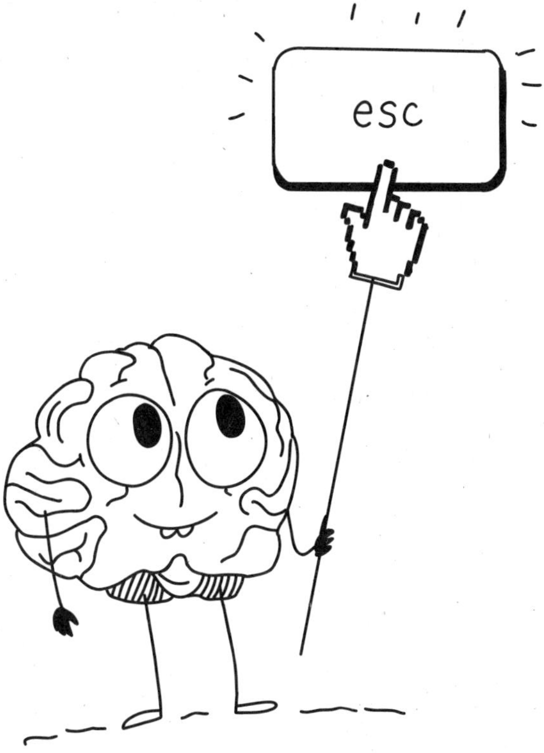
esc

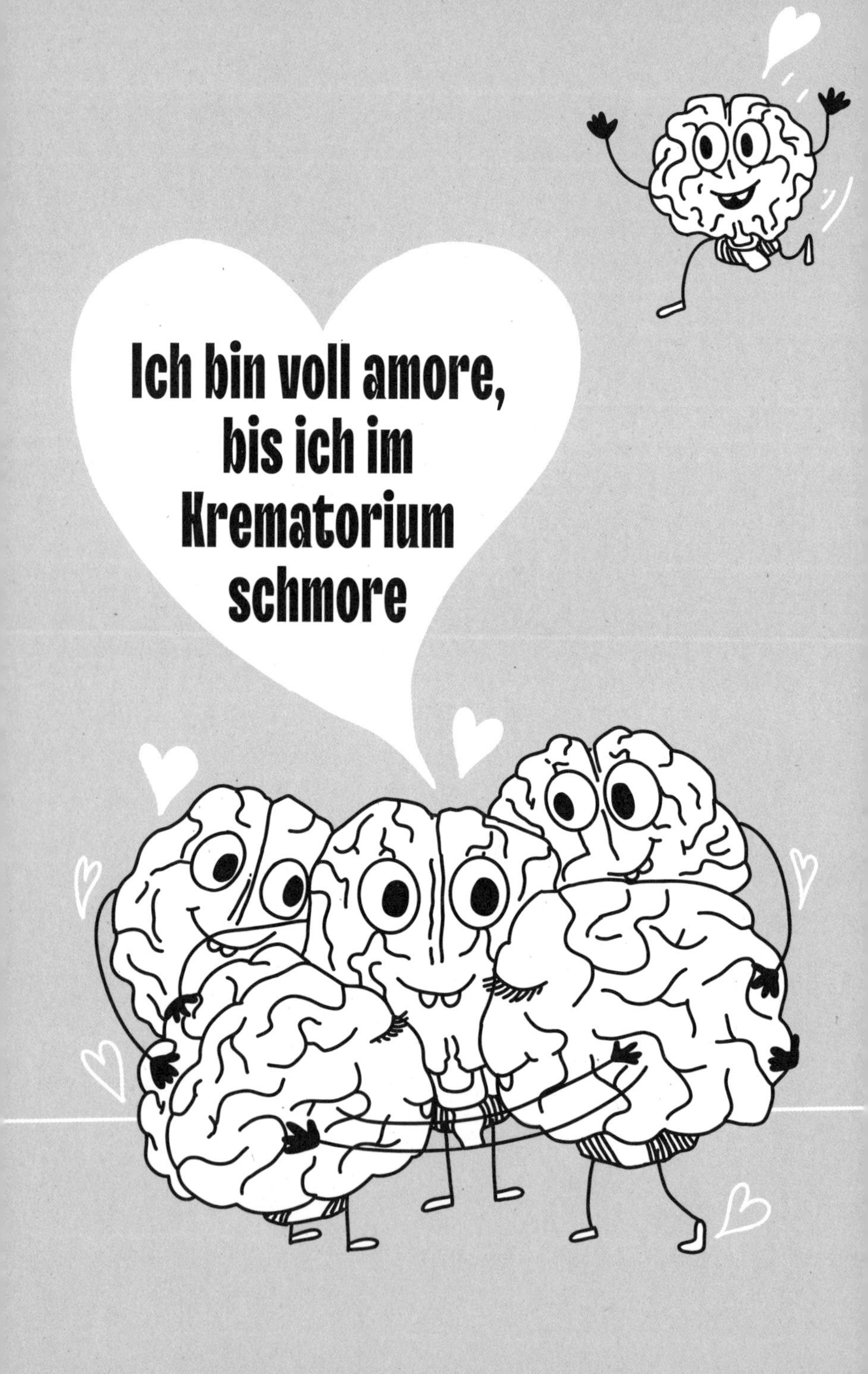
Ich bin voll amore,
bis ich im
Krematorium
schmore

Warum sozial genial ist: Ehrenamt und Freundschaften

Es war einmal ein Mann, so erzählte es Jesus persönlich, der von Jerusalem nach Jericho spazierte, dabei von Räubern überfallen und halbtot am Straßenrand liegen gelassen wurde. Es kam vorbei ein Priester, der schnell die Straßenseite wechselte, es kam vorbei ein Tempeldiener, der rasch weiterlief, und dann kam endlich ein Samariter daher, der den Überfallenen aufsammelte. Der Samariter hat damit Karmapunkte fürs Jenseits gesammelt, aber tatsächlich zahlt sich Menschlichkeit auch schon im Diesseits aus.

Selbst wenn Sie vielleicht manchmal das Gefühl haben, dass ausgerechnet Arschlöcher immer am längsten leben, lebt nach Studienlage und Statistik der Samariter nicht nur länger, sondern sogar besser als der Priester und der Tempeldiener. In der großen amerikanischen *Health and Retirement*-Studie mit 12.998 Teilnehmenden konnte beispielsweise gezeigt werden, dass 100 oder mehr Stunden Freiwilligenarbeit pro Jahr das Sterberisiko senken und die Menschen außerdem körperlich aktiver, optimistischer und weniger einsam waren, auch wenn das Auftreten von Gesundheitsproblemen wie Diabetes, Krebs- oder Herzerkrankungen nicht davon beeinflusst war.[74] Dafür fanden aber andere Studien Hinweise darauf, dass kontinuierliches Ehrenamt das Risiko für Demenz tatsächlich etwas reduzieren und die Gedächtnisleistung verbessern könnte.[75] Es gibt inzwischen noch weitere Studien, die festgestellt haben, dass es gesünder ist, ein paar Stunden wöchentlich in den Kindergarten nebenan zum Buchvorlesen zu gehen oder als Freiwilliger bei der Rettung wochenends betrunkene Jugendliche aufzulesen, als einsam und allein vor „ProSieben“ zu vergammeln.

Dass unser Kopf und Körper uns belohnen, wenn wir mit anderen Menschen in Interaktion treten und sie nicht am Straßenrand krepieren lassen, ist keine neue Erkenntnis, schließlich sind wir bekanntlich „soziale Wesen“. Warum genau das Gedächtnis von Freiwilligenarbeit profitiert, ist zwar noch nicht ganz klar, aber der Schluss liegt nahe, dass die erhöhte soziale, körperliche und psychische Aktivität die kognitive Reserve ausbaut und das Gehirn damit resilienter macht.* Es bleiben uns also, selbst wenn wir keine guten Christen sind, trotzdem noch allerhand gesunde Gründe, ein guter Mensch zu sein.

Apropos gute Menschen: Sich mit Menschen zu umgeben, die einem guttun, tut gut. Und ist gesund. Eine Studie mit 1.189 älteren Erwachsenen konnte zeigen, dass Menschen, die ein gutes soziales Netzwerk haben, bei Studien über einen längeren Zeitraum bessere kognitive Funktionen als die einsamen Wölfe hatten.[76] Tippt man in die wissenschaftliche Suchmaschine „Google

* Fairerweise muss man für alle mitlesenden Fieslinge sagen, dass es bis dato keine Erhebungen dazu gibt, ob auch komplexe Ganovenleistungen der kognitiven Reserve zuträglich sind. Es setzt gewiss auch einiges an Geschick und Gehirn voraus, Crystal Meth in der Garage zu kochen oder als Pate am Prenzlauer Berg sein Unwesen zu treiben. Aufgrund des erhöhten Risikos für Gefängnisaufenthalte (nicht gut für die Gesundheit) und der Liquidierung durch gegnerische Clans (auch nicht gut für die Gesundheit) schlägt sich diese Art der kognitiven Betätigung allerdings nicht zwingend positiv auf die Lebenserwartung und -qualität nieder.

Scholar“ die Wörter „Freundschaft“ und „Gesundheit“ ein, poppen über drei Millionen Einträge auf. Nicht erst seit der Covid-19-Pandemie ist klar, dass Einsamkeit problematisch und der zwischenmenschliche Austausch notwendig ist. In einer viel zitierten Studie der University of California konnte etwa gezeigt werden, dass ältere Menschen, die sich einsam fühlten, ein um 22 % höheres Risiko hatten, innerhalb der nächsten sechs Jahre zu sterben, verglichen mit ihren nicht einsamen Altersgenossen.[77] In einer anderen Studie, in der Menschen einmal mit 11 und einmal mit 79 Jahren einen kognitiven Test machten, kristallisierte sich Einsamkeit im Alter von 79 Jahren als der am stärksten korrelierende Faktor mit einer schlechteren kognitiven Fähigkeit heraus.

Will heißen: Noch mehr als der IQ in der Kindheit, das Geschlecht, die Bildungsjahre und die Einkommensklasse waren die sozialen Kontakte ausschlaggebend dafür, wie gut das Gehirn im Alter funktionierte.[78] Dabei kommt es übrigens nicht darauf an, wie viele Freundschaften man hat und wie lange sie schon bestehen, sondern wie gut sie sind.

> „Du bist mutiger, als du meinst, stärker, als du scheinst, und klüger, als du denkst.“
>
> Freunde, wie Pu der Bär sie hat, und die einem so tolle Sachen sagen, kann man sich nur wünschen.

Freundschaftspflege ist Arbeit. Freundschaften erfordern emotionale Investition, kognitive Anstrengung, regelmäßigen Zeitaufwand, Einsatz zur Aufrechterhaltung

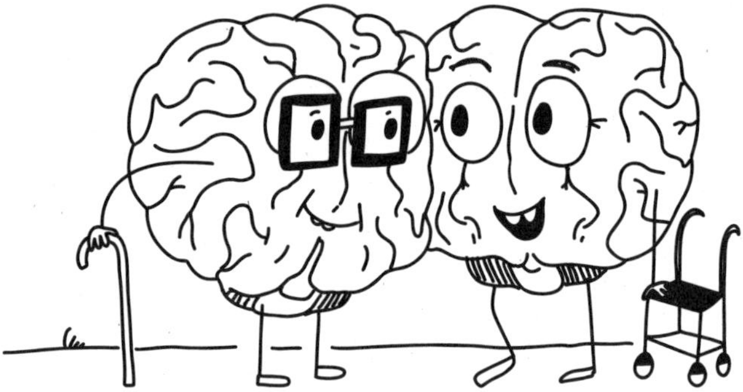

Brains – better together!

und Verantwortung. Das ist manchmal anstrengend – aber gerade deswegen auch gut für unsere kognitive Reserve! Weil die Interaktion mit anderen Menschen immer auch den Abruf von Informationen aus dem Gedächtnis, das Verstehen und Interpretieren von Gesprächen und die Anpassung an soziale Dynamiken erfordert, sind Telefonate mit Tina zum einen smartes Neuronentraining, zum anderen zahlt sich die ganze Arbeit auch aus, weil wir emotionalen Rückhalt, Stressreduktion und Resonanz erfahren. Win-win! Das sind dann auch die Gründe dafür, warum ein „sozial integrierter Lebensstil" im späteren Leben einen Schutz gegen Demenz und Alzheimer bietet.

Abschließend machen wir einen Schwenker vom Christentum zum Buddhismus und seinen drei Geistesgiften Gier, Hass und Verblendung. Hier ist Religion (ausnahmsweise) mal wissenschaftlich korrekt, denn Feindseligkeit und Wut sind tatsächlich Gift für unsere Gesundheit und erhöhen das Risiko für koronare Herzerkrankungen.[79] Zwar konnten bisherige Studien keinen endgültigen Kausalzusammenhang feststellen, aber Forscher vermuten, dass Hass über Verhaltenspfade wirkt, die zu ungesunden Lebensweisen wie schlechter Ernährung, Rauchen und geringer körperlicher Aktivität führen, und er damit indirekt auf uns zurückfällt. Hass zahlt sich also schon mal rein aus gesundheitlicher Perspektive nicht aus. Freundschaft, Ehrenamt, Menschlichkeit hingegen schon allein deswegen, weil wir dadurch (vielleicht) weniger Schlaganfälle bekommen.

#Tipp: Gesunde Gutmenschen

Hilf den anderen, das hilft dir selbst. Ehrenamt ist Ehrensache – und gesund! Da gibt es etwas, ganz in Ihrer Nähe, da können Sie sich bestimmt nützlich machen und Ihre grauen Zellen nutzen. Außerdem treffen Sie dort andere Menschen und finden vielleicht sogar einen neuen Freund. Win-win!

Hallo Männer! Würdet ihr, wenn ihr euch jetzt trennt, mit eurer Frau* auch eure einzige Freundschaft verlieren? Weil die Gesellschaft die Geschlechter in tratschende Klatschweiber und verkorkste Mannsbilder einteilt, haben Frauen Freundinnen und Männer Kumpels. Männerfreundschaften sind häufiger aktivitätsorientiert und beinhalten manchmal weniger emotionalen Austausch. Das muss aber nicht so sein. Und wenn das so ist, dann kann man das mit Zeit, regelmäßigem Kontakt und Offenheit ändern.

* … oder eurem Mann.

Soll ich mich jetzt mit Tom treffen oder lieber joggen gehen? Tom treffen. Man kann sich ja fast immer alleine sportlich betätigen, aber bis man Tom mal wieder sieht, wird's zweimal Weihnachten. Soziale Aktivitäten sind meist etwas komplizierter zu organisieren als Einzelaktivitäten, deswegen ist es gesund, die Feste der Freundschaft so zu feiern, wie sie fallen – und morgen dann joggen zu gehen.

Ich weiß aber gar nicht mehr, was ich mit Rudi reden soll! Kein Problem, dann spielen Sie doch was mit ihm! Es gibt viele Karten- und Brettspiele für Erwachsene, die erstens lustig sind, zweitens mögliche (anfängliche) Sprachlosigkeit überbrücken und drittens die Neurone aktivieren.

Ich spar mir das Gezanke, bis ich abdanke: Vergebung ist gesund. Der alte Grant, der in unseren Neuronen sitzt, macht uns nämlich auch nicht smarter, nur verbitterter. Das Gute am Verzeihen ist, dass Sie dafür keinen Priester und kein Ritual brauchen, das können Sie jederzeit für sich selbst erledigen. Es kann allerdings sein, dass Sie dafür ein wenig Arbeit, Selbstreflexion und eventuell mal eine Therapiestunde investieren müssen. Das sollten Sie schon allein deswegen tun, weil wir es doch wohl am allerwenigsten unseren Feinden zugestehen wollen, dass die uns jetzt auch noch ein paar gesunde Synapsen kosten, nicht wahr?

Gemeinsam sind wir smarter: Einsamkeit schadet unseren Nervenzellen. Legen Sie öfter mal die Fernbedienung aus der Hand und greifen Sie zum Telefon! Diese eine Viertelstunde am Tag haben wir alle, um Tina anzurufen. Mal wieder ein Treffen mit Paul zu planen. Sich endlich dem Wanderverein anzuschließen. Weil am Ende zählt weniger, wie viele Serien wir geguckt, sondern wie viele Leute wir getroffen haben.

Was Liebe, Sex und Zärtlichkeit mit unserem Gedächtnis machen

Hätte Antonius sich nicht in Kleopatra verliebt, wäre das Ptolemäische Reich vielleicht nicht untergegangen, aber immerhin kam es einige Jahrhunderte später weiter westlich zur Vereinigung Spaniens, weil Ferdinand und Isabella heirateten. Seit Menschengedenken sorgen Liebe, Sex und Zärtlichkeit für Dynamik und Desaster im Weltenlauf – und das ist kein Wunder, denn Liebe verändert das Gehirn der Menschen. Das kommt Ihnen vermutlich bekannt vor, wenn Sie an Ihre Zeit der Verliebtheit zurückdenken, als Sie vor Glück keinen

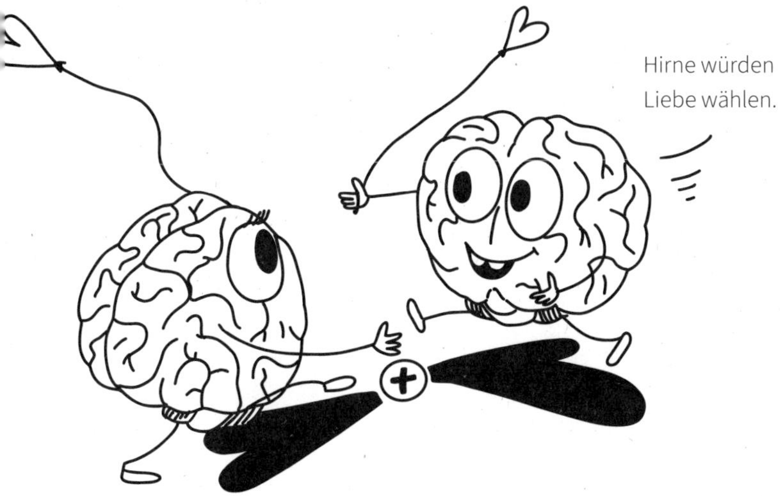

klaren Gedanken fassen konnten und die ganze Welt umarmen wollten, und wenn Sie sich an Ihre Zeit des Liebeskummers erinnern, als Sie dann auch wiederum keinen klaren Gedanken fassen konnten und die ganze Welt ein einziges Jammertal war.

> „Ich habe dich so lieb!
> Ich würde dir ohne Bedenken
> eine Kachel aus meinem Ofen
> schenken."
>
> Joachim Ringelnatz gibt alles.

Liebe verändert unser Denken. Das macht sie zum einen über das „Kuschelhormon" Oxytocin, zum anderen wirft romantische Liebe spezielle neuronale Mechanismen in unserem Hirn an. Schiebt man „intensiv" verliebte Menschen ins MRT, sieht man, dass sich beim Gedanken an die geliebte Person jene Bereiche im Gehirn aktivieren, die mit Belohnung und Motivation zusammenhängen und Dopamin ausschütten.[80] Das ist der Grund, warum wir himmelhoch jauchzend durch die Gegend springen, wenn wir frisch verliebt sind – und das ist dann leider auch der Grund dafür, warum wir zu Tode betrübt sind, wenn sich unsere langjährige Dopaminquelle in die Sekretärin verliebt, nach Spanien vertschüsst oder wegen unüberbrückbarer Differenzen die Scheidung einreicht. Liebe aktiviert unterschiedliche Körper- und Gehirnprozesse, und diese haben eine Auswirkung auf unser Gedächtnis. Das ist wertfrei gesprochen zunächst weder gut noch schlecht, es kann nämlich beides sein. Je nachdem.

„Wie jauchzt meine Seele, und singet in sich!
Kaum, dass ich's verhehle, so glücklich bin ich.
Rings Menschen sich drehen, und sprechen gescheut,
Ich kann nichts verstehen, so fröhlich zerstreut."

Joseph von Eichendorff besingt, wie die ständige Beschäftigung mit der Partnerin die Verfügbarkeit seiner kognitiven Ressourcen reduziert.

Einerseits kann Verliebtsein durch die ständige Beschäftigung mit dem Lieblingsmenschen und die emotionale Abgelenktheit das Arbeitsgedächtnis belasten, andererseits können Sie sich noch viele Jahre später bis ins Detail ans erste Date erinnern, weil emotional gefärbte Erinnerungen besser im Gedächtnis verankert werden. Auch sonst geht's, wenn's liebestechnisch gut bei uns läuft, im verliebten Gehirn drinnen wie geschmiert: Kriegt man beispielsweise vor einem kleinen wissenschaftlichen Stresstest vom Partner eine kurze Nackenmassage, hat man nachher weniger Cortisol im Speichel als die nicht-berührten Probanden.[81] Langzeitstudien haben außerdem gezeigt, dass stabile soziale Beziehungen wie die Ehe zur kognitiven Reserve beitragen können und das Gehirn widerstandsfähiger gegen degenerative Prozesse machen. Eine Übersichtsarbeit hat sogar errechnet, dass Menschen, die ihr Leben lang allein geblieben sind, ein um bis zu 42 % höheres Demenzrisiko verglichen mit verheirateten Menschen haben können.[82] Das liegt wohl daran, dass man sich in Zweisamkeit eher zusammenreißt und zu körperlichen Aktivitäten, gesunder Ernährung und stimulierenden Tätigkeiten hinreißen lässt, als wenn man sich alleine mit Chips auf der Couch gehen lässt. Außerdem kann emotionaler und sozialer Support – was man in einer Partnerschaft im besten Fall voraussetzen sollte – Stress reduzieren und das psychische Wohlbefinden verbessern, was wiederum positive Auswirkungen auf die Gehirngesundheit hat. Wenn einen die Ehefrau außerdem stets darauf hinweist, dass die halbjährliche Nachsorgevisite noch aussteht, und einem der Ehemann die Trinkflasche in die Handtasche steckt, bevor man morgens aus dem Haus geht, dann ist Liebe eine gesunde Präventionsmaßnahme.

> „So goodbye, please don't cry
> We both know I'm not what you, you need."
>
> Was Whitney Houston in ihrem Klassiker „I will always love you" damit sagen will: Nicht alle Partnerschaften sind gesund.

Aber bevor die Singles unter uns aufstöhnen, weil sie nicht nur ihre Mutter, sondern jetzt auch noch ein Buch unter Druck setzt, ist festzustellen: Liebe kann auch das Gegenteil von gesund sein. Keine Partnerschaft ist tausendmal besser als eine schlechte! Eine unglückliche und konfliktbeladene Paarbeziehung mit ständigen Auseinandersetzungen schlägt sich auf die psychische und körperliche Gesundheit nieder, kann zu Depressionen und Angstzuständen führen, und weil der dauerhafte Liebesstress unser Immunsystem schwächt, kann eine schlechte Ehe auch Bluthochdruck und Herzkrankheiten begünstigen. Ist die Ehe eine Belastung, dann gibt man selbst mit Ring am Finger den Löffel früher ab. Nur wenn sie uns guttun, sind Liebe, Sex und Zärtlichkeit gesund.

Apropos Sex: Wir springen nochmal kurz zurück zu Jesus und stellen fest, dass seine Anhänger im Laufe der Jahrhunderte rund um den Liebesakt ein absonderlich patriarchales, homo- und transphobes Regelsystem gebaut haben, das nicht nur aus menschlicher, sondern auch aus gesundheitlicher Sicht nicht empfehlenswert ist. Es ist außerdem anzunehmen, dass der liebe Gott höchstpersönlich nichts gegen Sex mit wem und wie auch immer hat, sonst hätte er uns untenrum wohl eher wie eine Blattlaus gebaut und nicht mit unseren menschlichen Geschlechtsorganen ausgestattet. Die sind im Vergleich zur Blattlaus nämlich bemerkenswert ausgebufft und deren Verwendung ist durchaus gesund. Teilt man Ratten beispielsweise in zwei Gruppen auf, wobei eine Gruppe täglich 30 Minuten Sex* und die andere keinen haben darf, kann man Folgendes beobachten: Bei den Tierchen mit sexueller Aktivität wachsen Nervenzellen im Hippocampus und sprießen die Dendriten, und setzt man sie in einer neuen Umgebung aus, spazieren sie mutig zum Futternapf. Bei sexuell inaktiven Ratten zeigten sich diese positiven Gehirnmechanismen hingegen nicht, und sie sind in der neuen Umgebung auch erstmal ängstlicher, bis sie sich zum Futternapf wagen. Aber nicht nur den Tieren, auch den Menschen scheint Geschlechtsverkehr im Gehirn gutzutun, zumindest legt das eine neuere Studie nahe: Sexuell aktive Frauen konnten sich in einer untersuchten

* Ganz schön sportlich, die Ratten! Es gab dabei aber Unterschiede: Zwar zeigten alle männlichen Ratten, die zu einem Weibchen in den Käfig gesetzt wurden, sexuelles Verhalten, aber nicht alle Ratten nutzten täglich die Möglichkeit zum Geschlechtsverkehr.

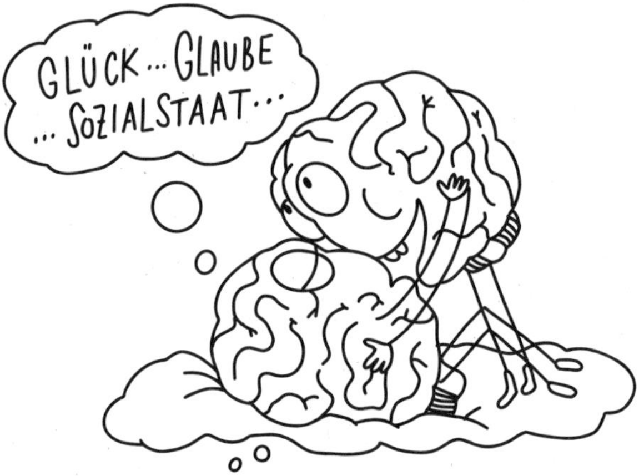

Stichprobe abstrakte Wörter besser merken – allerdings nicht Gesichter.[83] Eine Studie mit Daten von 6.833 älteren Erwachsenen fand eine Korrelation zwischen sexueller Aktivität bei Männern und besseren Gedächtnis- und Problemlösungsfähigkeiten, während bei Frauen nur eine Korrelation zwischen sexueller Aktivität und besserem Gedächtnis gefunden wurde.[84] Korrelation bedeutet aber nicht unbedingt eine Kausalität, und außer bei Mäusen im Käfig bleibt es schwierig, den Einfluss von sexueller Aktivität isoliert zu betrachten. Sicher ist, dass Sex Prozesse anregt – und das weiß man nicht erst, seit man ein paar Männer in die MRT-Röhre schob und ihre Partnerinnen sie per Hand bis zum Orgasmus brachten, damit die Wissenschaftler auf den Bildschirmen sahen, welche Gehirnareale dabei aktiv sind.[85] Apropos Hand, auch Masturbation setzt Hormone wie Oxytocin und Neurotransmitter wie Dopamin frei, die wiederum das Wohlbefinden verbessern und Stress reduzieren und damit einen positiven Effekt auf die Gehirngesundheit haben können. Sex scheint also durchaus einige positive Mechanismen im Gehirn auszulösen – aber sich schlau zu vögeln, das geht dann auch wiederum nicht.

> „Wenn jemand fragt, wohin du gehst,
> sag nach Bologna.
> Und wenn jemand fragt, wofür du stehst,
> sag für Amore, Amore."
>
> Singen Wanda, und man kann auch nach Chemnitz oder Kärnten gehen, Hauptsache man steht überall für Amore. Ist gesünder und vernünftiger.

Hirn und Hormone: Testosteron, Progesteron und Östrogene

Auch wenn wir gerade mal keinen Solo- oder Partnersex haben, sind unsere Organe unter der Gürtellinie aktiv und mit dem Oberstübchen in Kontakt. Da wäre zum Beispiel mal das Testosteron, das unabhängig von der sexuellen Aktivität im Hoden* und auch ein bisschen in den Eierstöcken gebildet wird und durch die Blut-Hirn-Schranke ins Gehirn wandert. Und dann wären da noch Östrogen und Progesteron, die in den Eierstöcken und Nebennieren produziert werden und genauso ins Hirn gelangen. Testosteron beeinflusst dort beispielsweise die Stimmung, die Aggressivität und auch die kognitiven Funktionen. Auch Östrogen und Progesteron mischen in der emotionalen Stabilität sowie bei

* ... wenngleich sexuelle Aktivität den Testosteronspiegel erhöhen kann.

Lernprozessen mit, indem sie die neuronale Plastizität fördern und das Gedächtnis beeinflussen.

Zunächst zu Testosteron: Weil einige frühe Studien Hinweise darauf gaben, dass eine Testosteronbehandlung bei älteren Männern möglicherweise das räumliche und verbale Gedächtnis verbessert, wurde 2017 eine größere doppelt verblindete und placebokontrollierte Untersuchung bei älteren Männern mit niedrigem Testosteronspiegel gemacht. Das bedeutet, dass alle Teilnehmer der Studie per Zufall entweder der Testosteron- oder der Placebogruppe zugeteilt wurden und weder die Forscher noch die Teilnehmer wussten, wer welche Behandlung erhielt. Nach sechs und zwölf Monaten zeigte sich: Es gibt keinen Unterschied zwischen beiden Gruppen, niemand ist schlauer oder dümmer wegen zu viel oder zu wenig Testosteron.[86] Nach heutigem Forschungsstand macht es also keinen Sinn, mit Testosteron therapeutisch gegen Gedächtnisstörungen vorzugehen.

Ein ähnliches Forschungsprofil zeichnet sich auch für Östrogene und Progesteron ab: Weil auch bei Frauen mit zunehmendem Alter Hormone abnehmen, kamen schon mehrere Forscher auf die Idee, ihnen in der Menopause eine Hormonersatztherapie zu verpassen und zu gucken, ob ihr Gedächtnis dann besser performen würde. Auch hier haben in einigen kleineren Studien Frauen, die Östrogene einnahmen, bei Aufgaben des Arbeitsgedächtnisses ein bisschen besser abgeschnitten,[87] andere Studien fanden hingegen keinen smarten Effekt der Hormonersatztherapie. Insgesamt zeigt sich also auch bei Östrogenen die Studienlage in

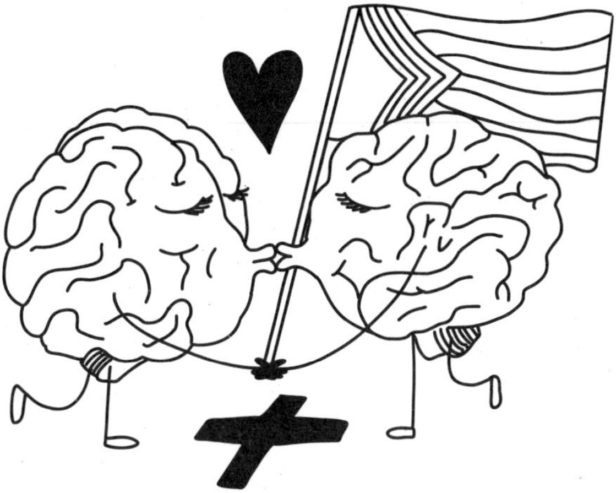

Liebt doch, wen ihr wollt: Heterosexualität, Bisexualität, Homosexualität, Pansexualität – ist alles gesund.

Bezug auf Gedächtnisleistungen unklar, und weil insbesondere für ältere Frauen und jene, die lange nach dem Beginn der Menopause mit der Therapie beginnen, das Risiko für Nebenwirkungen erhöht ist, gibt es in Bezug auf Gedächtnisleistung keine klare Empfehlung für eine Hormontherapie. Die einzige wissenschaftlich fundierte Empfehlung, die man in der Zusammenschau aller Studien mit Nachdruck geben kann, lautet: Gesunde Menschen brauchen keine Hormonersatztherapie für ihr Gedächtnis. Aber alle Menschen brauchen Liebe. Denn die ist gesund, und zwar in jedem Alter. Also liebt, so lange ihr könnt! Und wen ihr wollt!

Warum Kinderhaben schön und Care so schwer ist

Man liebt ja alles Mögliche in so einem Menschenleben. Den Hund, das Auto, die Oma und vor allem den kleinen Menschen, den man selbst hergestellt hat. Wird man Mutter oder Vater, ist da plötzlich eine emotionale Qualität, die es so noch nicht gegeben hat, die einen schockverliebt stundenlang ein runzliges Baby anstarren lässt und auch zwanzig Jahre später noch dafür sorgt, dass man stundenlang wach vor Sorgen im Bett liegt. Ein Kind zu bekommen, verändert das Gehirn fast wie die Pubertät. Schon in der Schwangerschaft wird im Oberstübchen umgebaut – hier kommt was weg, dort was dazu –, und diese Veränderungen sind so deutlich, dass geübte Wissenschaftler allein aufgrund der neuroanatomischen Veränderungen im Gehirnscan relativ treffsicher sagen können, ob eine Frau in den letzten zwei Jahren Mutter geworden ist oder nicht.[88] Die meisten Veränderungen passieren vor allem in Bereichen, die für soziale Kognition und emotionale Verarbeitung zuständig sind. Man spaziert also nicht als Genie aus dem Kreißsaal und löst urplötzlich fraktale Funktionen, aber man kann tatsächlich urplötzlich Dinge, die man vorher nie konnte. Zum Beispiel trotz massiven Schlafmangels um halb drei Uhr früh beim ersten Quietscher des Babys senkrecht im Bett stehen, in die Küche torkeln und den Flaschenwärmer anwerfen, während man gleichzeitig das inzwischen brüllende Bündel auf dem Arm wiegt – und es trotzdem am nächsten Tag nicht vor die Tür setzt.

Die Pflege eines Babys ist so anstrengend, dass ein „vernünftiges Normalgehirn" vermutlich schon nach ein paar Tagen aussteigen würde. Zu viele physische und psychische Grenzüberschreitungen. Weil die Menschheit aber zwecks Erhalt der Spezies darauf angewiesen ist, den Schutz und die Versorgung der bemerkenswert unselbstständigen Neuankömmlinge zu priorisieren, wird im Oberstübchen der Eltern sozusagen eine kleine Kinderstube eingerichtet: Neurologische, hormonelle und immunologische Veränderungen treten auf. Diese Umbauten, die übrigens auch bei nicht-biologischen Eltern durch die intensive Pflege und Fürsorge und natürlich auch bei Vätern und engsten Bezugspersonen passieren, werden maßgeblich von Oxytocin angeregt, das in großen Mengen ausgeschüttet wird, wenn Eltern am Köpfchen ihres Babys schnuppern, es im Tragetuch an ihr Herz binden oder einfach seine Nähe genießen. Mutti ist deswegen zwar trotzdem noch kaputti, aber high auf Oxytocin. Deswegen kann sie dann auch trotz Müdigkeit und Milchstau – angetrieben von Liebe und Zuneigung, kulturellem Erwartungsdruck und Alternativlosigkeit – mit quasi unerschütterlicher Hingabe auf ihr Kind reagieren.* Dafür lässt sie sich ein ganz schön

* Sie kann, vor allem aber muss sie. Und nicht alle können. Postpartale Depressionen, beeinträchtigte Mutter-Kind-Bindung (und auch Vater-Kind-Bindung), Angstzustände und das Gefühl des Versagens sind real und betreffen viele Frauen nach der Geburt ihres Kindes. Mutterschaft wird idealisiert, und Mutterliebe ist das kulturelle Fundament für die von der Gesellschaft eingeforderte Selbstaufgabe der Mütter: Wenn du dein Kind liebst, dann schaffst du das! Dann machst du das sogar gern! Das ist allerdings eine Mär. Man kann sein Kind lieben und trotzdem erschöpft sein. Oder krank werden. Oder an der Mutterrolle verzweifeln. Und sie (die Mutterrolle, nicht die Existenz des Kindes) bereuen.

dickes Fell wachsen, und zwar im Neokortex: Nicht nur zwei, sondern sogar noch sehr viele Jahre später scheint die Hirnrinde von Eltern an manchen Stellen etwas dicker zu sein als von kinderfreien und kinderlosen Personen.[89]

Einerseits wird das Hirn also neu verkabelt, andererseits reibt sich die moderne Mutter zwischen Kind und Karriere, Teambesprechungen und Hausaufgabenbetreuung, Beziehungsarbeit und Elternabenden, Kitaviren und Yoga, selbstgemachten Dinkelkeksen und fehlenden Betreuungsplätzen auf. Was macht uns also smarter? Kinder zu haben oder keine Kinder zu haben? Eine so banale wie provokante Frage, die schon allein deswegen erst ansatzweise wissenschaftlich beantwortet wurde, weil man sie eigentlich gar nicht stellen darf. Mamma mia! Kaum etwas ist mit so vielen sozialen Erwartungshaltungen, kulturellen Normen, religiösen Ansprüchen und politischen Ausreden aufgeladen wie die Mutterrolle. Denn selbstverständlich gibt es nichts Schöneres als Kinderhaben, und fehlende Kitaplätze sind zwar unfein, aber doch nicht ungesund! Oder?

Wir fragen 54.412 Krankenpflegerinnen im Alter zwischen 46 und 71 Jahren und tauchen kurz in eine der größten Studien zur Frauengesundheit ein, der *Nurses Health Study*, die seit 1976 in den USA läuft. Eine Analyse dieser Daten ergab, dass Frauen, die 21 Stunden oder mehr pro Woche gesunde Kinder betreuten, ein erhöhtes Risiko für Herzerkrankungen hatten.[90] 21 Stunden pro Woche als Schmerzgrenze? Darüber kann jede Mutter mit Kleinkindern nur müde lächeln. Zum gleichen Ergebnis kam eine Untersuchung in Japan mit 25.121 Personen.[91] Eine andere amerikanische Studie ergab hingegen, dass die Pflege von Angehörigen im mittleren Alter nicht grundsätzlich mit einem höheren Risiko für koronare Herzkrankheiten verbunden ist (sofern man nicht schon ein paar Gesundheitsprobleme mitbringt, denn dann ist das Risiko für Herzerkrankungen bei zusätzlicher Pflegebelastung deutlich erhöht).[92] Auch andere Studien fanden kein erhöhtes Herzinfarktrisiko, sondern im Gegenteil sogar einen positiven Effekt der Elternschaft. So etwa im fröhlichen Schweden, wo man feststellte, dass Eltern länger leben als kinderlose oder kinderfreie Personen.[93] Für wen, glauben Sie, gilt dieser Langlebigkeitseffekt mehr, für Mutti oder für Vati? Ich verrate es Ihnen gleich, aber zuerst schauen wir uns noch schnell eine Studie mit 1.933 Teilnehmenden an, die analysierte, wie es Menschen vor und nach der Geburt eines Kindes so ging.[94] Die Wissenschaftler fassten die Ergebnisse nämlich in dem denkwürdigen Satz zusammen: „Becoming a parent is both detrimental and rewarding." Zu Deutsch: Eltern zu werden, ist sowohl schädlich als auch lohnenswert. Besonders lohnenswert ist es für Männer, denn während verheiratete Frauen nach der Geburt mehr Hausarbeit und eheliche Konflikte erleben (gleichzeitig jedoch von weniger Depressionen als ihre kinderlosen und kinderfreien Altersgenossinnen berichten), hat der Elternstatus wenig Einfluss auf das Leben der Ehemänner. Damit zurück nach Schweden: Ja, es ist Vati, der im Vergleich zu kinderlosen oder kinderfreien Männern länger lebt, als Mutti es im Vergleich zu kinderlosen oder kinderfreien Frauen tut. Im Alter von 60 Jahren betrug in dieser

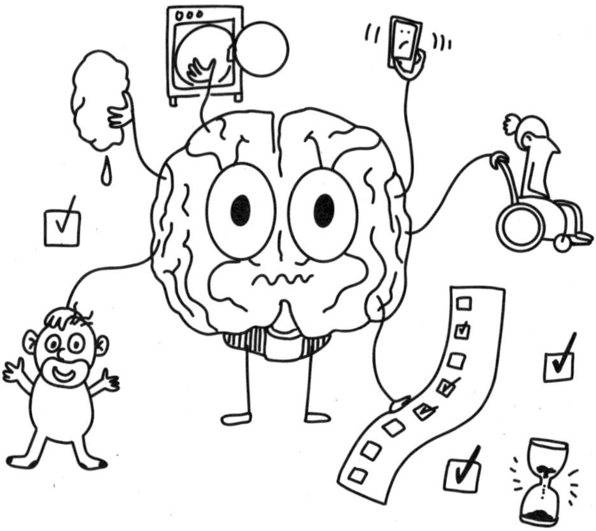

Studie der Unterschied in der Lebenserwartung zwei Jahre für Männer und eineinhalb Jahre für Frauen. Woran das wohl liegt?

Zur Beantwortung dieser Frage reisen wir jetzt nach Deutschland. Dort liegt der sogenannte Gender Care Gap aktuell bei 44,3 % pro Tag. Frauen verwenden also durchschnittlich täglich 44,3 % mehr Zeit für unbezahlte Sorgearbeit als Männer. Konkret sind das 79 Minuten Unterschied pro Tag, und das ist immerhin schon etwas weniger als vor 10 Jahren, da lag der Gap noch bei 52,4 %.[95] Aber weil sie noch immer 30 Stunden die Woche putzt und pflegt, während er nur 21 Stunden pro Woche den Müll rausbringt und die Spülmaschine einräumt, fehlen ihr damit fast eineinhalb Stunden pro Tag, in denen sie sich sportlich betätigen, ein Buch lesen, ausruhen oder jonglieren üben könnte. Ist es nun möglicherweise so, dass mangelnde Gleichberechtigung das fehlende Puzzlestück im Motiv „Mutterleben und Gesundheitsprobleme" ist? Ja. Zu dieser Überzeugung gelangten übrigens auch britische Wissenschaftler, die in einer Studie mit 2.977 Personen herausfanden, dass weder die „biologische Wirkung" einer Schwangerschaft noch die Anzahl der Kinder mit einem erhöhten Risiko für Herzerkrankungen einhergeht, sondern dass sich individuelle Unterschiede in der Gesundheit in erster Linie durch Lebensstil und Verhaltensweisen ergeben.[96]

Ein ähnliches Bild zeigt sich auch für Demenzen: Während eine Studie beispielsweise fand, dass Frauen, die über einen längeren Zeitraum fruchtbar sind, ihr letztes Kind nach 35 Jahren bekommen und zeit ihres Lebens auch mal hormonelle Verhütungsmittel nehmen, im Alter oft geistig fitter bleiben,[97] kam eine andere Studie zum gegenteiligen Schluss.[98] Wenn Studien dasselbe Phänomen untersuchen und dabei zu unterschiedlichen Ergebnissen kommen, ist der Grund dafür eigentlich immer folgender: Das untersuchte Phänomen kann weder durch biologische noch soziale Mechanismen allein erklärt werden, sondern nur durch eine komplexe Kombination beider. Kinderhaben verändert das Gehirn, das Immun- und das Hormonsystem, aber ob diese Effekte ein gesundheitlicher Vor- oder Nachteil sind, hängt im Einzelfall stark von individuellen Umständen, sozialer Unterstützung und vielen verschiedenen gesundheitlichen Aspekten ab. Wenn das mal nicht ein Kapitel für die Freunde im Familienministerium ist!

Nimmt man beispielsweise das verhältnismäßig konsistente Ergebnis her, dass Frauen, die sehr jung ihr erstes Kind bekommen, später ein erhöhtes Demenzrisiko haben, drängt sich die Frage auf: Liegt das nun an den biologischen Mechanismen oder tatsächlich eher daran, dass eine Teenage-Mum oft mit geringeren Bildungschancen, weniger wirtschaftlichen Möglichkeiten und eingeschränkten Optionen zur Selbstfürsorge in ihr Erwachsenenleben startet, was dann wiederum dazu führt, dass sie im Laufe ihres Lebens weniger kognitive Reserve aufbauen kann? Eine rhetorische Frage, die inzwischen auch zunehmend wissenschaftlich beantwortet werden kann: In einer neueren Studie aus dem Jahr 2022 mit 15.362 Teilnehmenden errechneten Wissenschaftler nämlich, dass nach Berücksichtigung wichtiger sozialer Gesichtspunkte (zum Beispiel Bildungsniveau und Einkommen) und gesundheitlicher Faktoren (zum Beispiel Rauchgewohnheiten und bestehende Gesundheitsprobleme) kein deutlicher Zusammenhang zwischen der Fruchtbarkeitsgeschichte (wie der Anzahl der Kinder und dem Alter bei der ersten Geburt) und dem Auftreten von Demenzen mehr besteht. Sprich: Ob Elternschaft uns letztlich smarter oder blöder, gesünder oder kränker macht, hängt von den sozialen Rahmenbedingungen ab.

„It takes a village to raise a child."

Alle bräuchten eins, niemand hat es: Moderne Kleinfamilien suchen ihr Dorf und kriegen noch nicht mal einen Kitaplatz.

Die Wahrheit ist also: Carearbeit ist ein zweischneidiges Schwert. Sie hat einerseits das Potenzial, die kognitive Reserve in unserem Kopf zu stärken, und kann uns andererseits das Genick brechen. Wird sie nicht aufgeteilt, dann kostet Care Freizeit, Lebenszeit, Gesundheit. Deswegen sollte der Dauerstress durch Sorgearbeit auch Grund zu kollektiver Sorge sein. Denn auch wenn Pflege und Kindererziehung zwar ständige Problemlösung, Planung, Organisation und soziale Interaktion erfordern (was gut für die kognitive Reserve ist), kippt dieser positive Effekt rasch ins Negative, sobald es durch Überlastung, mangelnde Unterstützung und fehlende Erholungsmöglichkeiten zu chronischem Stress (nicht gut für die kognitive Reserve) kommt, weil das eine nahtlos in das ...

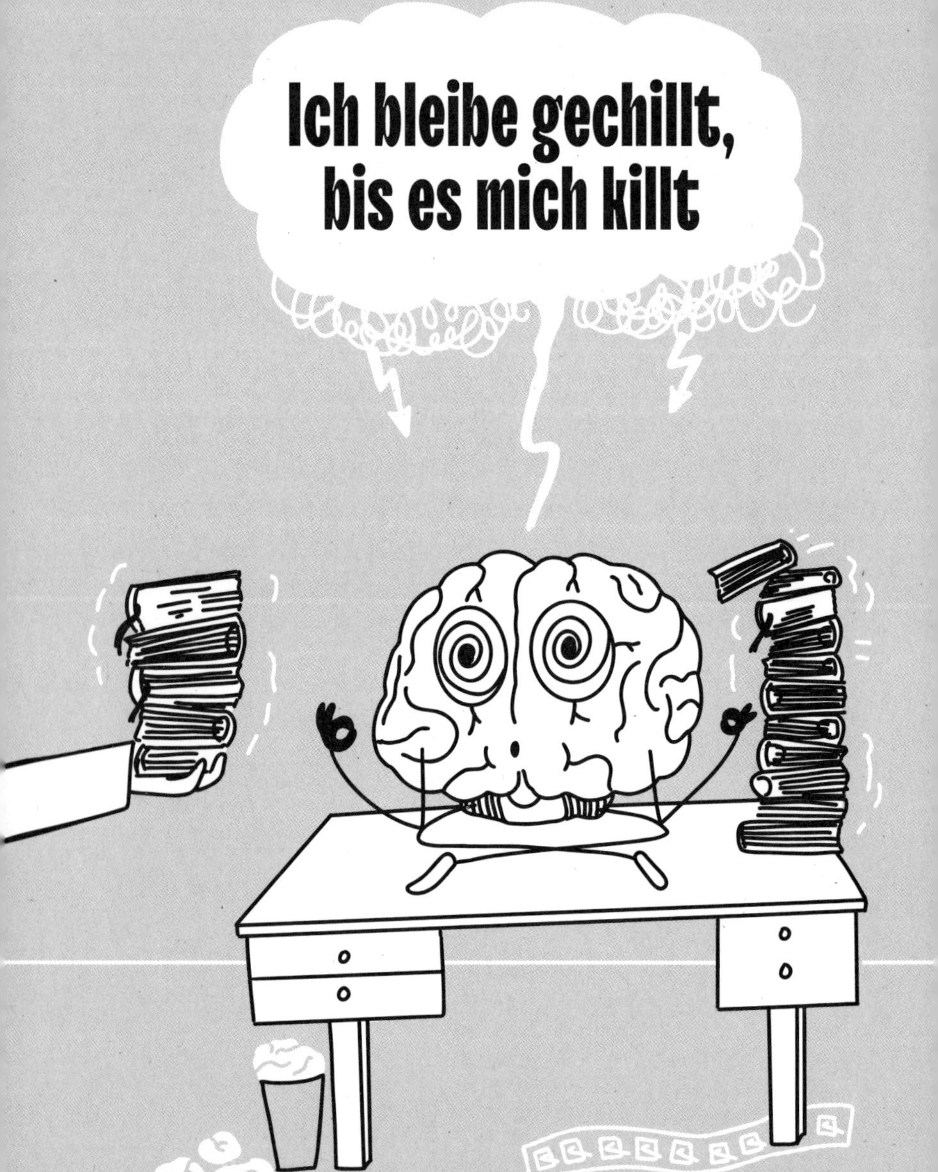
Ich bleibe gechillt,
bis es mich killt

Stress machen

... andere übergeht und man alle Bälle in der Luft halten muss, aber keine Hand mehr frei hat. Wo die Anforderungen die verfügbaren Ressourcen übersteigen, ist Krise angesagt. Krise ruft prompt den Sympathikus auf den Plan, der das Ruder auf dem sinkenden Schiff übernimmt und das Herz schneller schlagen, den Blutdruck und den Blutzuckerspiegel steigen, die Atemwege erweitern, das Immun-, Verdauungs- und Wachstumssystem runterfahren und die Muskeln anspannen lässt.* Gedacht war das alles mal anders, nämlich um wahlweise vor dem Säbelzahntiger wegzurennen oder um ihm mit dem Steinkeil eins über die Rübe zu braten – und nicht, damit Sie sich zweitausend Jahre später über Ihren Chef ärgern können. Trotzdem stehen Sie jetzt mit Ihrer steinzeitlichen Stressreaktion in seinem neuzeitlichen Büro, nur können Sie vor Ihrem Chef weder weglaufen noch ihm mit dem Locher eins über die Birne ziehen. Das weiß Ihr präfrontaler Kortex auch und pfeift deswegen den Sympathikus immerhin so weit zurück, dass Sie trotz steigenden Blutdrucks Ihr Verhalten an soziale Normen anpassen und eben nicht impulsiv nach dem Locher greifen.** Aber auch wenn

---

* Komplett identisch läuft eine Stressreaktion aber nie ab, weil wir alle sehr unterschiedlich sind. Den einen regt es noch stundenlang auf, dass ihm jemand den Parkplatz vor der Nase weggeschnappt hat, den anderen hat es nur peripher tangiert. Je nach Art des Stressors werden unterschiedliche Emotionen ausgelöst, denn abhängig von persönlicher Erfahrung, Veranlagung, Resilienz und soziokulturellen Faktoren reagieren wir unterschiedlich.

** Nein, hier gibt's keine Sprüche zur Auflockerung zwischen den Absätzen, wir sind schließlich im Stresskapitel.

Sie dank Ihres präfrontalen Kortex nach außen hin ruhig bleiben – vielleicht nur ein bisschen rot werden und Ihre Hände zittern –, stellen sich innen drinnen Ihre körperlichen Prozesse auf den Säbelzahntiger ein. Das ist zunächst gar nicht so schlimm. Auf Dauer aber schon.

Aber jetzt ganz gechillt der Reihe nach: Das Leben ist mal Ponyhof, mal Säbelzahntiger, deswegen brauchen wir unbedingt ein Stresssystem, das uns die blitzschnelle Anpassung an eine auftretende Gefahrensituation ermöglicht. Ebenso wie ein System, dass uns mit maximaler Muskelentspannung in der Sonne dösen lässt. Die Systeme, die das übernehmen, sind der Sympathikus (aktivierter Modus) und der Parasympathikus (gechillter Modus), und auch die Hypothalamus-Hypophysen-Nebennierenrinden-Achse, Stresshormone und sonst noch ein paar Akteure mischen in der Stressreaktion mit. Das wollen wir aber alles ja gar nicht so genau wissen, sondern: Macht denn dieser ganze Stress nun etwas mit unserem Gedächtnis? Und wenn ja, was?

Der Säbelzahntiger: akuter Stress

Plötzlich springt er uns an. Als Sturz, als Streit, als Bloßstellung, als Beleidigung: der stressige Säbelzahntiger. Immer zum ungünstigsten Zeitpunkt und nie sind wir für ihn bereit. Unsere Amygdala aber schon, und sie löst sofort Alarm im System aus. Gemeinsam mit dem präfrontalen Kortex schaltet sie ihre Teamkollegen in den Notfallmodus, kreischt rüber zum Hypothalamus, der den Sympathikus aktiviert, brüllt zur

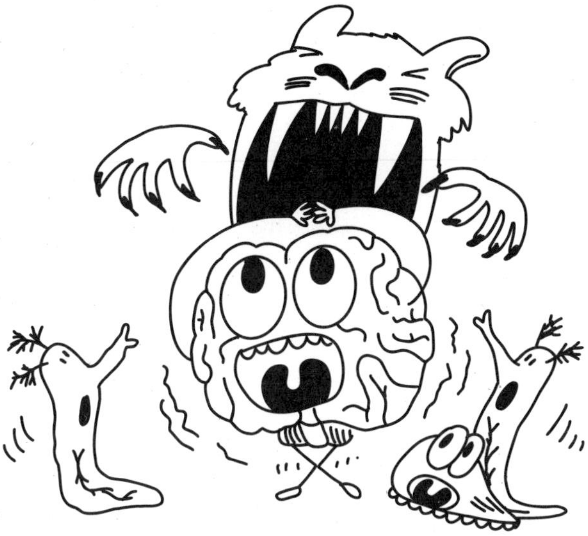

Achse mit dem langen Namen (Hypothalamus-Hypophysen-Nebennierenrinden-Achse), dass sie mal ein paar Stresshormone losschicken soll, und treibt auch den Hippocampus an. Moment mal, wie jetzt, den Hippocampus? Die Stressantwort aktiviert also auch einen zentralen Akteur des Gedächtnisses? Aber es heißt doch immer, dass Stress schlecht für unser Gedächtnis sei?

Jein. So pauschal kann man es tatsächlich nicht stehen lassen. Es stimmt nämlich nur zum Teil. Und das war teilweise ganz schön verwirrend: Einige erste Studien fanden, dass das Gedächtnis unter Stress besser funktionierte, andere hingegen das Gegenteil. Was zunächst unlogisch schien, war aber schlicht noch nicht in die richtige Reihenfolge gebracht worden. Sieht man sich die Studien genauer an, kristallisiert sich nämlich ein Muster heraus: Es kommt erstens auf den Zeitpunkt des Stresses und zweitens auf die Art der Information an. Werden wir beispielsweise *vor* oder *während* des *Lernens* gestresst, können wir uns die Informationen tendenziell schlechter merken. Sitzen wir also gerade im Erste-Hilfe-Kurs und währenddessen schreibt uns unsere Frau, dass sie uns verlässt, wissen wir nachher eher nicht mehr, was uns zur Herz-Lungen-Wiederbelebung erzählt wurde. Und schon sehr viel geringerer Stress hat eine Auswirkung auf unsere Merkfähigkeit! In einer Studie hat man Teilnehmenden unter dem Vorwand, man würde ihren Gesichtsausdruck studieren, die rechte Hand in Eiswasser getaucht, während sie in eine Videokamera schauen mussten und außerdem noch von einem unfreundlichen Versuchsleiter blöd angeguckt wurden. Ein derartig unbehagliches Setting löst zuverlässig moderaten Stress bei Probanden aus – und das war auch das Ziel: Eigentlich ging es den Forschern nicht um den Gesichtsausdruck, sondern um 32 Wörter, die die Teilnehmenden im Anschluss lernen sollten. Nach 24 Stunden konnten sich die gestressten Probanden deutlich schlechter an die Wörter erinnern als die nicht-gestressten Probanden.[99]

Haben wir damit also den Beweis, dass sich der Hippocampus unter Stress nichts gut merken kann? Nein. Denn er merkt sich sehr wohl Dinge, nur eben nicht irrelevante Infos wie 32 zufällige Wörter. Dass die Kombination Eiswasser, Videoaufnahme und fieser Versuchsleiter nicht unbedingt wiederholungsbedürftig ist, haben sich die Hippocampi aller Teilnehmenden höchstwahrscheinlich nämlich sehr gut gemerkt. Im Notfallmodus konzentriert das Team Hirn die Aufmerksamkeit auf den Bedrohungsbereich und hat kaum Ressourcen für unwichtige Aufgaben. Sind unsere Ahnen vor dem Säbelzahntiger davongerannt, haben sie sich im Vorbeilaufen beispielsweise nicht auch noch gemerkt, dass links unterm Ginkgo ein paar Heidelbeeren für später stehen, sofern man dann noch lebt. Was mit dem Stress selbst zu tun hat, das merkt sich unser Hirn, der Rest fällt eher durch den Rost. Das erklärt auch, warum wir uns die schlimmen Dinge, die uns zustoßen, besonders gut merken können. In einer akuten Stresssituation ist unsere Merkfähigkeit also nicht grundsätzlich schlecht – sie ist nur auf die Bedrohung fokussiert und für den Rest damit limitiert.

Dasselbe trifft auch auf den Abruf von Informationen zu. Werden wir unter Stress gesetzt, *während* wir uns an etwas zu *erinnern* versuchen, kann uns der Abruf deutlich schwerer fallen. Jedem, der schon mal mit schwitzenden Händen an der Tafel stand und nicht mehr wusste, was er einige Stunden zuvor eigentlich noch auswendig konnte, ist schon mal aufgefallen: In stressigen Situationen ist der Zugang zu gespeicherten Informationen irgendwie eingeschränkt, weil die Amygdala aufgebracht in unserem Hirn herumkreischt und der Sympathikus wie ein Tsunami durch unseren Körper fegt, während der präfrontale Kortex alle Hände voll damit zu tun hat, uns trotz hochrotem Kopf halbwegs passabel zurück an unseren Platz zu manövrieren – und das, obwohl gar nicht unser Leben, sondern nur die Lateinnote auf dem Spiel stand.* Selten geht es in unseren privilegierten Breitengraden ja um Leben und Tod, gestresst sind wir trotzdem alle, und zwar fast

* Deswegen sind Prüfungen auch nicht zwingend ein Indikator dafür, wie gut das Hirn in Latein ist, sondern wie es unter Stress performt.

immer. Das ist dann allerdings nicht mehr der Säbelzahntiger, der uns aus dem Nichts anspringt, sondern das moderne Leben, das uns in den Schwitzkasten nimmt. Und während akuter Stress erstens sinnvoll und zweitens gut wegzustecken ist, ist es chronischer Stress nicht mehr.

Im Hamsterrad: chronischer Stress

Das Handy piepst, der Kredit muss abbezahlt werden, die Arbeit hört nie auf und das Kind will das Studium schmeißen – aber wir wachsen ja an unseren Herausforderungen, nicht wahr? Nun ja, nicht ganz. Sind wir gestresst, wächst nämlich vor allem unsere Amygdala. Fixiert man Ratten beispielsweise zehn Tage lang zwei Stunden täglich, sodass sie sich nicht mehr bewegen können, passiert Folgendes: Sind sie gefesselt, steigt der Stresspegel enorm an – das ist bei Ratten nicht anders als bei Menschen –, und nach zehn Tagen haben die Nervenzellfortsätze im Hippocampus der Tierchen abgenommen, die Dendriten in der Amygdala sind hingegen gewachsen.[100] Das gilt jetzt nicht nur für die Ratten im Käfig eines Labors, sondern auch für die Menschen im Hamsterrad des Lebens: Chronischer Stress führt zu neuronalen Veränderungen im Hirn. Die Amygdala nimmt in bestimmten Bereichen tendenziell ein bisschen zu, der Hippocampus und auch der präfrontale Kortex eher ab.

Klingt mehr Hirnsubstanz prinzipiell gut, trifft dies im Falle der Amygdala leider nicht zu: Eine vergrößerte

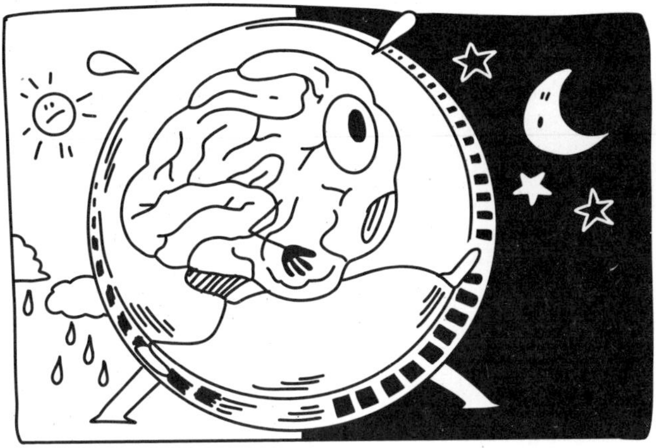

Amygdala kann nämlich überempfindlich auf relativ harmlose Reize reagieren und mit ihrem Gekreische nicht nur den Hippocampus bei seiner Konsolidierungsarbeit aus der Fassung, sondern auch den Rest des Gehirns aus dem Gleichgewicht bringen. Wenn man in die Gehirne von Menschen mit einer Depression oder einer Angststörung reingucken könnte, würde man häufig eine hyperaktive Amygdala finden, die sowohl in ihrer Größe als auch in ihrer Aktivität verändert ist.[101] Eine größere Amygdala, ein schrumpfender Hippocampus, ein schlechter verkabelter präfrontaler Kortex – ja, vielen Dank auch, stressiger Job, fehlender Kitaplatz, toxische Beziehung!

Und es ist nicht nur das Gehirn, das sich durch chronischen Stress verändert. Auch der Rest des Körpers reagiert auf unsere Ehekrise mit Anpassungen, die auf Dauer ungesund sind. Es ist egal, in welche Abteilung des Krankenhauses Sie reinspazieren, vom Psychiater bis zum Proktologen werden Ihnen alle dasselbe sagen: Lassen Sie das mit dem ständigen Stress! Denn der ist für alle Arten von Zellen schlecht. Schätzungen zufolge sind 60–80 % aller Besuche beim Allgemeinarzt in den USA auf stressbedingte Ursachen zurückzuführen.[102] Das ist verständlich, weil chronischer Stress ist, als würde uns der Säbelzahntiger in den Schwitzkasten nehmen und nicht mehr loslassen. Das fühlt sich dann aber anders als im Akutfall an: In akuten Stresssituationen klopft unser Herz, wir atmen schnell, wir schwitzen und wir sind wachsam, im chronischen Fall sind wir eher müde und erschöpft, haben Schlafstörungen, Verdauungsprobleme, Stimmungsschwankungen und fangen uns alle möglichen Infekte ein, weil der erhöhte Cortisolspiegel unser Immunsystem runterfährt. Und vor allem haben wir auch ein schlechteres Gedächtnis. Im Akutfall macht es nämlich Sinn, dass das Gedächtnis alle Kräfte auf die Bedrohung fokussiert, im chronischen Fall würden wir dann gern auch mal wieder an etwas anderes als an den Scheißjob im Büro und den Streit mit der Schwiegermutter denken. Kurz hilft uns der Fokus auf die Bedrohung, den Durchblick zu bewahren, auf Dauer verlieren wir dadurch aber den Überblick. Vor allem aber steigt auch das Risiko für Gedächtnisstörungen und demenzielle Erkrankungen, wenn der Stress nicht mehr abnimmt.

Es ist kein Geheimnis: Unter Stress funktioniert alles schlechter. Wunden heilen langsamer, die Haut altert schneller, das Risiko für Herz-Kreislauf-Erkrankungen, Diabetes, Depressionen und Demenzen steigt, der Blutzucker bleibt erhöht, die Knochendichte kann abnehmen, und weil ein permanent erhöhter Cortisolspiegel auch noch den Appetit steigern kann, streichen wir gerne mal Nutella über den ganzen Frust und nehmen zu. Also, bitte! Entspannen Sie doch endlich mal! Lassen Sie Ihr Kleinkind heute mal schreien, Ihren Chef toben, Ihre Beziehung den Bach runtergehen und Ihre kranke Schwiegermutter auf sich alleine gestellt! Zu viel Stress macht krank! Chillen Sie ab jetzt doch einfach mal Ihre Basis!

Auf der Suche nach dem Gegengewicht

Scherz. Geht ja nicht. Man muss ja tun. Dies und das, und zwar unbedingt heute noch. Weil das Leben an sich stressig ist, ist der Ratschlag „Jetzt entspann dich doch mal!“ erstens utopisch und hat zweitens noch nie dazu beigetragen, dass sich auch nur eine einzige Person in der Menschheitsgeschichte dadurch je augenblicklich tiefenentspannt hätte. Im Gegenteil. Es stresst, ein stressiges Leben zu führen, dabei aber bitte immer entspannt bleiben zu sollen. Wie genau soll man das schaffen? Die Schnelllebigkeit und die Konsumkultur, der Leistungsdruck und die Lebenshaltungskosten, die Informationsüberflutung und die ständige Erreichbarkeit sind die gesellschaftlichen Rahmenbedingungen, in denen wir uns nun mal bewegen, ob wir wollen oder nicht.

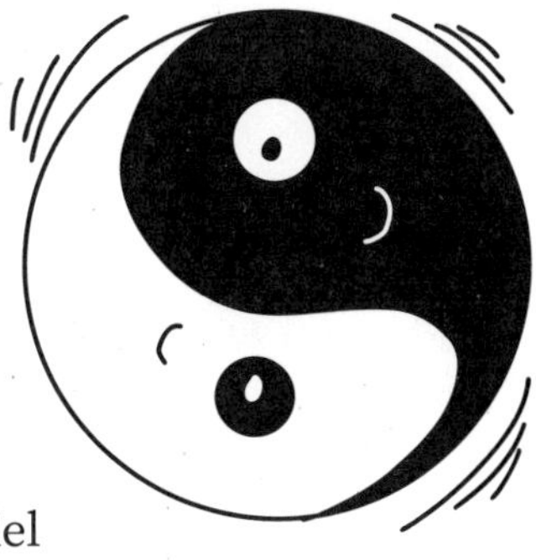

Was also tun? Die Lösung liegt nicht im einmaligen Jahresurlaub, sondern im konstanten Alltagsgegengewicht. Die meisten Menschen stecken ja recht viel

Zeit in die Suche nach dem richtigen Partner, der richtigen Wohnung und den richtigen Schuhen, aber nur wenige stecken ebenso viel Anstrengung in die Suche nach dem richtigen Gegengewicht. Dabei wäre das essenziell! Nicht ein stressfreies, sondern ein ausgeglichenes Leben ist die Antwort auf die moderne Burnout-Kultur. Und Ausgleich bedeutet nicht, die ganze Woche über auf das Wochenende, das ganze Jahr über auf den Urlaub und das halbe Leben über auf die Pensionierung zu warten. Wer Entspannung auf dann verschiebt, wenn er „wieder mal ein bisschen mehr Zeit hat", hat am Ende nämlich vielleicht gar keine mehr übrig. Das ist jetzt kein faules Gen-Z-Ding, sondern eine generationenübergreifende Gesundheitsempfehlung: Entspannen Sie schon heute, morgen ist es nämlich möglicherweise zu spät!

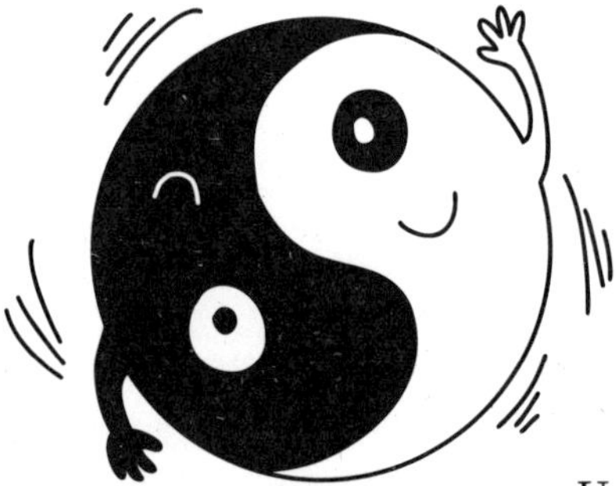

Also, was stresst Sie? Was laugt Sie aus? Wo geht am meisten Kraft verloren? Weil das in jedem Leben unterschiedlich ist, ist auch das Gegengewicht individuell. Der eine ist Postbote und muss sich abends mit schweren Beinen zur Entspannung aufs Sofa legen, der andere muss zum Pilates, weil er den ganzen Tag gesessen hat und auf dem Sofa die Birne von Gedanken an die Arbeit nicht freikriegt. Der eine ist Lehrer und nach vier Stunden in der 5B dermaßen überstimuliert, dass er am liebsten alleine durch den Wald spaziert, der andere ist gerade in Elternzeit und braucht mal wieder Gespräche mit Menschen, die älter als zweieinhalb sind und nicht zum vierten Mal „Die kleine Raupe Nimmersatt“ vorgelesen kriegen wollen. Gegengewicht nach Arbeitsschicht!

Und noch besser: Gegengewicht *während* Arbeitsschicht! Wenn man selbst in kleinen Dosen aktiv ein Gegengewicht schafft, kriegt man das mit dem stabilen inneren Milieu besser hin. Das klappt manchmal schon mit ein paar Minuten durchatmen, aus dem Raum gehen, eine Tasse Tee ohne Handy trinken oder eine Runde um den Block drehen. Schon kurze Pausen haben einen verblüffend großen Effekt: In einer Studie reichten schon dreiminütige Gehpausen während langer Sitzphasen, um die Wachsamkeit und Gedächtnisleistung der Teilnehmenden zu verbessern.[103] Auch wenn das den preußischen Arbeitsethiker verblüfft, bedeuten mehr Pausen also unterm Strich mehr Leistung. Vor allem aber auch mehr Gehirngesundheit.

#Tipp: ICH! BIN! DOCH! ENTSPANNT!

Nein, sind Sie nicht. Jedenfalls nicht, solange Sie kein verlässliches Gegengewicht gefunden haben. Suchen Sie es! Tindern Sie sich durch die Freizeitangebote Ihrer Umgebung, flirten Sie mit allen möglichen Hobbys, probieren Sie mal was Neues und finden Sie raus, was zu Ihnen und Ihrem Stressprofil passt. Suchen Sie das Yin zu Ihrem Yang, das Auf zu Ihrem Ab, das Hin zu Ihrem Her. Die Achterbahn des Lebens geht unvermeidbar hoch und runter, und nur wer ein verlässliches

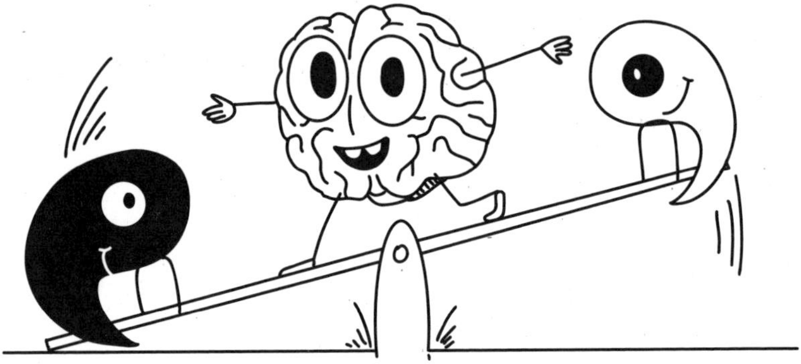

Gegengewicht im Ärmel hat, wird nicht ständig aus der Bahn geworfen.

Ommmm. Meditation und Achtsamkeitstechniken helfen tatsächlich und können langfristig dazu beitragen, die Gehirnfunktion zu erhalten. Um diese Techniken zu lernen, müssen Sie nicht ins Kloster nach Indien gehen oder sich im Büro in den herabschauenden Hund stellen, Ihrem Hirn ist schon geholfen, wenn es sich einfach mal ein paar Minuten nur auf Ihre Atmung konzentrieren darf. Das geht überall, auf dem Weg zur Arbeit, abends vor dem Schlafengehen, in der Mittagspause.

Mikropausen sind das neue Aussteigen. So oft kommen Sie gar nicht auf die Malediven, wie Ihr Leben Sie stresst. Also lieber viele kleine Pausen jeden Tag als eine große Erschöpfung vor dem Jahresurlaub.

Wonder Woman is here! Vorstellungsgespräch, Prüfung, Termin mit dem Scheidungsanwalt. Das stresst. Sich ein paar Minuten vorher wie eine Superheldin hinzustellen und im Gespräch nicht die Haltung – im wortwörtlichen Sinne – zu verlieren, kann tatsächlich helfen, das Selbstbewusstsein zu stärken. Zu diesem Schluss kam die bekannte Studie von Dana R. Carney und Co.: Teilnehmer, die „High-Power Poses“ einnahmen, zeigten einen Anstieg des Testosteronspiegels und eine Verringerung des Cortisolspiegels, während die „Low-Power Poses“ das Gegenteil bewirkten.[104] Also, wenn's im Hirn drinnen stressig wird, einfach mal mit dem Rückgrat ein bisschen nachhelfen und Haltung bewahren! Wie geht das aber genau? Wie Wonder Woman in aufrechter Haltung und mit breiten Beinen hinstellen, die Hände in die Hüften stützen und seinem Oberstübchen über den Rest des Körpers signalisieren: Wir haben das im Griff. Irgendwie.

Wonder Woman ist leider wieder weg. Wenn Sie dann drinnen sitzen und trotz Power Posing das Gespräch mit dem Scheidungsanwalt in die völlig falsche Richtung driftet und proportional dazu Ihr Stresspegel steigt, machen Sie doch mal einen kurzen Bodyscan. Im Akutfall die Augenbrauen, den Kiefer und die Hände zu entspannen sowie die Schultern zu senken, signalisiert dem aufgebrachten Hirn, dass es sich hier nicht um einen Säbelzahntiger, sondern nur um einen vergleichsweise harmlosen Scheidungsanwalt handelt. Der vielleicht nicht alles von Ihrem Geld, aber immerhin Ihre Organe vollständig intakt zurücklassen wird, wenn er fertig ist. Also kein Grund für einen Systemcrash!

Oxidativer Stress

Wo wir schon mal bei Stress sind: Was ist eigentlich dieser oxidative Stress, und warum steht auf meiner Anti-Aging-Creme „antioxidativ“ drauf? Zunächst: Ein Oxidationsprozess ist nichts Schlimmes, sondern im Gegenteil eine natürliche und nützliche Sache. Jetzt gerade oxidiert beispielsweise zum einen Glukose in Ihren Muskelzellen, damit Sie das Buch halten können, und zum anderen oxidieren deswegen auch die Polyphenole im halben Apfel vor Ihnen, weil Sie vor lauter Lesen das Essen vergessen und er braun wird. Das Problem ist nicht der Oxidationsprozess, sondern die „freien Radikale“, die dabei entstehen. Was nach ein paar mittelmäßig sympathischen Burschenschaftern klingt, sind passenderweise tatsächlich übermütige, instabile und hochreaktive Moleküle, die durch unseren Körper ziehen und Chaos stiften. Das tun sie deswegen, weil sie ein ungepaartes Elektron mit sich herumschleppen. „Ungepaart“ bedeutet, dass sie nicht alle Latten bzw. nicht alle Elektronen im Zaun haben, und weil ihnen eines fehlt, klauen sie es von anderen. Beispielsweise von der Zellmembran der Haut und wir bekommen Falten. Oder von Zellen in anderen Organen und wir bekommen Entzündungen oder sogar ernsthafte Erkrankungen.

Freie Radikale entstehen einfach so, durch normale und notwendige Stoffwechselprozesse in unseren Zellen, vor allem aber auch wenn wir rauchen, Stress haben, schmutzige Luft einatmen oder zu lange in der Sonne sitzen. Mit einem einzigen Zug an einer Zigarette nehmen wir beispielsweise mehr als 10^{14} (also 100 Billionen) niedermolekulare Kohlenstoff- und Sauerstoffradikale auf, die dann brandschatzend durch unsere Lunge und den Rest des Körpers ziehen. Wo Räuber sind, ist aber Gott sei Dank Batman nicht weit. Und der kommt dann auch in Form von Antioxidantien ums Eck und macht die freien Radikale unschädlich, indem er ihnen entweder ein Elektron wegnimmt oder ihnen gönnerhaft eines schenkt, damit sie wieder alle Latten im Zaun haben (also „paarig“ sind) und nicht mehr aggressiv um die Häuser ziehen müssen. Die körpereigenen Batmen sind Enzyme mit weniger heroischen Namen wie „Superoxiddismutase“ und „Glutathionperoxidase“. Weil sie nicht nur von unserem Körper, sondern auch von der Kosmetikindustrie produziert werden, stehen sie auf Ihrer Creme drauf. Aber nicht nur dort sind sie (vielleicht) drinnen! Sondern sie stecken auch in all den Tipps der vorhergehenden Kapitel. Wir finden Antioxidantien nämlich ...

#Tipp: Batmen überall!

... im Essen: Obst und Gemüse wirken antioxidativ. Schnitzel und Gummibärchen nicht. Besonders viele Antioxidantien sind in Beeren (zum Beispiel Blaubeeren, Himbeeren), Nüssen (zum Beispiel Walnüsse) und Gemüse wie Spinat und Grünkohl enthalten, weil sie reich an Vitaminen, Polyphenolen und Flavonoiden sind, die die Burschenschafter neutralisieren.

... in der Joggingrunde: Wenn Sie heute damit beginnen, wird es allerdings erstmal ein bisschen mehr

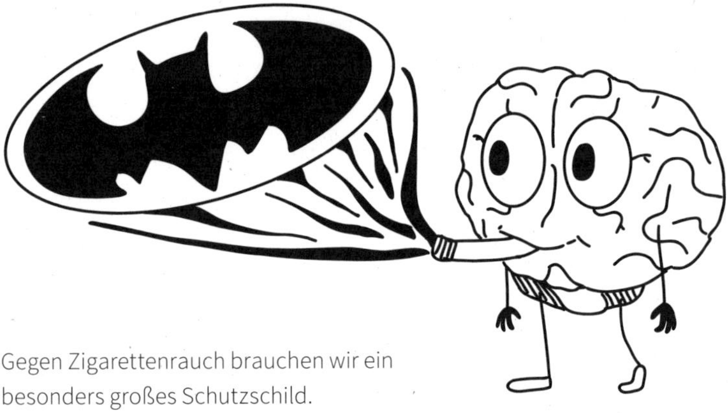

Gegen Zigarettenrauch brauchen wir ein besonders großes Schutzschild.

oxidativen Stress in Ihren Muskelzellen geben. Bewegung führt nämlich kurzfristig zu einem Anstieg des oxidativen Stresses, da mehr freie Radikale produziert werden. Dieser erhöhte Stress veranlasst dann aber den Körper, seine antioxidative Kapazität zu stärken, indem mehr antioxidative Enzyme und Moleküle produziert werden. Langfristig macht diese Anpassung unseren Körper dann widerstandsfähiger gegen oxidativen Stress. Also, anfangen und dranbleiben!

… im Büroalltag: Draußen Stress, drinnen Stress. Oxidativer Stress entsteht auch, wenn wir pausenlos ackern. Womit wir wieder bei den Mikropausen wären. Wenn Ihr Chef das anders sieht, jubeln Sie ihm doch unauffällig dieses Buch unter, vergessen Sie es auf der Firmentoilette, lassen Sie es im Kopierer liegen oder versehentlich vor seine Füße fallen.

… im Schatten: Behalten Sie einen kühlen Kopf! UV-Strahlung ist einer der Hauptverursacher von freien Radikalen, die unsere Haut altern lassen und schädigen. Schatten ist schlau, auch Hut tut gut. Und in die Sonne natürlich nur mit Sonnenschutzmittel!

...im Five o'Clock Tea: Abwarten und Tee trinken ist tatsächlich smart, vor allem wenn es grüner Tee ist. Der enthält nämlich Antioxidantien wie Epigallocatechingallat (EGCG), die nachweislich freie Radikale neutralisieren und oxidative Schäden reduzieren. Studien zeigen, dass regelmäßiger Konsum von grünem Tee das Risiko von Demenzen und Herz-Kreislauf-Erkrankungen senken kann. Auch schwarzer, weißer, Oolong- und Rooibos-Tee sind antioxidativ, der ungeschlagene Batman unter den antioxidativen Tees ist aber der grüne.

Ich lache,
bis ich die Grätsche mache

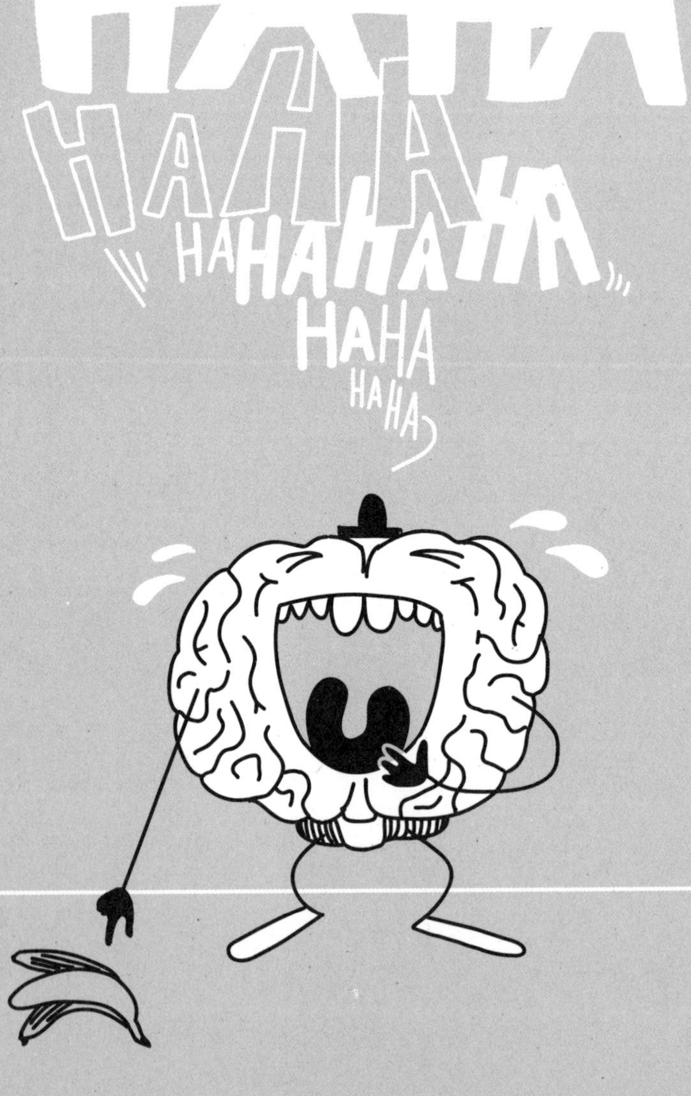

Sie waren auch schon mal witziger

In Ihrer Kindheit nämlich. Da haben Sie 300–400 Mal am Tag gekichert, gegluckst und gelacht. Jetzt lachen Sie, wenn's gut läuft, noch 15–20 Mal am Tag. Lächerlich, wie wenig wir lachen, dabei ist doch die ganze Welt ein Witz! Und wir zu kurz hier für ein langes Gesicht. Noch kürzer wird's, wenn man nichts zu lachen hat: In einer Studie mit 20.934 Personen über 65 Jahren wurde nämlich festgestellt, dass die, die täglich lachen, seltener an Herzkrankheiten und Schlaganfällen leiden.[105] Selbst wenn die Wissenschaftler andere Risikofaktoren wie Bluthochdruck oder Depressionen in ihrer Analyse berücksichtigen, war das Risiko für Herzprobleme und Schlaganfälle im spaßbefreiten Leben höher als bei jenen, die öfter lachen. Will heißen: Lachen scheint ein eigenständiger Faktor zu sein, der unabhängig von anderen bekannten Risikofaktoren das Risiko für Herzkrankheiten und Schlaganfälle senkt. Und damit auch der Gehirngesundheit zuträglich ist.

Wie nennt man einen Hund, der zaubern kann?

Labrakadabrador.

Quatsch senkt nämlich im besten Fall den Stresspegel und damit den Cortisolspiegel, was wiederum unserem Gedächtnis zugutekommt. Zeigt man Menschen lustige Videos, senkt das ihr Cortisol und sie sind nachher kreativer bei der Lösung von Problemen im Vergleich zu jenen, denen man vorher langweiliges oder gar stressiges Zeugs gezeigt hat.[106] In einer Studie saßen zehn

Menschen vor lustigen Videos, andere zehn hingegen zwanzig Minuten lang still herum, durften nichts lesen, nicht schlafen oder mit jemandem telefonieren. Die lustige Gruppe schnitt im Kurzzeitgedächtnis-Test nachher besser als die gelangweilte ab.[107] Der Witz am Witz ist, dass er also wirklich funktioniert: Humor reduziert Stress, steigert die Kreativität und verbessert das Lernen. Analog zur Angst, die die bekannte Fight-or-Flight-Reaktion triggert, lösen positive Emotionen wie Humor den weniger bekannten „Broaden-and-Build-Effekt" (zu Deutsch: Erweiterungs-und-Aufbau-Effekt) aus:[108] Angst hemmt, Freude ermöglicht. Negative Emotionen wie Angst und Stress engen uns in unseren Denk- und Handlungsräumen massiv ein, positive Emotionen wie Erheiterung und Freude erweitern hingegen unseren Handlungsradius und fördern das Erkunden und Erschaffen. Das liegt auch daran, dass Humor ein soziales Schmiermittel ist. Menschen, die zusammen lachen, gehen sich nämlich seltener an die Gurgel. Das war schon vor 2,5 Millionen Jahren, bevor unsere Vorfahren überhaupt reden konnten, eine geschickte Sache: Wurde man angelacht, bekam man den Steinkeil eher nicht über die Rübe gezogen und konnte auch seinen im Lendenschurz stecken lassen. In diesen ersten grunzenden Ich-tu-dir-nichts-und-bitte-tu-du-mir-auch-nichts-Lauten sehen „Gelotologen" (aka Lachforscher) den Ursprung des Lachens, und noch heute reagiert unser Gehirn deswegen äußerst aufmerksam darauf: Auch wenn Sie es vielleicht nicht bewusst wahrnehmen, hört Ihr Hirn sehr genau hin, ob jemand am anderen Ende der Handyverbindung gerade lächelt oder nicht. Und finden wir uns in einer neuen Gruppe wieder, fischen wir relativ bald schon über Lachkommunikation jene anderen Personen raus, die uns sympathisch sind und uns ebenso zulächeln. Instinktiv, so sagen Gelotologen, erkennen wir übrigens, ob ein Lachen echt oder glatter Fake ist.

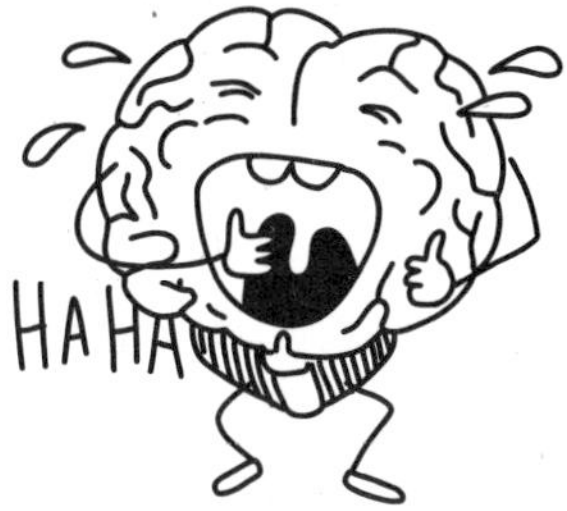

Was ist grün und klopft an die Tür?

Ein Klopfsalat.

An dieser Stelle biegen wir nun den schlechten Ruf der Amygdala wieder gerade: Es ist bekanntlich unsere Amygdala, die panisch wird und die Stressreaktion auslöst – aber es ist auch unsere Amygdala, die, sobald das Sprachzentrum den Witz gehört und der Kortex die Pointe verstanden hat, loslacht. Gemeinsam mit den anderen Zuständigen schickt sie die Emotion der Erheiterung in die Runde und lässt Stimmbänder, Zwerchfell und Gesichtsmuskulatur lachen. Die Amygdala ist also nicht nur hysterisch, sie ist auch humorvoll. Und das tut dem Gedächtnis gut, denn ein Späßchen kitzelt Dopamin aus den Nervenzellen, das dann wiederum das Belohnungssystem aktiviert und als mentaler Verstärker für Kreativität und Gedächtnisleistungen fungiert. Nebenbei wirkt Witz als natürliches Schmerzmittel, auf das Herz-Kreislauf-System und auf die allgemeine Gesundheit. Lachen schafft also die perfekten Voraussetzungen für smarte Denkleistungen. Humor ist aber nicht nur ein kognitiver Verstärker, sondern auch eine elegante Eselsbrücke, denn humorvolle Inhalte merken wir uns besonders gern. Dass man sich Lustiges leichter merkt, klingt logisch – unlogisch ist dann allerdings, dass unsere spaßbefreite Gesellschaft Lachen kindisch und undiszipliniert, Ernsthaftigkeit hingegen reif und vernünftig findet. Klar muss der Mensch lernen, nicht immer zu giggeln, wenn jemand über seine Füße stolpert, aber wer die Pointen im Leben nicht mehr findet, vergisst bald mehr als nur sein Lachen: Sobald man Probanden gestresst, witzlos und unausgeschlafen denken lässt, denken sie nämlich deutlich schlechter. Laufen wir humorlos und gestresst durchs Leben, performen wir also unter unseren Möglichkeiten. Blödeln wir hingegen beim Brainstorming im Büro herum, kommen am Ende wahrscheinlich kreativere Lösungen raus, als wenn wir todernst im furztrockenen Rahmen nach Inspiration und Wissen suchen.

Was ist groß und grau und eigentlich ist das total egal?

Ein Irrelefant.

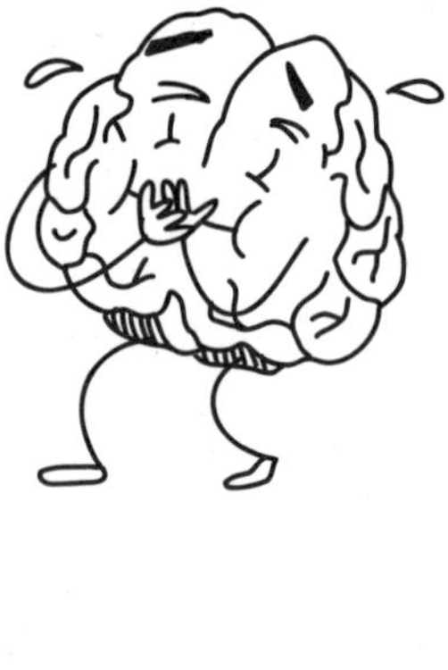

Lachen ist ein motorischer Vorgang, Humor hingegen eine Charaktereigenschaft. Beim Lachen werden allein im Gesicht die nicht gebotoxten Teile von ganzen 17 Muskeln angespannt, die Lunge nimmt viel Luft auf und das Herz schlägt schneller. Lachen können wir alle, Humor haben wir hingegen nicht alle gleich viel mitbekommen. Denn Humor ist eine Einstellungssache, erfordert mentale Flexibilität und die Fähigkeit, über sich selbst und die Welt zu lachen. Menschen mit einem humorvollen Kortex und einer witzigen Amygdala feixen auch mal über die Stolpersteine im Alltag, andere verlieren schneller die Fassung, und wieder andere bleiben fokussiert und ernsthaft. Und für die meisten von uns ist es mal so, mal so. Eine humorvolle Einstellung ist eine gute Resilienzstrategie, auch und gerade dann, wenn man eigentlich nichts mehr zu lachen hat. Der Krebs ist wieder zurück, dafür ist die Frau weg? Der Arbeitsplatz ist futsch, aber die Zinsen gestiegen? Galgenhumor ist Widerstand. Gegen das, was uns lähmt, gegen die Ohnmacht. Humor kann eine Strategie der Selbstermächtigung sein und hilft, die Kontrolle zurückzugewinnen. Man kann nicht (immer) entscheiden, was einem zustößt, aber immerhin, ob man (ab und zu) darüber lachen will oder nicht.

Dass Humor tatsächlich eine Entscheidung ist, fanden Wissenschaftler heraus, als sie Menschen einem Humortraining unterzogen: Nach sieben Wochen fanden die Teilnehmer mehr Humor in ihrem Alltag, hatten ihren „Bewältigungshumor“ trainiert und gelernt, mit Stress besser umzugehen.[109] In einigen anderen Studien konnte außerdem gezeigt werden, dass Humor auch Depressivität und Angst senken kann. All das ist hervorragend für unser Gedächtnis! Die schlechte Nachricht ist also, dass wir in unserem Menschenleben zwar nicht immer viel zu lachen haben, die gute Nachricht ist, dass wir lernen können, es trotzdem zu tun. Wir müssen nicht den besten Witz der Welt vorgetragen bekommen, um mal wieder zu lachen, es reicht, wenn wir uns selbst weniger ernst nehmen. Apropos bester Witz der Welt, den hat man auch schon wissenschaftlich ermittelt. Im „Laugh Lab" des britischen Wissenschaftlers Richard Wiseman wurden Witze aus aller Welt gesammelt und der Witz, der über alle kulturellen und sprachlichen Barrieren hinweg ein Schenkelklopfer zu sein scheint, war dieser hier: Zwei Jäger gehen auf die Jagd und wandern durch den Wald. Plötzlich greift sich der eine an die Kehle und stürzt zu Boden. Der andere Jäger gerät in Panik und ruft den Notarzt an: „Ich glaube, mein Freund ist tot, was jetzt?" Der Arzt sagt: „Beruhigen Sie sich! Zunächst einmal müssen Sie sichergehen, dass Ihr Freund wirklich tot ist." Kurze Pause, dann ein Schuss. Dann kommt er wieder ans Telefon. „Ok, erledigt, und was jetzt?"

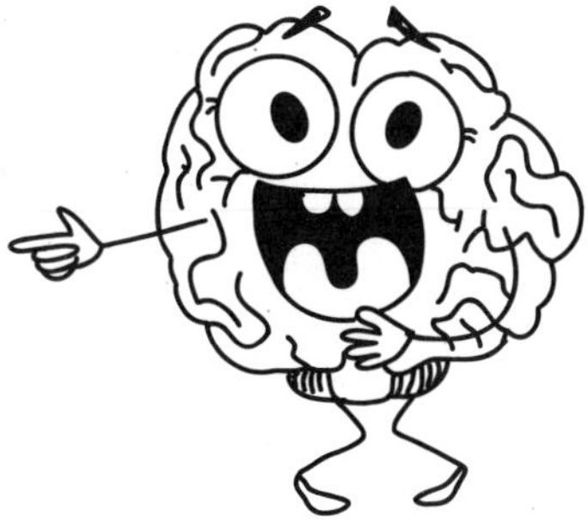

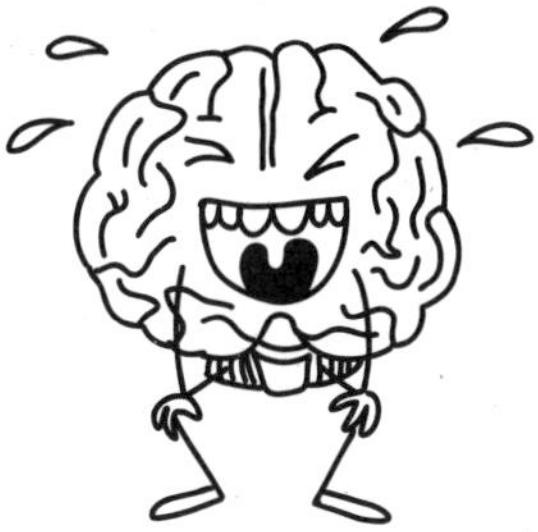

#Tipp: Egal wie flach, lach!

Wenn Sie nur halb so oft am Tag lachen, wie Sie als Kind gekichert haben, haben Sie schon viel gewonnen. Lachen Sie mehr! Hier ein paar Übungen zum Trainieren:

> Was sitzt auf einem Baum und winkt?
>
> Ein Huhu.
>
> Was ist schwarz und weiß und sitzt auf der Schaukel?
>
> Ein Schwinguin.
>
> Wer hat bis hierher gelesen und noch immer nicht gelacht?
>
> Ein Lesel.

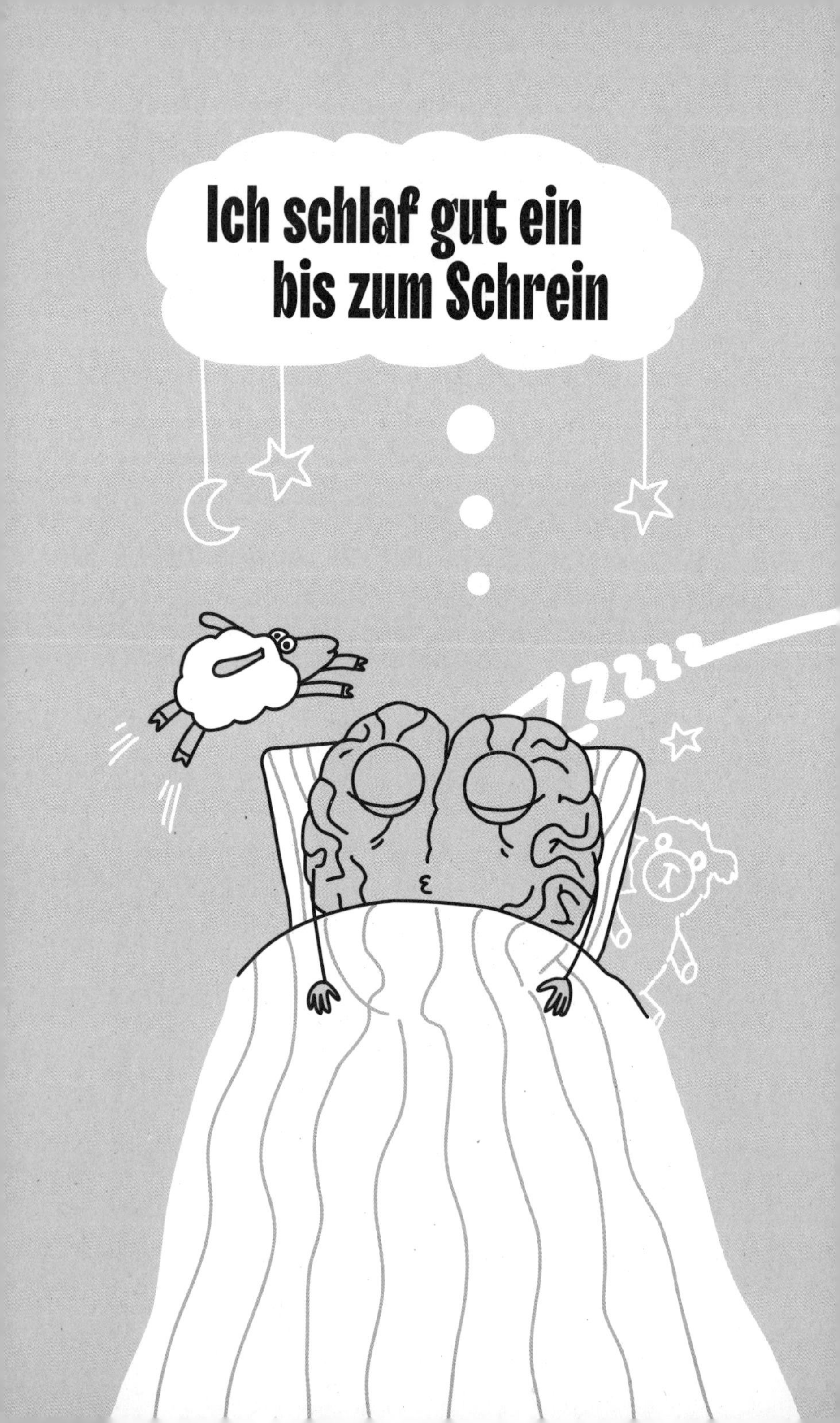
Ich schlaf gut ein
bis zum Schrein

Da brennt noch Licht im Oberstübchen

Ein Bauer muss einen Wolf, eine Ziege und einen Kohlkopf über einen Fluss bringen, aber blöderweise kann das Boot nur ihn und eine der drei Sachen gleichzeitig tragen. Wenn er den Wolf und die Ziege unbeaufsichtigt lässt, frisst der Wolf die Ziege, und wenn er die Ziege und den Kohl unbeaufsichtigt lässt, frisst die Ziege den Kohl. Jetzt Frage: Wie kann der Bauer alle drei über den Fluss bringen, ohne dass der Wolf die Ziege oder die Ziege den Kohl frisst? Um auf die Lösung dieses Klassikers in kombinatorischer Optimierung zu kommen, können Sie jetzt Folgendes machen: nachdenken, googeln – oder schlafen gehen.

Manchmal gibt es Dinge, die sich tatsächlich von selbst erledigen. Das Handtuch trocknet an der Sonne und die Tinte auf Papier, der Kaffee kühlt ab und das Brot geht auf, die Narbe tut irgendwann nicht mehr so weh und nach dem Nickerchen weiß man plötzlich, dass der Bauer zuerst die Ziege über den Fluss bringt, dann den Wolf, die Ziege wieder zurückholt, den Kohl über den Fluss bringt und schließlich die Ziege erneut holt. Dann ist nichts und niemand gefressen und alles sicher auf der anderen Seite. Wissen Sie das nach der Siesta, haben Sie sich die Lösung im Schlaf ausgedacht. Die Augen waren zwar zu, aber Ihr Seepferdchen und Ihr Neokortex haben über dem Rätsel gesessen und geknifffelt. Dass im Schlaf die Eindrücke der Wachzeit nochmal angeschaut und im besten Fall auch abgespeichert werden, das wissen wir ja schon. Aber das ist eben nicht alles! Während Sie ins Kissen sabbern, sortiert

Ihr Gehirn nämlich nicht nur, es denkt auch noch ein bisschen für uns weiter.

„Morgen früh, wenn Gott will, wirst du wieder geweckt."

Und wenn der Hippocampus will, weiß man dann sogar mehr als gestern.

Dass Schlaf tatsächlich eine höchst produktive Angelegenheit ist, weiß man spätestens, seit man festgestellt hat, dass Probanden Aufgabenstellungen besser lösen können, wenn sie einmal eine Nacht darüber geschlafen haben.[110] In einer Studie konnten 62 % der ausgeschlafenen Teilnehmer ein Problem lösen, im Gegensatz zu 24 % ihrer müden Kollegen.[111] Wenn Sie also mal nicht weiterwissen, ist es tatsächlich ein ausgezeichneter Rat, eine Nacht darüber zu schlafen. Der Schlafforscher Matthew Walker beziffert die Verblödung unseres Gedächtnisses durch Schlafentzug übrigens auf 40 %: So viel schlechter ist unsere Gedächtnisleistung, wenn wir an Schlafentzug leiden.[112] Wer wenig schläft und ständig müde ist, hat also wirklich ein Hirn wie ein Sieb. Mit diesem Wissen können wir jetzt Folgendes tun: Den Teenie ausschlafen lassen, weil der weder besser gelaunt noch schlauer wird, wenn wir ihn samstags mit dem Staubsauger wecken, und unserer Frau das Kleinkind ab und zu auch nachts mal abnehmen, damit sie nicht die Einzige ist, die tagsüber dann zerstreut in der Arbeit sitzt.*

* Die meisten Leserinnen ahnen es an dieser Stelle: Die Stilldemenz ist also vor allem eine Schlafentzugdemenz! So ist es. Das Baby schreit nachts alle paar Stunden und wir vergessen tagsüber dann

„La le lu, nur der Mann im Mond schaut zu"

... wie die kleinen Synapsen wachsen.

Es sieht bescheuerter aus, als es ist: Während Sie sich unkoordiniert in den Schlaf zucken,* zückt Ihr Hirn nochmal die Unterrichtseinheit, die Sie nach dem Abendessen vorbereitet haben. Während Sie träumen, dass Sie in Unterhose die Bundesbank leerräumen und auf einem Einhorn davongaloppieren, spielt Ihr Hirn gleichzeitig eine alternative Raumaufteilung für das Bauprojekt durch, über dem Sie den ganzen Nachmittag gesessen haben. Während Sie schnarchen und sich fast an der eigenen Zunge verschlucken, liest sich Ihr Gehirn nochmal die neuesten Dienstplanänderungen durch, damit Sie diese morgen bei der Übergabe wissen. Schlaf ist tatsächlich ein Multitasking-Event: einerseits Einhorn und Grunzgeräusche, andererseits Problemlösung und Lernverfestigung. Besonders wichtig ist dafür die Tiefschlafphase. Die wird auch „Slow-Wave Sleep" genannt, denn würden Sie währenddessen am EEG hängen, würde Ihr Gehirn wunderschöne große und langsame Gehirnwellen ausspucken. In der Tiefschlafphase spult unser Gehirn wie ein alter Plattenspieler immer wieder denselben Song ab, den es tagsüber gehört hat. Spielt ab, springt nochmal zurück, spielt nochmal ab, springt nochmal zurück und spielt

die Heizungsrechnung zu begleichen, den Zahnarzttermin zu verschieben und den Brief an Oma Inge aufzugeben.

* Einschlafzuckungen sind übrigens häufig und harmlos und nur dann nervig, wenn man selbst davon wieder wach wird. Oder wenn man der Partnerin oder dem Partner in den Bauch getreten hat.

ihn wieder ab. Und so weiter. Wissenschaftlich gesprochen: Das Gehirn reaktiviert die Aktivitätsmuster, die während eines Lernprozesses im Wachzustand entstanden sind. Während dieses neuronalen Replays kann man auf dem EEG übrigens sogenannte Ripples sehen, ganz spitze Berge in einer ansonsten eher flacheren Linienlandschaft. Ripples sind hochfrequente, schnelle Schwingungen, die entstehen, wenn bis zu 100.000 Neuronen synchron feuern. Stand heute geht die Wissenschaft davon aus, dass diese Ripples ein Marker dafür sind, dass gerade frische Informationen an andere Teile des Gehirns, insbesondere den Kortex, gesendet werden. Das automatische Abspielen im Offline-Modus verstärkt also die neuronalen Verbindungen und hilft, die Informationen vom Hippocampus, wo sie kurzfristig gespeichert werden, in den Neokortex zu übertragen, wo sie dann langfristig gesichert werden.

„Weißt du, wie viel Sternlein stehen?"

Nein, aber nach einer guten Slow-Wave-Nacht fällt uns immerhin endlich die Kombination vom Zahlenschloss wieder ein.

Wenn nun aber nur der Tiefschlaf Gedächtnisinhalte konsolidiert, dann würde ein leichtes Nickerchen ja rein gar nichts bringen – tut es aber. Denn schon recht bald nachdem Ihr Hirn sich von den Alphawellen* in die Thetawellen** runtergekuppelt hat, sieht man wieder was Lustiges im EEG, nämlich sogenannte Schlaf-

* ... mit einer Frequenz von 8–13 Hz, typisch für den wachen Zustand.
** ... die dann nur noch eine geringere Frequenz von 4–7 Hz haben.

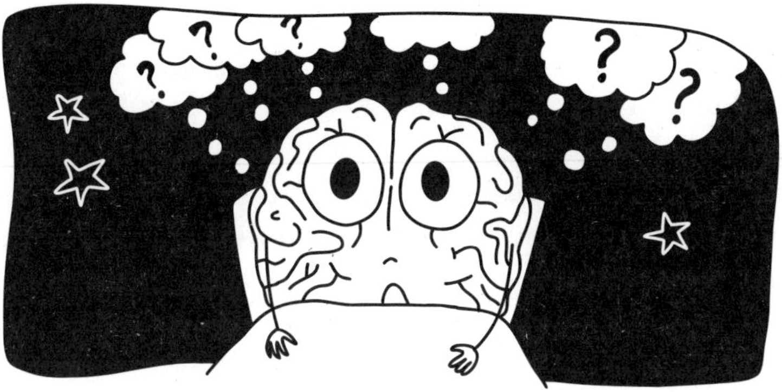

Wenn einer sich quält, während alles schläft – dann hat er morgens ein Hirn wie ein Sieb.

spindeln. Schlafspindeln sehen ungefähr so aus wie das Gekritzel auf Ihrem Block, wenn Sie probieren, ob der Stift noch geht – enge Zickzacklinien mit einer niedrigen Amplitude. Diese kurzen und hochfrequenten Hirnfeuerwerke ereignen sich schon im leichten Schlafstadium, und nach aktuellem Forschungsstand sind auch sie ein Hinweis darauf, dass da gerade Gedächtnisinhalte sortiert und konsolidiert werden.

Weil Schlaf ein entscheidender Faktor in der dauerhaften Speicherung von Wissen ist, macht uns Schlafmangel zerstreut und vergesslich. Das klingt zwar einleuchtend und haben wir auch alle schon mal selbst erlebt, erklärt aber noch lange nicht, warum Schlafmangel auch krank macht. Inzwischen gilt es aber als gesichert, dass chronischer Schlafmangel Gedächtnisstörungen und Demenzen begünstigen kann. Aber wie? Ein müdes Gehirn ist zwar schlapp, aber doch immer noch dasselbe, oder?

Eben nicht. Schlafen wir schlechter, verändert das tatsächlich auch unsere Zellen. Ein chronisch übermüdetes Gehirn sieht anders aus als ein ausgeschlafenes –

und das kann man tatsächlich schon nach einer einzigen durchgemachten Nacht feststellen: In einer Studie hat man etwa 13 Männer schlafen lassen und 13 Männer eine Nacht lang wach gehalten und ihnen danach aus dem Rückenmark ein bisschen Liquor* entnommen. Die, die ungestört schlafen konnten, hatten um 6 % weniger Amyloid-β-42 (siehe Seite 77) in ihrem Hirnwasser schwimmen, weswegen die Forscher schlussfolgerten, dass Schlaf eine reinigende Funktion hat und chronischer Schlafmangel die Ansammlung von Aβ42 fördern könnte – was dann wiederum das Alzheimer-Risiko erhöht.[113] Neben Amyloid treffen wir im chronisch übermüdeten Gehirn außerdem auf die anderen üblichen Verdächtigen: freie Radikale, Entzündungen in den Nervenzellen und Tau-Protein-Ablagerungen. Zurück hingegen geht blöderweise der coole Wachstumsfaktor BDNF und mit ihm auch einige Synapsen.** Schlafen ist für unser Gehirn also das, was für das Auto die Waschanlage ist: Fährt man durch, ist's sauber, macht man's nicht oder bricht man das Waschprogramm vorzeitig ab, fällt auf Dauer Dreck an. Macht man's nicht, fällt auf Dauer Dreck an.

„Wer hat die schönsten Schäfchen? Die hat der gold'ne Mond."

Und wer abends zu lange in den Mond schaut, hat morgens Schlacken im System.

---

* Das ist die Flüssigkeit, die das Gehirn und das Rückenmark umgibt.

** Ob das möglicherweise eines der fehlenden Puzzlestücke im gendermedizinischen Mysterium ist, warum Frauen häufiger Alzheimer bekommen? Vor allem für Mami fühlen sich die Baby- und Kleinkindjahre wie eine einzige schlaflose Nacht an, womit wir wieder bei der krankmachenden Carearbeit wären.

Zoomt man auf die Gesamtansicht eines müden Gehirns, fällt vor allem das verpennte Vorderhirn auf: Der präfrontale Kortex, der insbesondere für Entscheidungsfindung, Urteilsvermögen, Impulskontrolle, Regulation von Emotionen und soziales Verhalten wichtig ist, funktioniert nur noch vermindert. Das ist dann auch der Grund dafür, warum Ihnen alles irgendwie egal ist, wenn Sie erschöpft sind. In Studien trafen übermüdete Menschen nach 49 Stunden Schlafentzug ungefähr so risikoreiche und unvernünftige Entscheidungen, wie es Patienten mit Schäden im präfrontalen Kortex tun würden.[114] Und falls Sie mal wieder übermüdet sind und dann plötzlich keine Empathie mehr für andere aufbringen können, es dafür aber plausibel finden, dass es den Weihnachtsmann vielleicht doch geben könnte, liegen Sie auch damit voll in der Statistik: Schlafentzug kann die emotionale Intelligenz senken, das magische Denken und den Aberglauben aber interessanterweise steigern.[115]

An dieser Stelle könnte man sich nun fragen: Sind die Leute vielleicht gar nicht so böse und blöde, wie sie

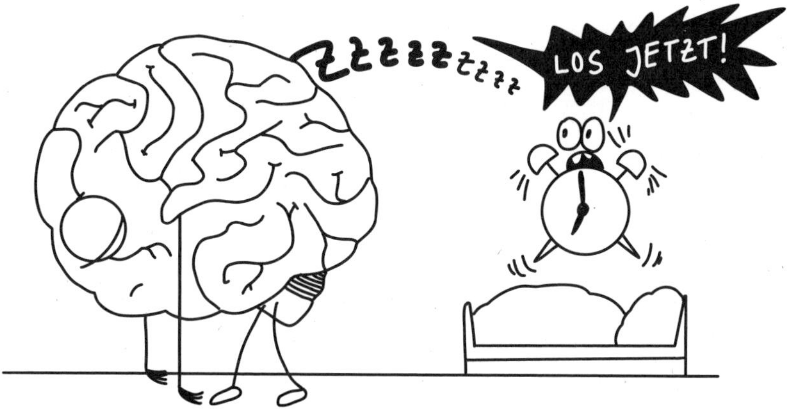

in den Nachrichten immer tun, sondern müde? Schlafen wir alle schlicht zu wenig? Ja, sagen die Schlafforscher. Bevor Thomas Edison mit seiner Glühbirne aufkreuzte, schliefen wir früher ein und insgesamt länger. Was sollte man sonst auch machen, wenn der Docht heruntergebrannt war, man das einzige Buch schon zehnmal gelesen hatte und TikTok noch nicht mehr als das Geräusch einer Uhr war? Seit der Industrialisierung und Technologisierung hängen wir aber nicht nur in Seattle schlaflos vor dem Bildschirm oder arbeiten schnell noch was fertig, räumen die Küche auf oder scrollen uns bis Mitternacht dumm und dämlich, sondern überall in den westlichen Ländern mit hoher beruflicher Belastung und urbanem Lebensstil. Die kürzere Schlafenszeit, die wir jetzt haben, ist keine Konsequenz einer evolutionären Gewöhnung, bringt es der Schlafforscher Matthew Walker auf den Punkt, sondern eine Folge unseres Lebensstils.

Vom großen Gesellschaftsbild nun aber zurück zu Ihren kleinen Gedächtnisstörungen und Ihrer schlechten Laune, die an dieser Stelle noch schlechter werden wird: Nicht nur eine ganze schlaflose Nacht, sondern schon allein *eine Stunde* weniger Nachtschlaf hat Konsequenzen. Schaut man sich ein weltweit einzigartiges Riesenexperiment mit 1,6 Billionen Teilnehmern an, an dem auch Sie jährlich mitmachen, wenn Ihnen am letzten Sonntag im März durch die Umstellung auf die Sommerzeit eine Stunde „geklaut“ wird, sieht man nämlich Folgendes: In den ersten Tagen nach der Umstellung ist das Risiko für Herzinfarkte um etwa 5–10 % erhöht.[116] Na dann, gute Nacht! Bevor Sie sich jetzt aber erstens müde und zweitens schuldig fühlen, weil Sie oft wenig und schlecht schlafen, hier nun endlich mal eine gute Nachricht: Eine Stunde fehlender Nachtschlaf kann unser System zwar schon ordentlich durchrütteln, aber eine kleine Siesta dafür vieles wiedergutmachen! Ein kurzes Nickerchen (5–15 Minuten) bringt uns kognitiv wieder in Schwung und wir sind in der Folge bis zu drei Stunden lang smarter, als wir es ohne Nickerchen wären. Nach einem längeren Nickerchen (länger als 30 Minuten) können wir uns hingegen manchmal zunächst etwas erschlagen fühlen, aber auf Dauer verbessert auch das lange regelmäßige Nickerchen die kognitive Leistung.[117] Mit einem kleinen Powernap kann man sich bei Schlafmangel also gezielt über den Tag retten. Bei Männern, die in der Nacht zuvor nur vier Stunden geschlafen hatten, waren danach sofort wieder die Wachsamkeit, das Kurzzeitgedächtnis, die Genauigkeit in Reaktionszeittests und die Sprintzeiten besser, außerdem Herzfrequenz und Körpertemperatur niedriger.[118] Es lohnt sich also, das Hirn kurz mal in die kostenlose Waschanlage zu fahren.

#Tipp: Hasta la siesta siempre!

Schlaf rockt. Schluss mit dem Schlafstigma! Schlaf ist nicht faul und unproduktiv, sondern das genaue Gegenteil. Und schlafen kann man eben nicht, „wenn man tot ist". Im Gegenteil – man ist blöderweise früher tot, wenn man weniger schläft. Ist Schlaf schlecht, gibt es Krankheit und Gebrechen. Ist Schlaf gut, gibt es Gesundheit und Smartheit. Deswegen ist Schlafmangel ein Prädiktor für eine kurze Lebensdauer. Schlaf ist sozusagen das Schraubenzieherset der Gesundheit: Mutter Naturs billigstes Tool, das Gedächtnis smart und sauber zu halten.

Schlechter Schlaf ist kein Luxusproblem, sondern ein echtes Riesenproblem. Schlafen Sie schlecht, dann können Sie zunächst die Klassiker der Schlafhygiene checken und schauen, ob sich da noch was optimieren ließe: keine Bildschirme, keine schweren Mahlzeiten und kein Koffein vor dem Schlafengehen, dafür regelmäßige Bewegung tagsüber und ein schönes Abendritual wie Lesen oder Meditieren, um den Tag loszulassen und sich in den Schlaf zu manövrieren. Am besten macht man das angenehm gebettet in einem dunklen, kühlen Raum, weil die Körperkerntemperatur ein bisschen sinken muss, damit man einschläft. Können Sie gar nicht einschlafen, dann stehen Sie nach 20–30 Minuten ruhig wieder auf und lesen Sie ein langweiliges Buch (nicht dieses!), hören Sie einen Podcast, stricken Sie ein Paar Socken – aber lassen Sie sich bloß auf keine Diskussion mit ihrer Amygdala ein, die in der Nacht aus jeder Mücke einen Elefanten machen muss, weil der präfrontale Kortex pennt und sie mit keinen vernünftigen Gegenargumenten in Schach halten kann. Um Ihre Sorgen sollten Sie sich sowieso erstens lieber ausgeschlafen kümmern, weil Sie sie zweitens dann auch besser in den Griff kriegen.

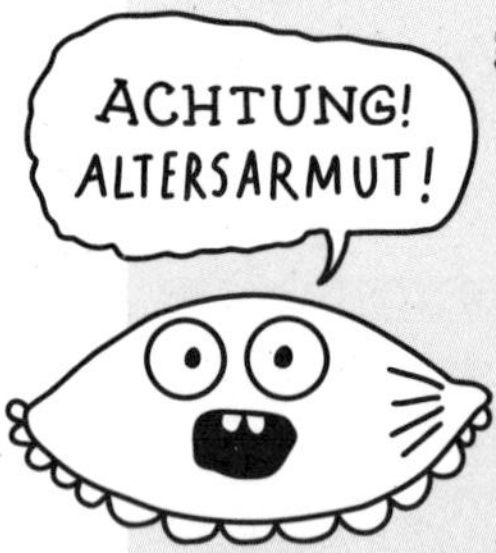

Routine, Routine, Routine: Das Geheimnis eines guten Nachtschlafes ist, da ist man sich in der Wissenschaft einig, die Routine. Das macht Sinn, denn unser Hirn liebt, wie wir seit dem ersten Kapitel wissen, die Regelmäßigkeit. Durch feste Schlafenszeiten stabilisieren wir unseren circadianen Rhythmus, was zum routinierteren Einschlafen und erholsameren Aufwachen führt.

A (short) nap a day keeps the doctor away: Eigentlich, so sagen einige Schlafforscher, ist der „biphasische“ Schlaf unsere natürliche Schlafstruktur. „Bi-“ kommt von zwei und bedeutet in dem Fall: eine längere Nachtruhe und ein kürzerer Nachmittagsschlaf. Aber da uns der Kapitalismus die Siesta gestrichen hat, müssen wir Koffein ins Zentralnervensystem pumpen, um über das Mittagstief zu kommen. Das funktioniert, ist aber möglicherweise gar nicht so gesund. Eine kurze Siesta hingegen schon. Forscher der *Harvard School of Public Health* haben in einer Studie mit 23.681 Griechen herausgefunden, dass regelmäßige kurze Siestas das Risiko der koronaren Sterblichkeit um 37 % verringern können.[119] Die Betonung liegt allerdings auf „kurze“: In anderen Studien gibt es nämlich Hinweise darauf, dass zu lange Nickerchen mit einem erhöhten Risiko für Herz-Kreislauf-Erkrankungen, Diabetes und kognitive Beeinträchtigungen verbunden sind. Also, Siesta olé! Aber nicht zu lange.

Kissen statt Koks: Zuerst wurde es uns gestrichen, jetzt, im Turbokapitalismus, entdecken einige Unternehmen das klassische Nickerchen als Gratisdroge wieder für sich. In speziellen Ruheräumen oder „Nap Pods“ können sich Mitarbeitende kurz mal aufs Ohr hauen, um nachher wieder mit neuem Schwung in die Pedale der Produktivität zu treten. Gibt es in Ihrem Büro aber nicht? Dann überlegen Sie, ob Sie ab und zu vielleicht wie die Griechen in der Mittagspause nach Hause radeln und sich dort kurz mal hinlegen können. Und machen Sie das bitte auch im Homeoffice, und zwar ohne schlechtes Gewissen. 10–20 Minuten Powernap können die Konzentration sowie die Leistungsfähigkeit für den restlichen Tag steigern. Nappen Sie kurz in der Mittagspause, schlafen Sie dafür um 16 Uhr nicht im Meeting ein! Das ist doch mal 'n Deal. Obwohl Sie das Nickerchen natürlich insgesamt weniger für den Kapitalismus als für Ihre Kognition machen sollten.

Eule oder Lerche? Na, was für ein Kauz sind Sie denn so? Je nach Chronotyp sind wir zu verschiedenen Tageszeiten produktiv oder platt. Keiner davon ist besser oder schlechter, aber wenn Sie wissen, ob Sie eher der frühe oder der späte Vogel sind, können Sie vielleicht wichtige und kreative Aufgaben in Ihre Tageshochphase legen. Aber: Egal ob Lerche oder Eule, ausreichend Schlaf brauchen beide – sonst gibt's gar kein Hoch.

Snooze ist keine Lösung. Wenn Sie jeden Tag todmüde sind, wenn der Wecker klingelt, haben Sie ein Problem. Sie müssen jetzt deswegen nicht kündigen oder Ihre Kinder zur Adoption freigeben, aber irgendwas an Ihrem Tagesablauf so verändern, dass Sie genügend Zeit für erholsamen Schlaf haben. Das ist ein Muss.

Schlaf dich schlau: Prüfung steht an? Vortrag ist zu halten? Vorstellungsgespräch sollte möglichst gut laufen? Schlaf ist ein

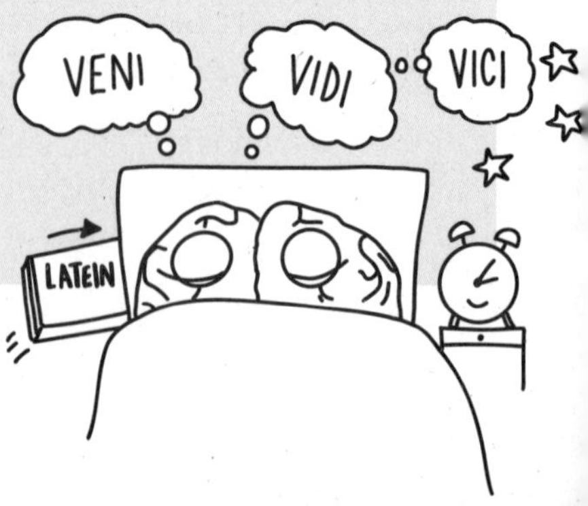

Gedächtnisverstärker. Planen Sie in Ihren Vorbereitungen bestenfalls auch den Nachtschlaf mit ein und lernen Sie nicht alles erst am letzten Vormittag, was Sie dann am Nachmittag schon brauchen. Schlaf hilft, Gedächtnisinhalte zu verfestigen. Klingt faul, ist aber smart.

Senile Bettflucht: Im Alter schläft man schlechter. Im Alter wird das Gedächtnis schlechter. Diese beiden Dinge passieren möglicherweise nicht zufällig gleichzeitig. Wissenschaftler vermuten inzwischen, dass schlechter Schlaf und kognitive Beeinträchtigungen im Alter eng miteinander verbunden sind. Schauen Sie auf Ihren Schlaf!

Chillen ohne Pillen. Last, but not least: Das mit den Pillen ist nur eine kurzfristige Notlösung. Bei schwerer Schlaflosigkeit, bei stressbedingten Schlafproblemen, bei Krankheiten oder psychischen Problemen etwa. Wenn es nicht sein muss und nicht ärztlich verordnet ist, ist der Griff zu Schlafmitteln nicht gut. Im schlaflosen Europa werden beispielsweise die beliebten Benzodiazepine viel zu oft von viel zu vielen eingeworfen – und vor allem zu lang, was das Risiko für Abhängigkeit und Nebenwirkungen erhöht. Auch wenn es manchmal verlockend sein mag, sich abends einfach schnell auszuknipsen, um aus einem anstrengenden, manchmal unfassbar traurigen und ungerechten Tag auszusteigen, ist es smarter, alle nichtmedikamentösen Ansätze zur Verbesserung des Schlafs durchzuprobieren. Denn die Pillen mögen zwar kurzfristig angstlösend und sedierend sein, sie verbessern aber nicht zwingend die Schlafqualität und verursachen langfristig leider Gedächtnisstörungen und kognitive Verschlechterungen.

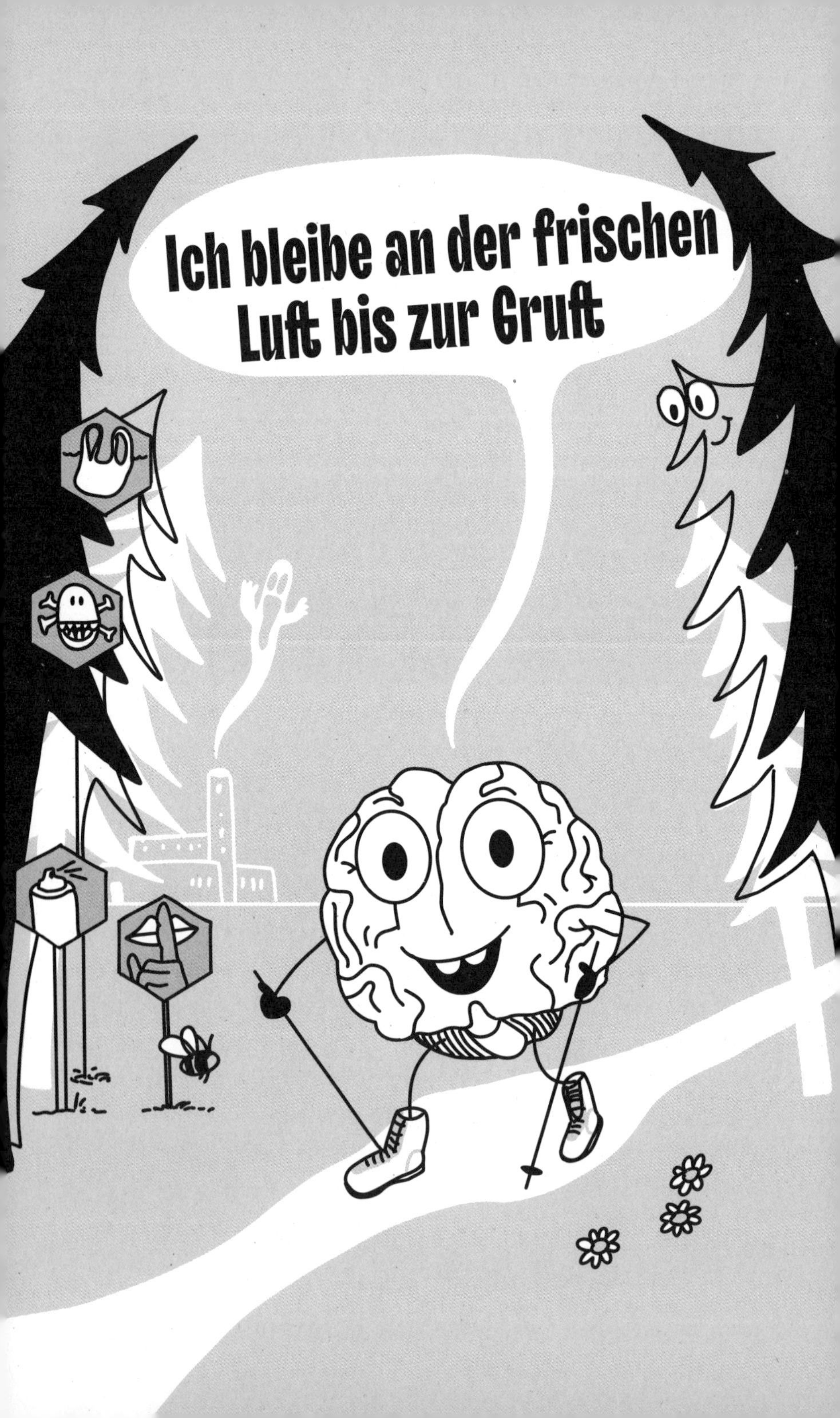
Ich bleibe an der frischen Luft bis zur Gruft

Gift oder Gerücht? Von Aluminium, Feinstaub und anderen Toxinen

Du bist, was du isst. Aber nicht nur. Wir sind nämlich auch, was wir einatmen, eincremen, uns anhören und sonst in irgendeiner Form an uns heranlassen. Unser Leben und damit unsere Gesundheit findet immer im Kontext unserer Umwelt statt – und diese Umwelt entscheidet mit, wie gesund wir sind, wie alt wir werden und wie gut oder schlecht es uns dabei geht. Es ändert etwas, ob wir in einer schimmeligen Wohnung neben der sechsspurigen Autobahn wohnen oder im Reihenhäuschen am Kleinstadtrand, ob wir täglich knietief im Herbizid knien und Spargel ernten oder am Pult in der Schule stehen, ob wir in den Pestizidapfel beißen oder sauberes Wasser trinken. Und das ändert auch, wie gut oder schlecht unser Gedächtnis funktioniert.

Es ist komplex, in Studien die Einflüsse der Umwelt auf spezifische Krankheiten zu untersuchen, weil Menschen stets vielen verschiedenen Umweltfaktoren ausgesetzt sind. Das macht es schwierig, die Wirkung eines einzelnen Stoffes genau zu bestimmen. Außerdem werden gesundheitliche Auswirkungen von Umweltgiften oft erst nach vielen Jahren sichtbar, was lange und komplexe Studien erfordert. Deshalb liefern viele Studien oft nur Hinweise auf Zusammenhänge, können aber keine eindeutigen Ursache-Wirkungs-Beziehungen beweisen. Das bedeutet zweierlei: Erstens, dass A nicht in jedem Fall zu B führen muss, und zweitens, dass B vielleicht eigentlich durch C ausgelöst wurde. Oder anders ausgedrückt: Eine hohe Pestizidbelastung muss nicht zwangsläufig zu einer Erkrankung führen, und falls es doch zu einer Krankheit kommt, kann die auch durch andere Ursachen (zum Beispiel Kettenrauchen) entstanden sein – selbst wenn eine Pestizidbelastung vorhanden war. Nur manchmal, wenn es sehr gut kontrollierte Langzeitstudien gibt, die biologische Mechanismen aufzeigen und eine klare Dosis-Wirkungs-Beziehung feststellen, kann man von kausalen Zusammenhängen sprechen. Ob Korrelation, Assoziation oder Kausalität – Umweltstudien sind zwar komplex, aber essenziell, weil sie wichtige Hinweise liefern.

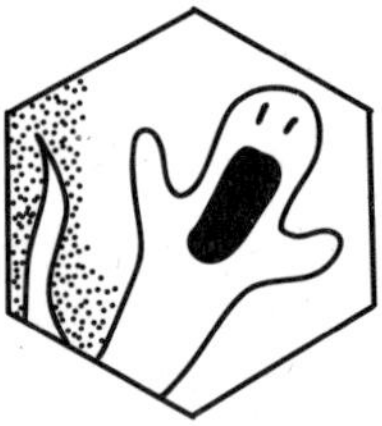

Feinstaub: Übel, übel. An der frischen Luft bleiben schön und gut, aber wie frisch ist die Luft in Europa? In vielen Fällen viel zu staubig: Schätzungen zufolge sind 96 % aller Stadtbewohner einem erhöhten Feinstaubrisiko ausgesetzt, auch wenn der Dreck politisch und medial meist fein unter den Teppich gekehrt wird. Das ist ganz schön unfein, denn mehrere große Studien haben gezeigt, dass Feinstaub (PM2.5 und PM10) nicht nur das Risiko für Atemwegserkrankungen, sondern auch für Demenz erhöht. Eine Langzeitstudie in Taiwan fand, dass Feinstaubbelastung über einen längeren Zeitraum das Demenzrisiko erhöht,[120] in Hongkong gelangte man zum gleichen Ergebnis,[121] und auch eine dänische Studie kam zum Schluss: Die Partikel im Hirn lassen uns verblöden – je mehr Feinstaub, desto langsamer die kognitive Leistungsfähigkeit.[122] Das liegt daran, dass kleinste Feinstaubpartikel problemlos durch die Blut-Hirn-Schranke oder auf direktem Weg über den Riechnerv in unser Gehirn spazieren und dort Entzündungen und oxidative Schäden verursachen können. Auf Dauer frittiert der Feinstaub damit unsere Nervenzellen. Von all den unsicheren Umweltbefunden ist die Sache mit dem Feinstaub eine der am besten belegten: Dreckige Luft, kranke Menschen. Und angesichts der eindeutigen Evidenz wird eindeutig zu wenig unternommen, um die Gesundheit der Bevölkerung zu schützen.

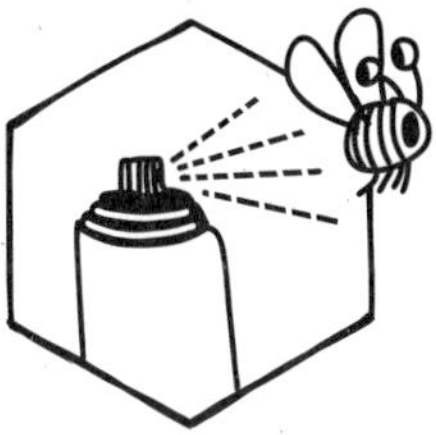

Pestizide: Je weniger, desto besser. Pestizide gibt es viele und die allermeisten sind neurotoxisch. Will heißen: Menschen, die regelmäßig mit Pestiziden in Kontakt kommen und sich dabei unzureichend schützen, haben ein höheres Risiko für neurodegenerative Erkrankungen wie Alzheimer oder Parkinson.[123] Man muss keine Erin Brockovich sein, um zu kombinieren, dass Pestizide problematisch sind: Eine groß angelegte Studie in den USA fand heraus, dass landwirtschaftliche Arbeiter, die bestimmten Pestiziden (Organophosphaten und Organochlorinen) ausgesetzt waren, ein deutlich erhöhtes Risiko für Demenz hatten[124] – auch Jahrzehnte nach dem Verbot dieser Substanzen. Aber auch wenn man nicht täglich durch Pestizidplantagen spaziert, kommen sie über die Nahrung in unseren Körper und damit auch in unser Gehirn. Zwar ist nicht bei allen Pestiziden der Zusammenhang zwischen Exposition und Gedächtnisstörungen klar dokumentiert, aber es ist zweifellos besser, so wenig wie möglich von dem Zeug in den Körper zu kriegen.

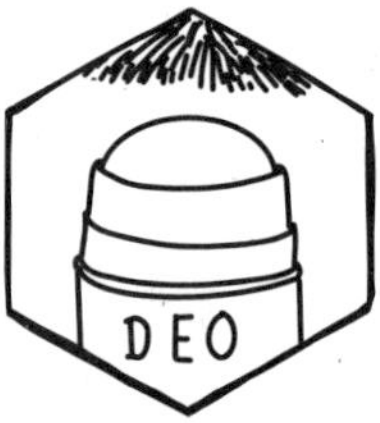

Aluminium: Nicht eindeutig. Schon länger stehen Aluminium-Deos im Verdacht, Brustkrebs und Alzheimer zu begünstigen. 1976 hatte man nämlich im Gehirngewebe von Menschen mit vererbtem Alzheimer erhöhte Aluminiumwerte gefunden[125] und 1989 festgestellt, dass Engländer in Regionen mit mehr Aluminium im Trinkwasser ein 1,5-fach höheres Risiko aufwiesen, an Alzheimer zu erkranken.[126] Das führte zur Hypothese, dass Aluminiumexposition ein Risikofaktor sein könnte. Allerdings konnten weitere Studien dies nicht bestätigen und insgesamt bleiben die Ergebnisse widersprüchlich. In einer Studie aus dem Jahr 2017 konnte zwar erneut aufgezeigt werden, dass die Aluminiumkonzentration in Gehirnen von Menschen mit Alzheimer deutlich höher ist,[127] allerdings wird inzwischen vermutet, dass diese eher eine Folge denn eine Ursache der Krankheit ist, weil die Blut-Hirn-Schranke im Zuge der Erkrankung das Aluminium nicht mehr abfangen kann. Fazit: Bisher gibt es keine ausreichenden Belege dafür, dass Aluminium Auslöser für Alzheimer ist. Sofern unsere wöchentliche Aufnahme bei maximal 1 Milligramm Aluminium pro Kilogramm Körpergewicht liegt (wenn Sie also 60 Kilogramm wiegen, dürfen Sie maximal 60 Milligramm Alu pro Woche zu sich nehmen), scheint das bis dato nicht krankheitserregend. Der tägliche Kontakt mit Aluminium über Lebensmittel, Kochutensilien, Kosmetika und Trinkwasser stellt nach dem Bundesinstitut für Risikobewertung und der Europäischen Behörde für Lebensmittelsicherheit demnach aktuell kein signifikantes Gesundheitsrisiko für gesunde Personen dar – sofern die Grenze eben nicht überschritten wird. Wer trotzdem lieber auf Nummer sicher geht, der reduziert seine private Aluminiumexposition.

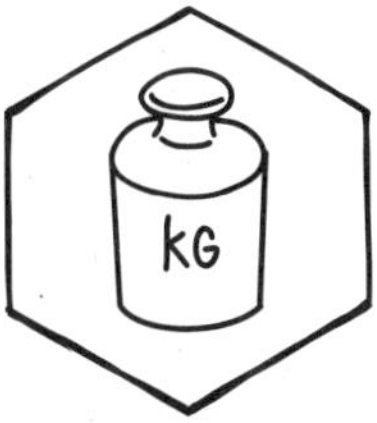

Schwermetalle: Nix fürs Hirn. Sie sind überall und dürfen das auch sein – aber bitte nicht im Gehirn. Schwermetalle wie Blei, Cadmium, Mangan, Quecksilber und Arsen sind in hohen Konzentrationen giftig für das Gehirn. Und auch sie gelangen beispielsweise über Hausstaub, Trinkwasser aus bleihaltigen Leitungen und Lebensmittel in unseren Körper und können unser Nervensystem schädigen. Die neurotoxischen Eigenschaften der Schwermetalle sind gut dokumentiert: Gibt man Tieren zu viel Blei, Cadmium oder Mangan, entwickeln sie alzheimertypische Ablagerungen und werden vergesslich.[128] Weil man aber Menschen bekanntlich nicht wie Mäuse behandeln kann, ist der direkte Zusammenhang zwischen Schwermetallen und Demenzen noch unklar – es fehlen hochwertige, langfristige epidemiologische Studien. So oder so ist es auf jeden Fall besser, kein Blei in der Suppe und nur wenig Cadmium im Steinpilz zu haben.

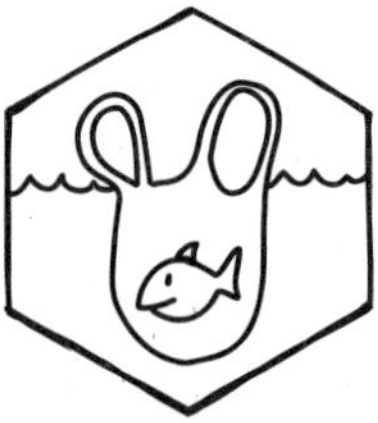

Mikroplastik: Plunder im Blut. Noch so etwas Nerviges, das wir essen, trinken und einatmen: kleine Plastikpartikel. In den letzten Jahren ist eine wissenschaftliche Schnitzeljagd aufgeflammt und Forscher weltweit übertreffen sich gegenseitig darin, das Zeug überall nachzuweisen: im Darm, in der Lunge, in der Leber, in der Niere, im Blut, in der Plazenta – und tatsächlich auch schon im Gehirn. Tja. Wir Menschen sind quasi ein wandelnder Recyclinghof. Allein, wir recyceln den Plunder nicht, unser Körper kann ihn nämlich weder abbauen noch etwas mit ihm anfangen. Im Gegenteil. Die Mikroplastikforschung ist zwar noch jung, aber jetzt schon äußerst ärgerlich: Eine neue Studie aus dem Jahr 2024 stellte fest, dass Plastikteilchen im Gehirn die Bildung von Amyloid-β fördern und degenerative Prozesse beschleunigen können.[129] Das ist alles ganz schön unschön, zumal schon ein einzelner Plastik-Teebeutel beim Aufgießen in heißem Wasser ungefähr 11,6 Milliarden Mikroplastikpartikel und 3,1 Milliarden Nanoplastikpartikel freisetzen kann. Also: Besser denken durch Plastikvermeidung!

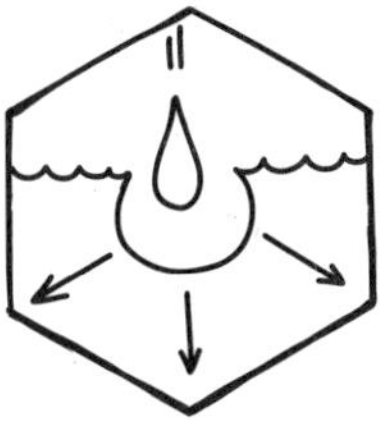

Lösungsmittel: Sind auch nicht die Lösung. Sondern ein Problem: Stoffe wie Benzol, Toluol oder Trichlorethylen finden sich in Farben, Lacken, Klebstoffen und Reinigungsmitteln. Wer regelmäßig damit hantiert – zum Beispiel in der Industrie oder im Handwerk – hat ein erhöhtes Risiko für Gedächtnisprobleme. Also, auch wenn Sie den Arbeitssicherheitskurs geschwänzt haben: Schutzhandschuhe und -kleidung tragen. Und zu Hause vielleicht mal die ökologischen Farben ausprobieren.

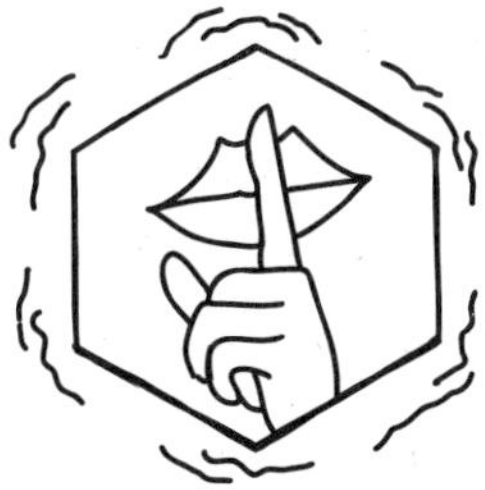

Lärm: Ruhe, bitte! Dauerhafter Krach setzt unserer Kognition zu. Lärmbelastung durch Verkehr oder Baustellen erhöht den Blutdruck und stört unseren Schlaf – beides sorgt nicht gerade für Partystimmung im Oberstübchen. Studien zeigen, dass Menschen, die ständigem

Lärm ausgesetzt sind, ein höheres Risiko für Gedächtnisstörungen haben. Eine Analyse von 5.227 Personen in Chicago ergab, dass jeder Anstieg des nächtlichen Verkehrslärms um 10 Dezibel das Demenzrisiko um bis zu 29 % erhöhen kann.[130] Also: Fenster schließen, Ohrstöpsel rein und dem Gehirn seine wohlverdiente Ruhepause gönnen.

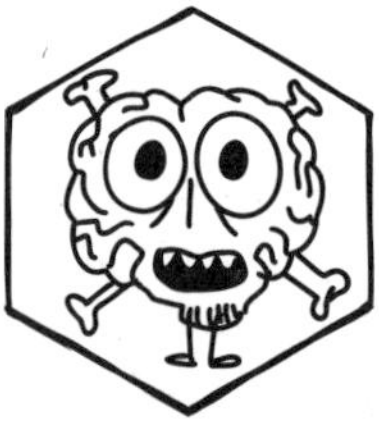

Sonstige Verdächtige: Phthalate, polyzyklische aromatische Kohlenwasserstoffe und Flammschutzmittel … und vielleicht haben Sie sonst noch von Stoffen gehört, die dem Hirn nicht guttun. Laufend werden neue Stoffe verdächtigt, unser Gehirn zu schädigen, und zu Recht neue Richtlinien und strengere Obergrenzen eingeführt. Grundsätzlich gilt die Daumenregel: Weniger Gift, mehr Gedächtnis! Und ganz insgesamt: Kranke Umwelt, kranker Mensch – gesunde Umwelt, gesunder Mensch.

#Tipp: Detox dein Denken

Feinstaub: Lassen Sie das Fenster zur stark befahrenen Straße lieber zu, vor allem zu Stoßzeiten, wenn viele Autos vorbeibrausen. Dafür sollten Sie Ihre Wohnung regelmäßig nass wischen, und wenn Sie spazieren und joggen gehen, dann am besten in Parks, in „sauberen" Gegenden oder in den frühen Morgenstunden. Bleiben Sie ruhig an der frischen Luft bis zur Gruft – aber sehen Sie zu, dass die Luft auch sauber ist. Damit sie das bleibt, sollten Sie selbst möglichst auf das Auto verzichten und stattdessen zu Fuß gehen, Rad fahren oder Öffis benutzen, Flugreisen und private Feuerwerke vermeiden, regional und fleischärmer einkaufen, wenig Müll produzieren und diesen richtig entsorgen, energiesparende Geräte verwenden und die Heizung auf 20 Grad halten. Das tut dem Klima gut – und was dem Klima guttut, tut auch der Gesundheit gut. Win-win!

Pestizide: Wenn man nicht aufpasst, liegen sie mittags auf unserem Teller. Aufpassen kann man aber, indem man Bioprodukte vorzieht, besonders bei Obst und Gemüse mit essbaren Schalen wie Äpfeln oder Trauben. Muss man zu konventionellen aka Pestizidprodukten greifen, sollte man diese unbedingt gut waschen und bürsten, am besten auch schälen. Wer saisonal und lokal kauft, reduziert meistens übrigens auch die Pestizidbelastung.

Aluminium: Wo Aluminium draufsteht, ist Aluminium drinnen, und zur Sicherheit kann man zu Alternativen greifen. Man muss ja keine Aluminium-Deos verwenden, man muss keine Alufolie um Lebensmittel wickeln, man muss keine Aluminium-Körperpflegeprodukte kaufen und man muss seinen Grillkäse nicht in Alu-Menüschalen legen. Für all das gibt es allerhand Alternativen.

Schwermetalle: Wo sind denn jetzt diese Schwermetalle überall drinnen? Blei kann sich im Trinkwasser finden, wenn noch Wasserleitungen aus Blei eingebaut sind. Cadmium findet sich vor allem in Gemüse (ja, leider, weil einige Böden von Natur aus hohe Cadmiumwerte haben, während andere durch Industrie oder cadmiumhaltige Düngemittel belastet wurden und das Schwermetall dann über die Wurzeln in die Pflanzen gelangt), in Speisepilzen und Innereien von Schlachttieren. Quecksilber findet sich hingegen in größeren Fischen (zum Beispiel Thun- und Schwertfisch) und Muscheln. Arsen findet sich auch in Muscheln, Fischen und Garnelen. Und in einer Zigarette findet man fast die ganze Palette an Schwermetallen. Was also tun? Möglichst wenig davon konsumieren. Also bis auf das Gemüse. Davon darf es viel sein, dabei sollte man aber möglichst einer abwechslungsreichen Mischkost den Vorzug geben und eine einseitige Ernährung mit einseitiger Lebensmittelauswahl vermeiden.

Mikroplastik: Plastik muss vermieden werden. Es gehört schlicht nicht als Teebeutel in die Tasse, nicht als Peeling auf die Haut und nicht unbedingt als Synthetik-Shirt an die Brust. Stattdessen: lose Teeblätter, Glas- oder Edelstahlbehälter, Naturfasern wie Baumwolle oder Wolle und fürs Zähneputzen und Duschen lieber Produkte ohne „Kügelchen“ verwenden. Das ist doch eigentlich leicht hinzukriegen!

Lösungsmittel: Smart ist es, bei Farben, Lacken und Reinigungsmitteln jene mit der Aufschrift „lösungsmittelfrei“, „öko“ oder „geruchsarm“ zu wählen. Bei handwerklichen Arbeiten lieber Farben auf Wasserbasis verwenden und Haushaltsreiniger mit aggressiven Inhaltsstoffen durch milde Alternativen ersetzen: Essig, Zitronensäure oder Natron funktionieren genauso gut. Und: Reinigungsarbeiten am besten bei offenen Fenstern und nicht in engen Räumen durchführen.

Lärm: Wenn Sie nicht wegziehen oder dem Presslufthammer den Strom abdrehen können, dann sind Ohrstöpsel Ihr bester Freund. Vor allem nachts ist es wichtig, dass Ihr Gehirn Stille haben darf. Dichte Vorhänge, Fenster mit Schallschutzverglasung oder das Fenster zur Straßenseite konsequent geschlossen halten, helfen außerdem.

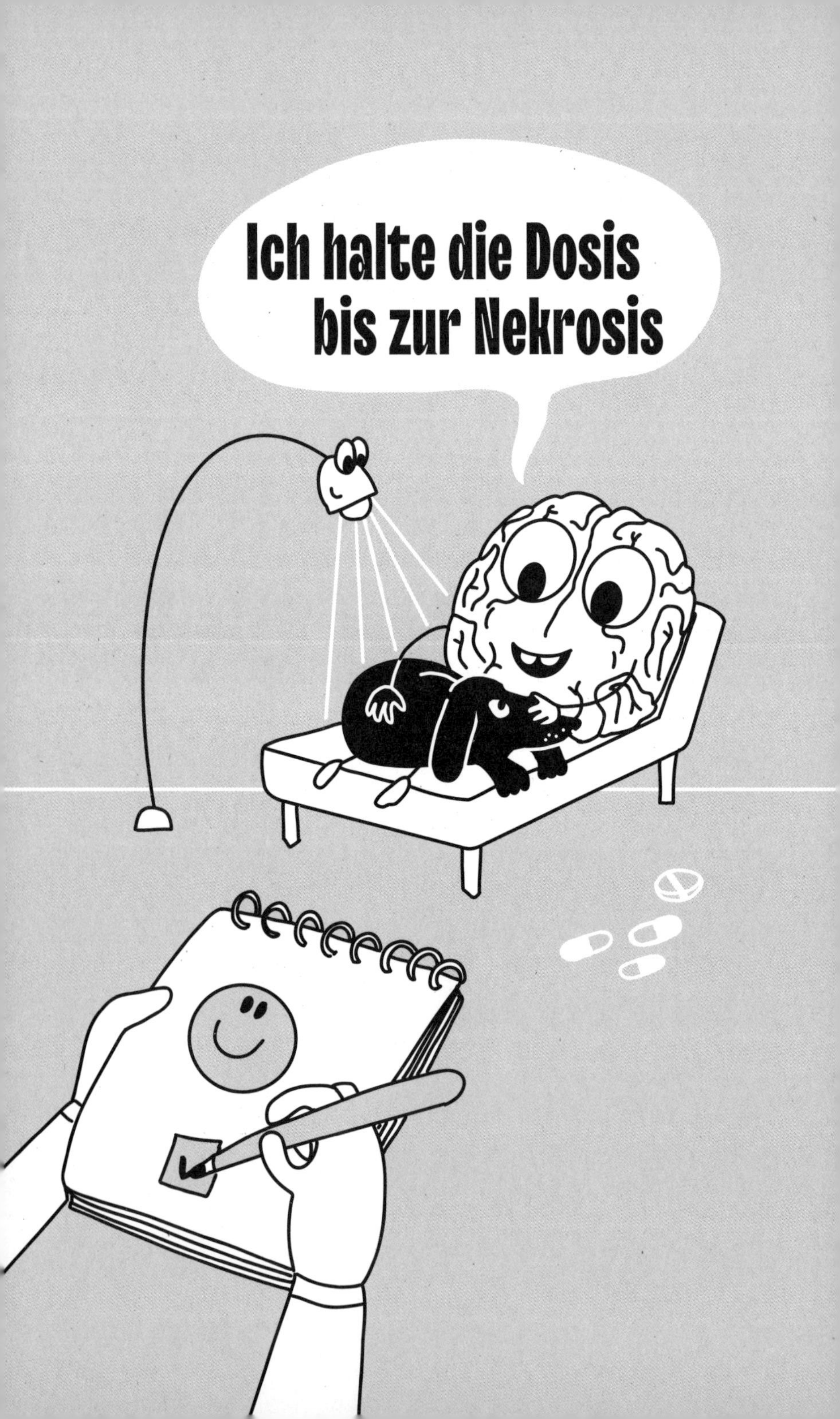
Ich halte die Dosis bis zur Nekrosis

Welche Erkrankungen Gedächtnisstörungen begünstigen und warum sie behandelt gehören

Es gibt Dinge, die immer alles nur noch schlimmer machen. Blöde Sätze, falsche Freunde und rechte Parteien* sind so Dinge. Und leider auch unbehandelte Krankheiten. Die können nämlich andere Krankheiten nach sich ziehen, die überhaupt gar nichts mit der ursprünglichen Erkrankung zu tun hatten – und plötzlich hat man nicht mehr nur eines, sondern hundert Probleme. Zuerst war nur der Blutdruck zu hoch, jetzt ist das Gedächtnis schlechter. Zuerst war nur zu viel Zucker da, jetzt verpuffen immer mehr Erinnerungen. Das eine begünstigt das andere und einiges davon auch Gedächtnisstörungen und Demenzen.

Alle hier angeführten Erkrankungen erhöhen das Risiko für Gedächtnisstörungen und Demenz, sind aber keine direkten Ursachen dafür. Das bedeutet: Sie können als zusätzliche Belastungen auf das Gehirn wirken und – wenn andere Faktoren

---

* Was macht denn bitte ein politisches Statement in einem Sachbuch? Kein Grund zur Aufregung: Es ist wissenschaftlich verbrieft, dass rechte Parteien in der Regel zu größeren gesundheitlichen Ungleichheiten führen, weil sie oft auf marktwirtschaftliche Gesundheitslösungen setzen, weniger Investitionen in Prävention stecken, die Privatisierung des Gesundheitssektors vorantreiben und damit die medizinische Versorgung verschlechtern. Das trifft vor allem einkommensschwache, sozial benachteiligte und ältere Menschen besonders hart. Eine gute Einstiegslektüre dazu ist: Rinaldi, C., & Bekker, M. P. (2021). A scoping review of populist radical right parties' influence on welfare policy and its implications for population health in Europe. International Journal of Health Policy and Management, 10(3), 141.

ungünstig mit ihnen zusammenspielen – Gedächtnisschwierigkeiten potenziell beschleunigen. Aber man bekommt nicht automatisch Gedächtnisprobleme oder gar eine Demenz, wenn man eine oder mehrere dieser Erkrankungen hat! Positiv ausgedrückt: Wer diese Erkrankungen ernst nimmt, gut behandelt und in den Griff bekommt, reduziert sein Risiko für Demenzen und tut eine Menge für sein Gehirn.

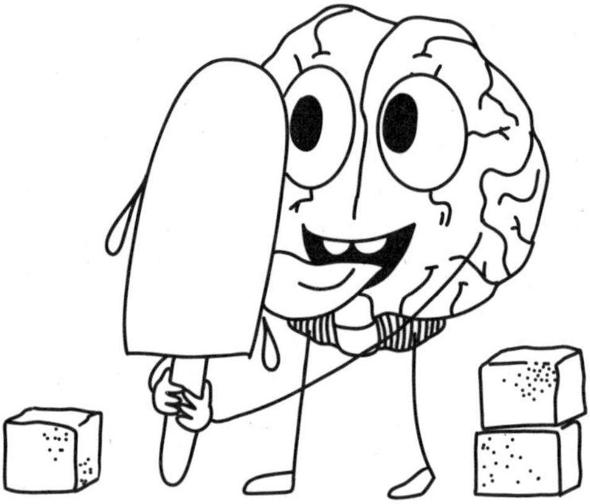

Diabetes

Auch wenn Diabetes und Demenz auf den ersten Blick nicht verwandt scheinen, sind sie tatsächlich Cousinen ersten Grades. Unser Gehirn reagiert nämlich empfindlich darauf, ob wir zu viel oder zu wenig Zucker im System haben. Sind wir unterzuckert, denken wir schlechter. Sind wir überzuckert, flutscht's auch irgendwie nicht. Sowohl bei Diabetikern als auch bei Nichtdiabetikern findet man statistische Korrelationen zwischen der Höhe der Blutglukose-Werte und der Entwicklung von Demenzen. Haben wir ein Zuckerproblem, um das wir uns nicht ausreichend kümmern, steigt unser Demenzrisiko: Nach aktueller Studienlage ist Diabetes mellitus mit einem 1,5- bis 2,5-fach höheren Demenzrisiko verbunden. Zu hoher Blutzucker sorgt auf Dauer für Entzündungen und macht die Gefäße kaputt. Kaputte Gefäße sind nie gut – vor allem nicht im Gehirn, denn dann können die Nervenzellen nicht mehr mit ausreichend Sauerstoff und Nährstoffen versorgt werden und sie gehen ein. Schlechte Blutzuckerkontrolle bedeutet also schlechteres Gedächtnis! Es gilt deswegen:

Willst du lange schlau sein, stellst du deinen Blutzucker ein.

Bluthochdruck

Das andere Problem in unseren Leitungen ist die Sache mit dem Druck. Ist der Druck ständig zu hoch, müssen die Gefäße irgendwas tun, um nicht zu platzen, und sie tun zunächst was Sinnvolles: Sie verdicken ihre Wände, um dem Druck standzuhalten. Dadurch werden sie aber enger, und weil das Blut jetzt durch diese engen Kanäle kommen muss, was natürlich schwieriger ist,

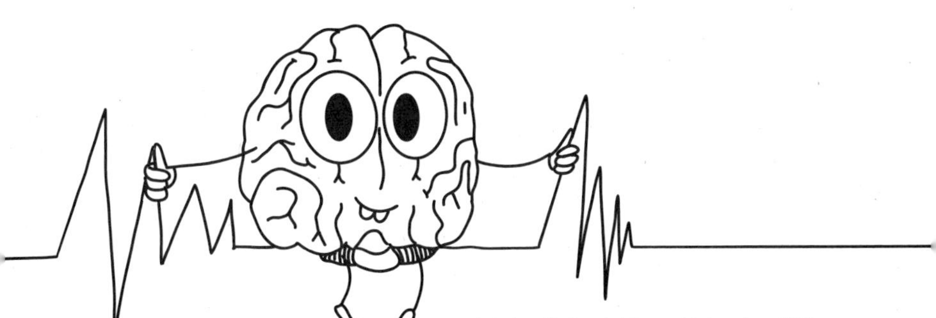

muss der Druck weiter erhöht werden – in etwa so, wie man mit mehr Schmackes in die Luftpumpe reintreten muss, wenn man Luft durch einen engeren Schlauch pumpen will. Der erhöhte Druck beschädigt dann aber wiederum die Innenauskleidung der Blutgefäße, die aus Endothelzellen besteht. Wer sich jetzt dunkel daran erinnert, dass die Endothelzellen doch die mauernden Fußballer der Blut-Hirn-Schranke sind, der hat auch schon die Brücke vom Bluthochdruck zu Gedächtnisschwierigkeiten gebaut: Wenn die Endothelzellen in den kleinen Gefäßen des Gehirns durch den hohen Druck Risse bekommen, wird die Schranke undicht. Ist die Schranke undicht, dringen Stoffe ein, die eigentlich draußen bleiben sollten. Sind die Stoffe dann aber mal drinnen, können sie zu Entzündungsreaktionen, Ablagerungen und zum Absterben von Nervenzellen führen. Besonders die kleinen Gefäße, die Kapillaren, knicken unter erhöhtem Druck irgendwann ein und es kommt zu kleinen Schädigungen. Diese „Löcher“ im Gehirn nennt man Mikroinfarkte, und obwohl man sie im MRT als kleine weiße Flecken sehen kann, merkt man selbst im Akutfall meist gar nichts davon. Auf Dauer wird man davon aber auch nicht schlauer, weil dadurch die neuronale Kommunikation beeinträchtigt und Gedächtnisprobleme und vaskuläre Demenzen potenziell begünstigt werden.

Bluthochdruck ist eine Volkskrankheit, die das Volk oft noch nicht mal bemerkt, weil sie symptomlos ist. Symptomlos, aber nicht folgenlos: Die Hälfte aller Schlaganfälle und Herzinfarkte geht Schätzungen zufolge auf das Bluthochdruck-Konto, aber eben nicht nur! Jetzt, wo wir wissen, dass auch Gedächtnisstörungen und Demenzen dadurch begünstigt werden können, kontrollieren wir den Blutdruck umso motivierter und stellen ihn gegebenenfalls ein. Wie fantastisch das funktioniert, konnte übrigens in einer großen Übersichtsarbeit gezeigt werden: Menschen, deren Bluthochdruck-Erkrankung behandelt wurde, hatten ein um 12 % geringeres Risiko für Demenz bzw. ein um 16 % niedrigeres Risiko für Alzheimer.[131]

Bleibt dein Druck stabil und munter, gehen deine Neurone nicht den Bach runter.

Herz-Kreislauf-Erkrankungen

Der Stromverteiler für das ganze Pumpsystem ist bekanntlich das Herz. Gerät das Herz ins Stocken, geht auch den Zellen in den oberen Stockwerken irgendwann der Saft aus, weil sie weniger Sauerstoff und Nährstoffe bekommen. Herzinsuffizienz, Herzrhythmusstörungen

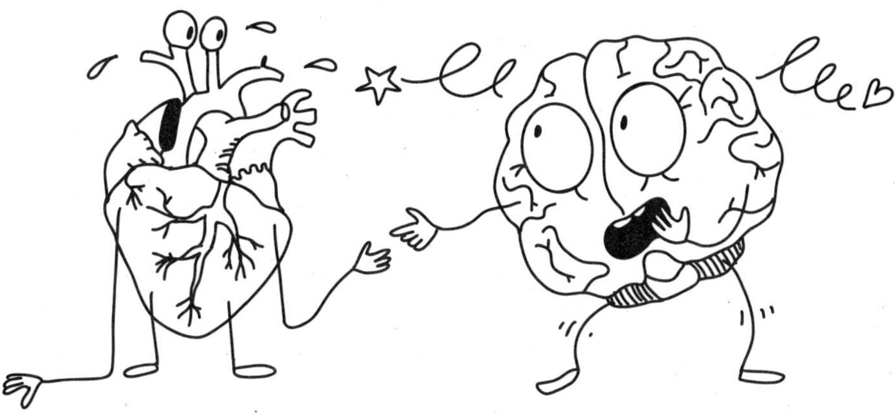

und auch Atherosklerose (Ablagerungen in den Arterien) behindern den Blutfluss nicht nur zum Herzen, sondern auch zum Hirn. Bekanntlich braucht das Hirn viel Energie, und wenn es ständig zu wenig davon bekommt, geht's langsamer. Ein schlecht durchblutetes Gehirn funktioniert tatsächlich schlechter: Das Denken fällt schwerer und die Konzentration lässt nach. Auf lange Sicht kann eine anhaltende Unterversorgung potenziell zu Gedächtnisstörungen und Krankheiten führen, weil die Nervenzellen zunächst schlechter arbeiten und irgendwann auch ausfallen können. Durch rechtzeitige Behandlung und einen gesunden Lebensstil (darunter alle vorgestellten Tipps im zweiten Teil des Buches) kann man das Risiko für Herzerkrankungen allerdings senken und das Gehirn lange leistungsfähig erhalten.

Willst du lange auf dein Hirn bauen, musst du auf dein Herz schauen.

Cholesterin und Fettstoffwechselstörungen

Wir bleiben beim Blut und schauen uns an, was unsere Leitungen noch so korrodiert. Wir wissen das natürlich schon, kauen es aber trotzdem nochmal kurz durch: die Pommes und die Schweinshaxe. Das liegt daran, dass da viele ungesunde Fette drin sind, die den Cholesterinspiegel in die Höhe treiben. Cholesterin ist an sich nichts Schlechtes, sondern etwas, das unser Körper

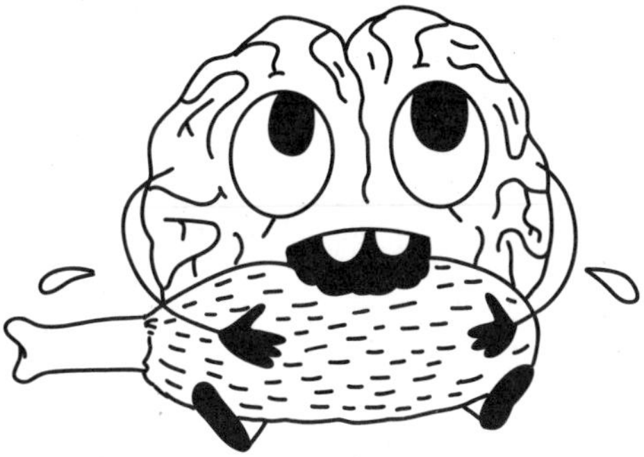

braucht, um unter anderem Zellen zu bauen und Hormone zu produzieren. Das Problem ist das überschüssige, „schlechte" LDL-Cholesterin, das sich in unseren Leitungen ablegt, sie erst verengt und dann verstopft. Das führt zu Atherosklerose, die wiederum nicht nur Herzinfarkte oder Schlaganfälle, sondern auch – Sie ahnen es – zu einem schlechter versorgten Hirn führen kann. Das wiederum kann die Denkleistung beeinträchtigen und auf Dauer zum Nervenzelluntergang und zu demenziellen Erkrankungen führen.

Der Zusammenhang zwischen Atherosklerose und Demenz ist inzwischen recht gut dokumentiert: Menschen, die Atherosklerose haben, haben häufiger demenzielle Erkrankungen, weil bei den meisten Demenzerkrankungen auch die Gefäße eine Rolle spielen. Nicht nur vaskuläre Demenzen, auch die Alzheimer-Ablagerungen scheinen mit Arterienverkalkung zusammenzuhängen. So hat man in epidemiologischen Studien überrascht festgestellt, dass Menschen, die Cholesterinsenker (sogenannte Statine) einnehmen, das Alzheimerrisiko um 40–70 % senken können.[132] Die gute Nachricht: Weil Erkrankungen wie Bluthochdruck, Herz-Kreislauf-Erkrankungen und Fettstoffwechselstörungen inzwischen immer früher erkannt und behandelt werden, gehen auch die altersadjustierten Demenzinzidenzen zurück. Wir kriegen das immer besser mit der Früherkennung von Erkrankungen, mit der Prävention, dem Lebensstil und dem smarten Leben hin!

Willst du lange klar denken, musst du dein Cholesterin senken.

Nikotin- und Alkoholmissbrauch

Kippe und Bierchen sind ausgezeichnet für die langsame Selbstsabotage, aber äußerst schlecht fürs lange Smartbleiben. Beide Stoffe wirken neurotoxisch, lösen oxidativen Stress aus und lassen unser Gehirn tatsächlich schrumpfen. Schön ist das nicht. Smart auch nicht. Cool war die Kippe außerdem zuletzt in den 90ern, inzwischen rauchen immer weniger Menschen aus der Bildungs- und Oberschicht. Jaja, schon klar, Helmut Schmidt rauchte wie ein Schlot und ist trotzdem fitte 96 Jahre alt geworden. Das mag alles sein, wer aber glaubt, dass es ihm auch so ergehen wird, verwechselt Einzelfälle mit statistischer Wahrscheinlichkeit. Es könnte natürlich sein, dass Sie sich zum Hundertsten eine Kippe anzünden und auf Ihr Leben anstoßen – wahrscheinlich ist es aber nicht.

Apropos anstoßen: 2024 änderte die *Deutsche Gesellschaft für Ernährung (DGE)* ihre Empfehlung zu Alkohol, weil es „keine potenziell gesundheitsfördernde und sichere Alkoholmenge für einen unbedenklichen Konsum“ gibt. Gesund ist 0 %. Alles darüber ist es nicht, egal wie sehr uns das jetzt ärgert. Wer 1–2 Gläser Wein

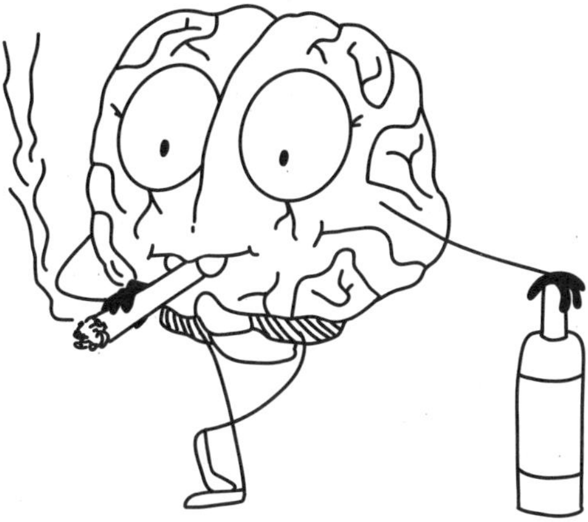

oder 1–2 kleine Flaschen Bier pro Woche trinkt, ist „risikoarm" unterwegs (weniger als 27 g / Woche), wer 5 kleine Gläser Wein oder 6 kleine Flaschen Bier trinkt (27–81 g / Woche), hat schon ein „moderates Risiko" und alles darüber ist richtig riskant. Bislang hatte 1 Gläschen ab und zu sogar als „gesund" gegolten. Eine umfassende Analyse aller Studien, die Gesundheitsvorteile bei mäßigem Alkoholkonsum festgestellt hatten, zeigte aber: Das ist leider Quatsch. Das „gesunde" Gläschen Wein kam nur aufgrund von beschwipsten Studiendesigns voller Mängel und Verzerrungen zustande.[133] Es gibt kein „gesundes" Gläschen Wein. Und auch kein gesundes Bierchen. Gesund ist die soziale Komponente des Konsums, das Zusammensein, das Lachen, der Austausch, die entspannte Atmosphäre. Das sollte man aber auch nüchtern hinkriegen und wenn nicht, ist möglicherweise nicht Alkohol die Lösung, sondern die Gesellschaft das Problem.

Soll man dich nicht für blöd verkaufen, musst du aufhören zu saufen.
Ach ja, und zu rauchen.

Chronisch entzündliche Erkrankungen

Wenn es irgendwo im Körper kleine Glutnester gibt, scheint das auf den ersten Blick keine Gefahr fürs Gehirn. Brennt's im Darm, im Zahnfleisch oder im Handgelenk, kann das dem Parietallappen ja eigentlich egal sein. Ist es auf Dauer aber nicht! Denn wenn es irgendwo im Körper eine Entzündung gibt, ist diese zwar zunächst (meist) nur für das umliegende Gewebe ein Problem, unbehandelt kann sie aber auch das Hirn vernebeln. Man hat inzwischen festgestellt, dass Menschen mit erhöhten Werten des Entzündungsmarkers C-reaktives Protein (CRP) ein signifikant erhöhtes Risiko für kognitive Beeinträchtigungen und Demenz haben.[134] Und Menschen, die an chronischen Entzündungserkrankungen wie beispielsweise Morbus Crohn oder rheumatoider Arthritis leiden, haben auch ein erhöhtes Risiko für Demenzen, wenn diese Krankheiten nicht kontrolliert werden. Denn chronische Entzündungen tragen zu oxidativem Stress, mitochondrialer Dysfunktion, Blutgefäßschäden und aktivierten Mikroglia bei. Außerdem treten bei Entzündungen in unserem Körper – egal wo – sogenannte Zytokine auf den Plan. Das ist auch gut so, denn Zytokine sind die Verkehrslotsen des Immunsystems: Sie signalisieren den Immunzellen, wo sie lang müssen, um die Entzündung zu

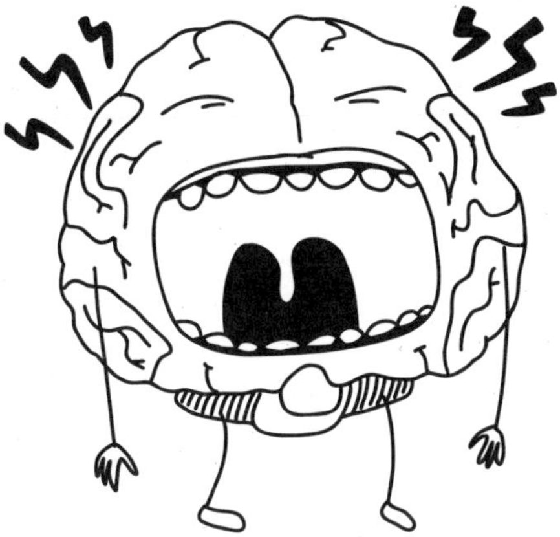

bekämpfen. Ist ihre Arbeit getan, verschwinden Zytokine wieder. Nicht so bei chronischen Infektionen! Dort werden nämlich ständig und zu viele Verkehrslotsen ins Rennen geschickt, und die bringen dann analog zum Straßenverkehr, wo fünf Verkehrslotsen an einer Kreuzung mehr Chaos als Ordnung stiften, einiges durcheinander. Vor allem machen viele Zytokine die Blut-Hirn-Schranke durchlässiger und verursachen im Gehirn auf Dauer mehr Schaden als Nutzen. Dass ein direkter Zusammenhang zwischen Entzündungen im Gehirn und der Bildung von Ablagerungen besteht, bestreitet inzwischen kein Wissenschaftler mehr. Die Neuroinflammation – also Entzündung im Gehirn – spielt unter all den komplizierten Prozessen, die durch das Hirn fegen und Demenzen auslösen, zweifellos eine wichtige Rolle. Das klingt erstmal erschreckend, gibt aber gleichzeitig auch Grund zur Hoffnung, denn damit haben wir nun neue Therapieoptionen am (fernen) Horizont. In einer Studie schalteten Forscher beispielsweise zwei bestimmte Zytokine (mit dem technischen

Namen „Interleukin-12“ und „Interleukin-23“) in Alzheimer-Mäusen aus und stellten fest, dass dadurch die schädlichen Ablagerungen in den Mäusegehirnen reduziert wurden und sich die Gedächtnisleistung verbesserte.[135]

Chronische Entzündungen sorgen also auf vielen Ebenen für Stunk im Stübchen, und nichts davon ist wirklich gut. Übrigens sind auch Zahnfleischentzündungen blöd: Das Bakterium Porphyromonas gingivalis, das Zahnfleischentzündungen verursacht, steht schon länger im Verdacht, durch Entzündungen und toxische Enzyme im Gehirn das Alzheimerrisiko zu erhöhen und die Bildung von schädlichen Ablagerungen zu fördern.[136] Wer seine Zähne (richtig) putzt, schrubbt also gewissermaßen auch seine Neurone. So ganz insgesamt ist es ja durchaus erleichternd, dass man entzündliche Erkrankungen behandeln und damit das Risiko für Gedächtnisausfälle senken kann.* Man muss sie nur erkennen und etwas dagegen tun.

Löschst du untenrum die Glut, tut das auch dem Oberstübchen gut.

---

* Apropos entzündliche Erkrankungen: Viele Viren können so einen Infekt auslösen und beispielsweise die Atemwege in Brand setzen. Besonders viele Probleme hat der Menschheit letzthin das Virus mit dem Namen SARS-CoV-2 beschert. Manch einer hat, nachdem der Infekt abgeklungen ist, an Langzeitfolgen zu leiden, die symptomatisch einer demenziellen Erkrankung nicht unähnlich sind: Brain Fog (Gehirnnebel), Gedächtnisstörungen, Aufmerksamkeits- und Konzentrationsstörungen. Aber erhöht Long Covid auch das Risiko, an einer Demenz zu erkranken? Bislang gibt es dafür keine eindeutige Evidenz, allerdings fehlen Langzeitstudien. Sicher ist, dass im Unterschied zur Demenz Long Covid potenziell heilbar ist.

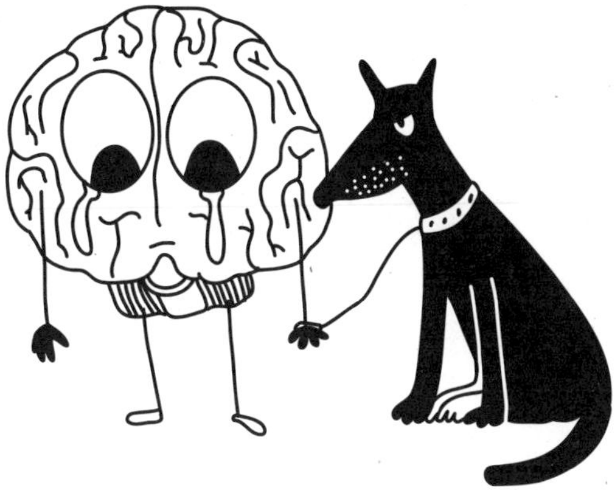

Depression

Wenn Diabetes die Cousine der Demenz ist, dann ist die Depression ihre Schwester.* Weil sie sich wie eine Dunkelheit durch unser Denken frisst und am Gedächtnis, an der Aufmerksamkeit und an der Konzentrationsfähigkeit nagt. Drängelt sich der „schwarze Hund"** durch die Tür, brauchen Betroffene Hilfe und Therapie, um das Vieh zunächst an die Leine und irgendwann wieder ganz vor die Tür zu kriegen. Der schwarze Hund ist nicht einfach nur ein bisschen Traurigkeit, sondern eine ernste Krankheit, die das Gehirn verändert und jeden Schritt unerträglich schwer machen kann. Gerade so, als würde einem ein schwarzer Hund seine schweren

* Depression und Demenz sind symptomatische Sisters, und zwar so sehr, dass sie mancher in Eigendiagnose verwechselt. Aber weder Depressionen noch Demenzen kann man selbst diagnostizieren und schon gar nicht voneinander unterscheiden – dazu muss man zum Arzt und eine Reihe von Tests machen, unter anderem mit bildgebenden Verfahren.

** „The Black Dog", der schwarze Hund: So nannten vermutlich schon Kindermädchen im viktorianischen England schlecht gelaunte Kinderchen. Später wurde die Metapher dann durch Winston Churchill bekannt, der damit seine Stimmungsschwankungen beschrieb (obwohl noch umstritten ist, ob er wirklich an einer klinischen Depression litt), und inzwischen verwendet auch die WHO den schwarzen Hund in Aufklärungsvideos als Bild für Depressionen. Das Bild passt einfach gut: Wenn der schwarze Hund kommt und einem nicht mehr von der Pelle rückt, ist einfach überall der Hund drinnen.

Pfoten auf die Brust setzen, sich in die Lebensfreude verbeißen und ständig zum nächstbesten Abgrund zerren. Studien zeigen, dass Menschen, die an einer Depression leiden und diese nicht in den Griff bekommen, ein ungefähr doppelt so hohes Risiko haben, später an einer Demenz zu erkranken. Warum das so ist, ist nicht vollständig klar, aber eine Depression scheint unser Gehirn zu schwächen: Sie lässt unseren Hippocampus schrumpfen (vermutlich durch den ständig erhöhten Stresshormonspiegel), sie löst Entzündungen aus und verringert Wachstumsfaktoren, sie beeinträchtigt die Blutzirkulation und fördert die Ablagerungen von schädlichen Proteinen wie Amyloid. Na wunderbar! Falls Sie zu Beginn dieses Absatzes ein bisschen depressiv waren, sind Sie es jetzt vermutlich noch mehr.

Müssen Sie aber nicht! Denn Depressionen sind behandelbar und das Gehirn wandelbar. Wird der schwarze Hund mit medikamentösen und nicht medikamentösen Tricks (zum Beispiel Psychotherapie, Verhaltenstherapie, kognitive Therapie etc.) handzahm gemacht, erholt sich unser Gehirn, die Stresshormone normalisieren sich und die kognitiven Fähigkeiten verbessern sich wieder. In vielen Fällen ist das zwar ein langer und mühsamer Weg, aber er lohnt sich – nicht nur, damit man endlich wieder ohne den schwarzen Hund seine helle Freude am Leben hat, sondern weil man damit auch langfristig etwas für sein Gedächtnis tut.

Ohne Verdruss bleibt man smarter bis zum Schluss.

Auf den Kopf gefallen: Stürze und Unfälle

Am Ende seines Lebens hatte der Boxer Muhammad Ali vermutlich eine „Boxerdemenz".* So nennt man das, wenn viele Schläge auf den Schädel so viel Schaden angerichtet haben, dass es zu Ablagerungen kommt, die die Kommunikation zwischen den Nervenzellen beeinträchtigen. Die Boxerdemenz ist eine Form von chronisch-traumatischer Enzephalopathie, die durch viele kleine Hirnerschütterungen und Mikrotraumata ausgelöst wird. Selbst wenn man nicht in den Ring steigt, kann es allerdings schon mal vorkommen, dass unser Schädel Bekanntschaft mit seiner harten Umwelt macht: Wenn wir etwa vom Rad stürzen, gegen die Windschutzscheibe fliegen, auf den nassen Fliesenboden knallen oder gegen den Türrahmen rennen. Kommt es nur ausnahmsweise vor, ist das nicht so schlimm, passiert es häufiger und auch noch fest, kann es zum Problem werden. Ob und wie sehr sich Traumata auf unsere Gehirngesundheit

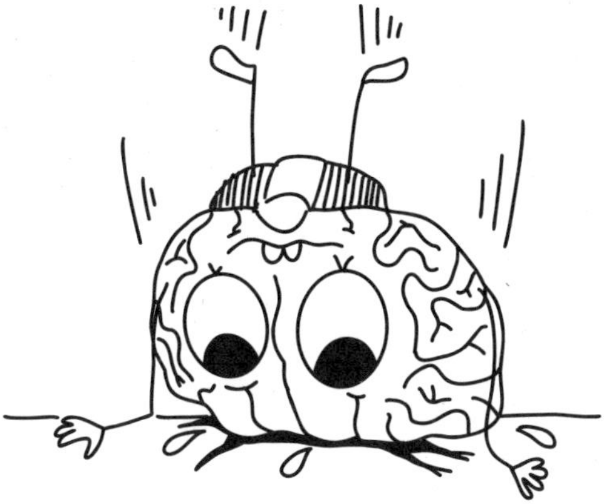

* … auch wenn sie in seinem Fall nie offiziell bestätigt wurde.

auswirken, ist Gegenstand zahlreicher Erhebungen. Weil man Menschen aber nicht gezielt eine verpassen und dann mal gucken kann, ob und wie sich die Kopfverletzung noch Jahre später auswirkt, sind sogenannte Beobachtungsstudien die einzige praktikable Methode. Dabei sieht man sich bereits bestehende Daten von Personen an, die aus verschiedenen Gründen eine Kopfverletzung erlitten haben. Eine solche Analyse von über drei Millionen Menschen in Schweden ergab, dass traumatische Hirnverletzungen das Demenzrisiko erhöhen können – besonders bei schweren und wiederholten Kopfverletzungen.[137] Beobachtungsstudien sind spannend und zeigen Assoziationen auf, können allerdings auch nicht beweisen, dass tatsächlich eine Ursache-Wirkungs-Beziehung besteht. Sprich: Eine Kausalität kann man damit noch nicht sicher nachweisen, es könnte auch noch andere Gründe geben, warum Menschen mit Kopfverletzungen später eher eine Demenz bekommen. Eine umfassende Auswertung aller bisherigen Studien kam 2022 zum Schluss: Wiederholte Kopfverletzungen, auch leichte Gehirnerschütterungen, können das Demenzrisiko erhöhen, allerdings nicht spezifisch für Alzheimer.[138] Bevor Sie das ganze Assoziations-Kausalitäts-Debakel jetzt verwirrt, merken Sie sich einfach nur: Auch wenn man die Langzeitfolgen einer Gehirnverletzung nur mittelmäßig gut einschätzen kann, sind die unmittelbaren Folgen einer traumatischen Hirnverletzung gut dokumentiert und nie sonderlich schön. Deshalb ist es zweifellos schlau, sein Köpfchen so gut wie möglich vor Schlägen und Stürzen zu bewahren, vor allem wenn man in riskanten Berufen oder Sportarten unterwegs ist. Man muss nicht jeden Kopfball nehmen, der angeflogen kommt. Und auch nicht in jeden Ring steigen, der sich einem bietet. Denn je mehr Kopfverletzungen eine Person erlebt, desto höher ist auch das individuelle Demenzrisiko.

Gibst du auf deinen Schädel acht, hast du länger was von seiner Pracht.

Hörverlust

Manchmal ist es zwar ganz angenehm, nicht alles zu hören, was einem der Nachbar, der Nachrichtensprecher oder der nervige Neffe so erzählt, aber wer zu wenig hört und nichts dagegen tut, hat ein erhöhtes Risiko für Gedächtnisprobleme und Demenz. Warum das so ist, ist nicht ganz klar – vielleicht weil das Gehirn durch die zusätzliche Anstrengung beim Verstehen ein paar Neurone umbauen muss und dadurch die Gedächtnisleistung reduziert, vielleicht weil man nicht nach jedem Satz dreimal „Was haben Sie gesagt?“ in die Runde brüllen möchte und sich deswegen in die soziale Isolation zurückzieht und vielleicht weil deswegen bestimmte Gehirnregionen durch unzureichende Stimulation schneller Synapsen und Neurone abbauen. Auch hier ist die Beziehung zwischen Schwerhörigkeit und Demenz übrigens nicht kausal: Nur weil Sie weniger hören – was mit zunehmendem Alter übrigens auch normal ist –, bekommen Sie nicht unbedingt Gedächtnisprobleme. Um aber Ihrem Hirn möglichst Gutes zu tun und bevor Sie

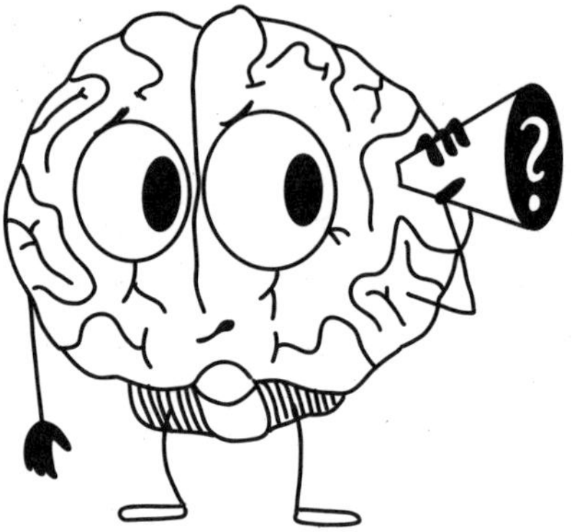

sich ausklinken, weil Sie zu wenig hören: Das Gehör kann man schnell testen lassen und Schwerhörigkeit mit schicken Geräten, die man kaum noch sieht, inzwischen wunderbar beheben. Und die kann man auch gezielt ausschalten, wenn der nervige Neffe ums Eck kommt.

Wer gut hören kann, bleibt länger dran.

#Tipp: Dose wie Hose oder: Wie finde ich die Medikamente, die zu mir passen?

Haben Sie schon mal nach der perfekten Jeans für sich gesucht? Die wie angegossen sitzt, das Beste aus Ihnen rausholt und die Sie quasi gar nicht mehr bemerken, wenn Sie sie tragen, weil sie nirgends zwickt und zwackt? Wenn ja, dann wissen Sie, dass man in der Regel gar einige Läden abklappern und in ganz schön viele unangenehme Hosen schlüpfen muss, bis man die richtige findet. Bei unseren Beinkleidern leuchtet uns das ein, bei unseren Behandlungsmitteln erwarten wir dagegen zumeist, dass der erste verschriebene Medikamentencocktail sofort sitzt. Manchmal passt der erste Anlauf auch, manchmal aber auch nicht. Wenn Sie einen Herzinfarkt, einen Schlaganfall, eine Depression oder irgendeine Erkrankung bekommen haben und daraufhin Medikamente, von denen Ihnen speiübel wurde, Sie nur noch schlafen wollten oder verstopft bis zu den Ohren waren, dann haben Sie die richtige Jeans nicht gleich gefunden. Das kommt oft vor! Bis die Therapie sitzt, kann es ein bisschen dauern, und das bedeutet dann: probieren und abwarten, Rücksprache mit dem Arzt halten, nochmal probieren und abwarten und nochmal Rücksprache halten – bis das Ding wie angegossen sitzt. Es ist zwar verständlich, dass Sie absetzen, was Ihnen nicht gut bekommt, vernünftig ist es aber nicht. Und sofern Sie selbst kein Schneider (aka Mediziner) sind, ist es auch nicht sehr vernünftig, wenn Sie sich selbst zu Hause was zusammenschustern aus Tante Tildas alten Benzodiazepinen und Mamas Melissengeist.

Schlagen Sie Freund Hein ein Schnippchen, laufen Sie zurück in die Arztpraxis und probieren Sie noch ein paar Dosen an! Besprechen und probieren Sie Alternativen, denn die gibt es inzwischen ja von fast jedem Mittelchen. Ihr Arzt ist dazu da, Sie zu beraten, vor der Umkleide zu warten und Ihnen ggf. eine neue Dose reinzureichen, bis sie sitzt!* Und perfekt ist Ihre Dose dann, wenn Sie nicht zu viel und nicht zu wenig schlucken, wenn sie nicht zwickt und nicht zwackt und wenn sie das Beste aus Ihnen rausholt!

---

* … und sollte er keine Lust darauf und Sie keinen Draht zu ihm haben, dann holen Sie sich eine zweite oder dritte Meinung ein!

Schon krank? Noch ist es nicht zu spät!

Oft sind die einfachsten Begriffe am schwierigsten zu erklären. Liebe zum Beispiel oder Zeit. Und jetzt probieren Sie mal Gesundheit! Scheint simpel, ist es aber nicht. Zu Beginn des medizinhistorischen Definitionsbingos machte man es sich leicht und behauptete, dass Gesundheit schlicht und einfach die Abwesenheit von Krankheit sei. Dass das aber zu kurz gegriffen ist, war bald klar – denn was ist, wenn Sie sich super fühlen, aber eine unbemerkte allergische Reaktion auf dem Rücken haben? Und sind Sie wirklich als „krank" zu bezeichnen, nur weil Sie ein bisschen Nackenschmerzen haben? Im Jahr 1948 definierte die WHO deswegen Gesundheit als „Zustand des vollständigen körperlichen, geistigen und sozialen Wohlbefindens und nicht nur als Abwesenheit von Krankheit oder Gebrechen".* Das klingt cool, aber wie oft stehen Sie morgens auf der Matte und sind komplett körperlich, geistig und sozial im Lot?

Eben. Weil so ein Menschenleben selten „vollständig" perfekt ist und man mit Gesundheit als Idealzustand außerdem Krankheit und Behinderung stigmatisiert, haben sich viele auf die Suche nach einer besseren Definition gemacht. 1986 beschloss man dann in Ottawa auf der „Ersten Internationalen Konferenz zur Gesundheitsförderung" der WHO, dass Gesundheit

---

* Im Original (WHO Constitution 1948) klingt das so: „Health is a state of complete physical, mental and social well-being and not merely the absence of disease or infirmity."

„eine Ressource für das tägliche Leben, nicht das Ziel des Lebens“ sei, und 2011 schlugen die Wissenschaftlerin Machteld Huber und ihre Kollegen in ihrem einflussreichen Artikel „How should we define health?“ vor, dass Gesundheit „die Fähigkeit (ist), sich anzupassen und sich selbst zu managen angesichts sozialer, physischer und emotionaler Herausforderungen“. Na bitte! Sie können morgens also durchaus psychisch, physisch und sozial unvollständig auf der Matte stehen, Gesundheit ist, was Sie trotzdem daraus machen!

Egal ob Sie im Rollstuhl sitzen, an Long Covid leiden, der verdammte Tumor das dritte Mal im MRT auftaucht oder Sie Ihren schwarzen Hund noch immer nicht vor die Tür setzen konnten – das ist noch längst kein Grund, die Flinte ins Korn zu werfen und auf Prävention zu pfeifen!* Klar, der Bewegungsspielraum im Rollstuhl ist ein anderer, mit Long Covid werden Sie sich nicht auch noch in drei Bioläden schleppen und eine Bowl zubereiten, und wer den schwarzen Hund neben sich sitzen hat, für den ist das Gläschen Wein mit der besten Freundin am Wochenende vielleicht die wichtigste Therapiestunde. Weil Gesundheit ein dynamischer Prozess und damit nicht ein Endzustand, sondern ein permanentes Balancieren ist, werden für niemanden alle

* Das Konzept „Prävention“ war auch nie ausschließlich dafür gedacht, nur „vor“ Beginn einer Erkrankung eine Rolle zu spielen. In der Medizin unterscheidet man zwischen Primär-, Sekundär- und Tertiärprävention. Primärprävention bedeutet, die Krankheit zu verhindern, Sekundärprävention, sie frühzeitig zu erkennen, und Tertiärprävention, eine Verschlimmerung, Rückfälle und zusätzliche Erkrankungen zu vermeiden. Prävention ist also immer und für jeden eine gute Sache!

Gesundheitstipps in diesem Buch immer umsetzbar sein – aber wenn Sie sich eine kleine Auswahl rausnehmen und auf sich persönlich praktikabel zuschneiden, dann ist viel gewonnen! Vielleicht können Sie keine zwei Runden um den Block laufen, dafür aber Ihren Schlaf verbessern? Vielleicht schaffen Sie es nicht immer, gesund zu kochen, sind dafür aber der Clown in Ihrer Kegelgruppe? Vielleicht sind Sie Misanthrop und möchten keine Beziehung pflegen müssen, fahren dafür aber täglich bei Meditationen Ihren oxidativen Stress runter? Dann managen Sie Ihre Gesundheit nach Ihren Möglichkeiten doch ganz hervorragend!

Prävention ist kein Lifestyleprojekt für gesunde Menschen, keine Selbstoptimierungsstrategie für Gutbetuchte und kein Wohlfühltrend für Privilegierte. Und schon gar nicht gibt es sie nur als Komplettpaket. Im Gegenteil! Ein bisschen was ist für jeden dabei, und jeder kann ein bisschen was tun – egal mit wie vielen Vorerkrankungen man sich rumschlagen muss(te), egal wie alt man ist, egal wie hoch der Blutzuckerwert und wie niedrig das Einkommen ist. Lassen Sie sich also bloß nicht ins Bockshorn jagen, wenn Sie in diesem Kapitel bei einer oder mehreren Erkrankungen ein Kreuzchen setzen mussten: Egal wo Sie gerade stehen und wie es Ihnen gerade geht, unsere Gesundheit ist wandelbar, unser Gehirn wunderbar und deswegen ist noch viel zu gewinnen, wo schon einiges verloren wurde.

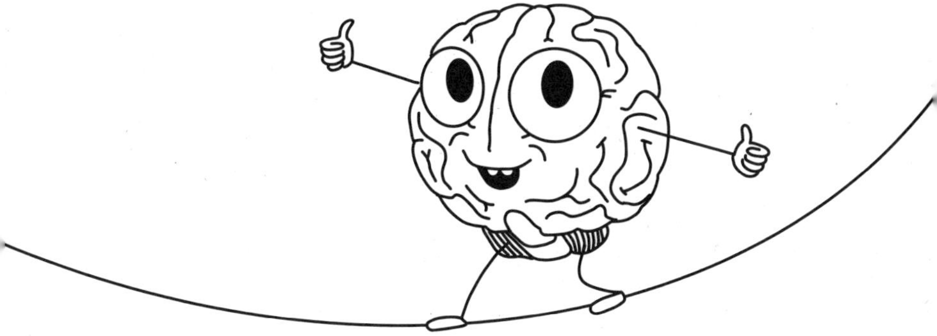

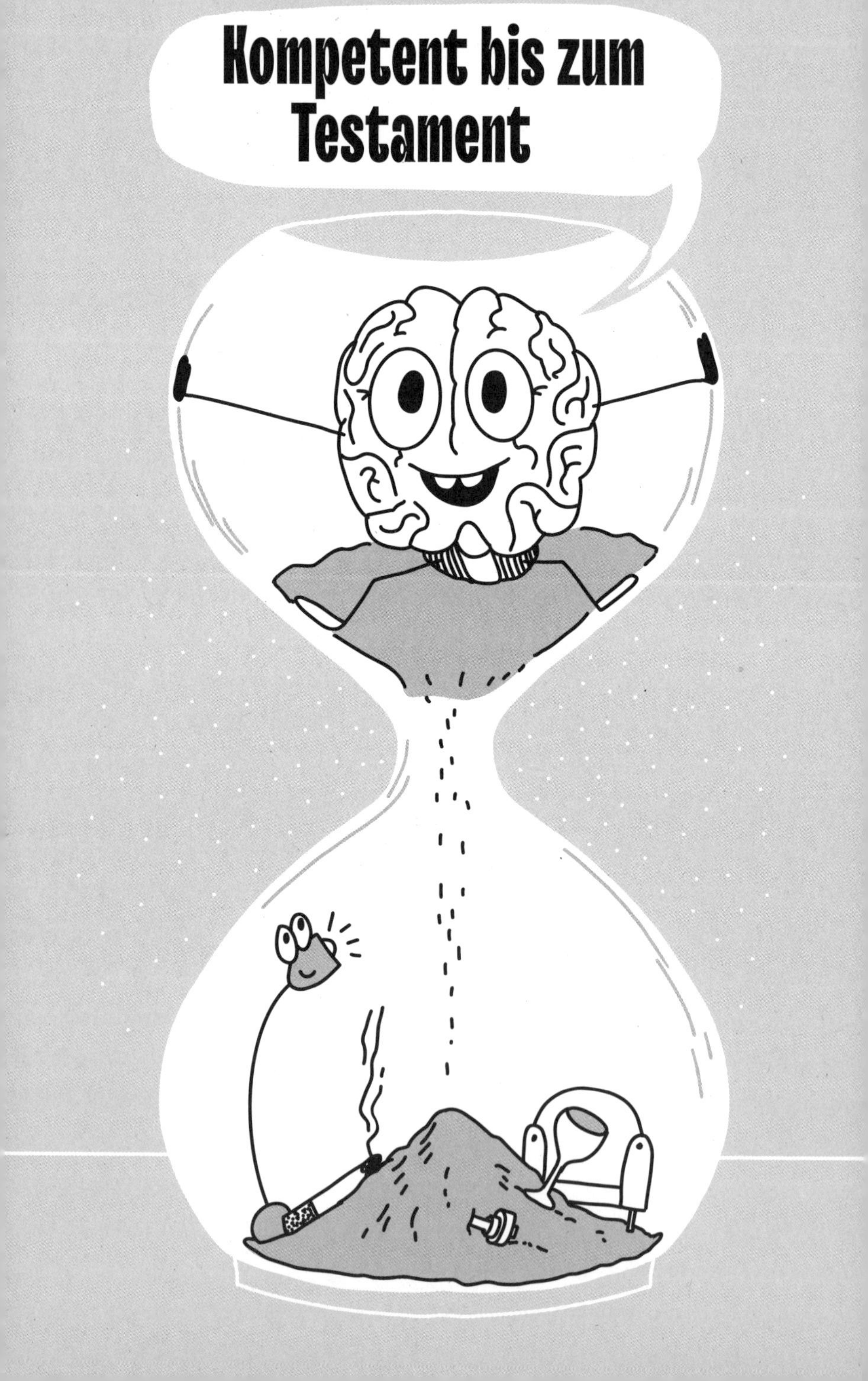
Kompetent bis zum Testament

Monopoly der Möglichkeiten oder eine Zigarette gegen eine Joggingrunde

Was haben 1,4 Zigaretten, 40 Esslöffel Erdnussbutter und 370 Kilometer Autofahrt gemeinsam? Ihr Neokortex ahnt es an dieser Stelle: vermutlich nichts Gutes. Im Falle dieser drei Dinge ist es genau genommen das Risiko eines „Mikromorts". Ein Mikromort ist eine witzige wissenschaftliche Einheit, die die Wahrscheinlichkeit von eins zu einer Million beschreibt, mit der wir an etwas Bestimmtem bzw. an dessen Folgen sterben. Für einen Fallschirmsprung müssen Sie beispielsweise sieben, für vier Tage Skifahren drei und für einen Kaiserschnitt 170 Mikromorts einplanen. Falls Ihnen die Millioneneinheit der Mikromorts zu unübersichtlich ist, gibt es auch die etwas praktischeren „Mikrolifes", die in handlichen Halbstundenschritten berechnen, was Sie schon wieder mal an Lebenszeit vergeigt haben. Mit einem Gläschen Wein oder einer Zigarette zum Beispiel: Beides entspricht in etwa einem Mikrolife oder eben 30 Minuten verlorener Lebenszeit. Wenn Sie allerdings eine Portion Gemüse essen oder 20 Minuten im Park spazieren, dann haben Sie wieder ein Mikrolife gewonnen. Eine Sünde für einen Salat – und die Gesundheitsgleichung ist wieder auf null gesetzt!

Nun ja, nicht ganz. Ganz so arithmetisch funktioniert das alles selbstverständlich nicht. Das Leben ist kein Monopoly der Mikrolifes, sondern maximal ein Monopoly der Möglichkeiten. Eine Zucchini kittet nicht zuverlässig, was eine Zigarette woanders im Körper zerstört, aber die besten Karten hat man dennoch, wenn sich Einnahmen und Ausgaben halbwegs die Waage halten. Spielt man nach den Regeln der Prävention, dann bleibt man nicht nur länger im Rennen, sondern hat vor allem auch mehr davon, weil das Gedächtnis (länger) mitspielt! Zwar bleiben Gedächtnis und Gehirnleistung immer eine wilde Mischung aus Zufall und Zutun, aus Prädisposition und Prävention, aus Veranlagung und Verantwortung, aber mit einer gewissen Gesundheitskompetenz lässt sich das Gleichgewicht auf dieser Gratwanderung deutlich besser halten. Wenn Sie Ihrem Gedächtnis ab und zu ein paar Wachstumsfaktoren, eine Portion Antioxidantien oder ein paar neue Synapsen gönnen, bleibt es für Sie im Spiel, solange es kann! Einige Tools dazu haben Sie im Buch ja kennengelernt! Und um eine Handvoll davon umzusetzen, muss man keine private Gesundheitsdiktatur aufziehen, es reicht eine entspannte Demokratie des gesunden Menschenverstandes. Aber das wissen Sie ja schon!

Und wissen Sie auch noch das mit der Strumpfhose? Und das mit der Stehlampe? Wie viele Wörter aus dem Vorwort kriegen Sie noch zusammen? Keins? Eins? Alle? So oder so haben Sie ein tolles Team im Oberstübchen! Können Sie sich noch an die Wörter erinnern, dann haben Sie zwei bemerkenswerte Seepferdchen in Ihrem Köpfchen sitzen, haben Sie hingegen alle Wörter vergessen, dann sitzt da oben ein bemerkenswerter Thalamus, der sich nicht alles andrehen lässt. Denn die Strumpfhosen und Stehlampen dürfen Sie jetzt ruhig aussortieren und dafür ein paar für Sie brauchbare Tipps in Ihren Neokortex einsortieren.

Ob das gut geklappt hat und die Tipps in diesem Buch für Sie was hergegeben haben, das können Sie ganz einfach mit einem kleinen Validierungstest überprüfen: Leihen Sie das Buch einem Freund! Wenn Sie in einem halben Jahr noch wissen, wem Sie es gegeben haben, dann hat es ausgezeichnet funktioniert! Wenn nicht, dann gehen Sie zurück auf Los, besorgen Sie sich ein neues Exemplar und beginnen Sie nochmal bei der Strumpfhose.

Bis dahin leben Sie wohl und vergeigen Sie heute ruhig noch ein paar Ihrer Mikrolifes. Wozu haben wir die denn schließlich? Mit dem gesunden Leben beginnen wir dann einfach morgen!

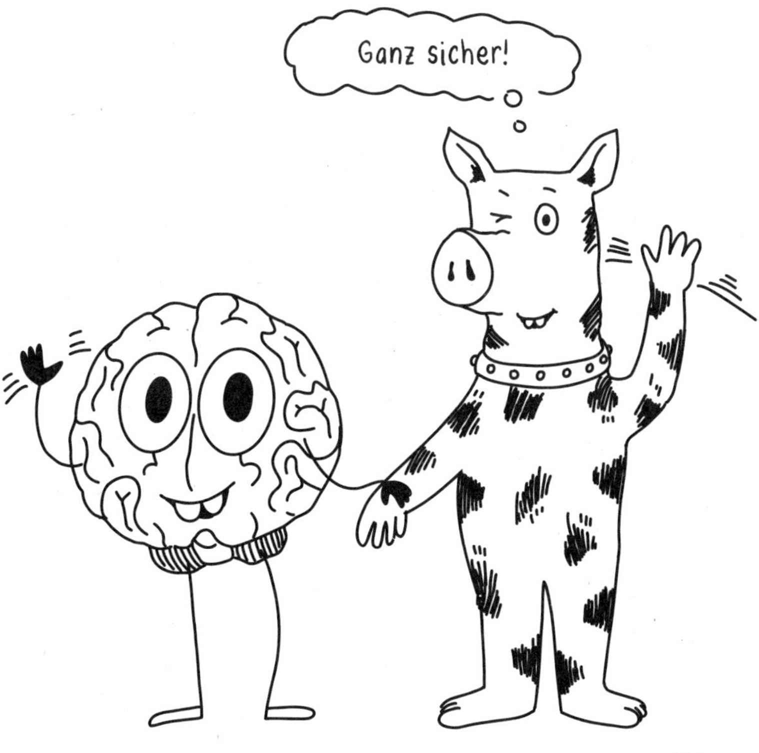

Quellen

1 Wesseldijk, Laura W., et al. (2022). Using a polygenic score in a family design to understand genetic influences on musicality. Scientific Reports, 12.1, 14658.

2 Jansen, R. A., Rafferty, A. N., & Griffiths, T. L. (2021). A rational model of the Dunning-Kruger effect supports insensitivity to evidence in low performers. Nature Human Behaviour, 5(6), 756–763.

3 Miller, G. A. (1956). The Magical Number Seven, Plus or Minus two: Some Limits on Our Capacity for Processing Information. Psychological Review, 63(2), 81.

4 Nairne, J. S., & Kelley, M. R. (1999). Reversing the phonological similarity effect. Memory & Cognition, 27, 45–53.

5 Schoofs, D., Wolf, O. T., & Smeets, T. (2009). Cold pressor stress impairs performance on working memory tasks requiring executive functions in healthy young men. Behavioral neuroscience, 123(5), 1066.

6 Neal, D. T., Wood, W., & Quinn, J. M. (2006). Habits—A repeat performance. Current directions in psychological science, 15(4), 198–202.

7 Magyari, L., Bastiaansen, M. C., De Ruiter, J. P., & Levinson, S. C. (2014). Early anticipation lies behind the speed of response in conversation. Journal of Cognitive Neuroscience, 26(11), 2530–2539.

8 Escorial, S., Román, F. J., Martínez, K., Burgaleta, M., Karama, S., & Colom, R. (2015). Sex differences in neocortical structure and cognitive performance: a surface-based morphometry study. Neuroimage, 104, 355–365.

9 Lui, J. H., Hansen, D. V., & Kriegstein, A. R. (2011). Development and evolution of the human neocortex. Cell, 146(1), 18–36.

10 Hatton, I. A., Galbraith, E. D., Merleau, N. S., Miettinen, T. P., Smith, B. M., & Shander, J. A. (2023). The human cell count and size distribution. Proceedings of the National Academy of Sciences, 120(39), e2303077120.

11 Merzenich, M. M., Nelson, R. J., Stryker, M. P., Cynader, M. S., Schoppmann, A., & Zook, J. M. (1984). Somatosensory cortical map changes following digit amputation in adult monkeys. Journal of comparative Neurology, 224(4), 591–605.

12 Spalding, K. L., Bergmann, O., Alkass, K., Bernard, S., Salehpour, M., Huttner, H. B., ... & Frisén, J. (2013). Dynamics of hippocampal neurogenesis in adult humans. Cell, 153(6), 1219–1227.

13 de Ceglia, R., Ledonne, A., Litvin, D. G., Lind, B. L., Carriero, G., Latagliata, E. C., ... & Volterra, A. (2023). Specialized astrocytes mediate glutamatergic gliotransmission in the CNS. Nature, 622(7981), 120–129.

14 Nutt, D. J., King, L. A., & Phillips, L. D. (2010). Drug harms in the UK: a multicriteria decision analysis. The Lancet, 376(9752), 1558–1565.

15 Depp, C., Sun, T., Sasmita, A. O., Spieth, L., Berghoff, S. A., Nazarenko, T., ... & Nave, K. A. (2023). Myelin dysfunction drives amyloid-β deposition in models of Alzheimer's disease. Nature, 1–9.

16 Bohmbach, K., Masala, N., Schönhense, E. M., Hill, K., Haubrich, A. N., Zimmer, A., ... & Henneberger, C. (2022). An astrocytic signaling loop for frequency-dependent control of dendritic integration and spatial learning. Nature communications, 13(1), 7932.

17 Alafuzoff, I., Adolfsson, R., Grundke-Iqbal, I., & Winblad, B. (1987). Blood-brain barrier in Alzheimer dementia and in non-demented elderly: an immunocytochemical study. Acta neuropathologica, 73(2), 160–166.

18 Ein Polizist ist kein Puma, aber ein Zusammentreffen kann für People of Color trotzdem lebensgefährlich sein: Lett, E., Asabor, E. N., Corbin, T., & Boatright, D. (2021). Racial inequity in fatal US police shootings, 2015–2020. Journal of Epidemiology and Community Health, 75(4), 394–397.
19 Basten, U., Biele, G., Heekeren, H. R., & Fiebach, C. J. (2010). How the brain integrates costs and benefits during decision making. Proceedings of the National Academy of Sciences, 107(50), 21767–21772.
20 Madore, K. P., & Wagner, A. D. (2019, March). Multicosts of multitasking. In Cerebrum: the Dana forum on brain science (Vol. 2019). Dana Foundation.
21 Orchard, E. R., Ward, P. G., Chopra, S., Storey, E., Egan, G. F., & Jamadar, S. D. (2021). Neuroprotective effects of motherhood on brain function in late life: a resting-state fMRI study. Cerebral Cortex, 31(2), 1270–1283.
22 Brown, R., & Kulik, J. (1977). Flashbulb memories. Cognition, 5(1), 73–99.
23 Symons, C. S., & Johnson, B. T. (1997). The self-reference effect in memory: a meta-analysis. Psychological bulletin, 121(3), 371.
24 Dempster, F. N. (1989). Spacing effects and their implications for theory and practice. Educational Psychology Review, 1, 309–330.
25 Standing, L., Conezio, J., & Haber, R. N. (1970). Perception and memory for pictures: Single-trial learning of 2500 visual stimuli. Psychonomic science, 19(2), 73–74.
26 Shaw, J., & Porter, S. (2015). Constructing rich false memories of committing crime. Psychological science, 26(3), 291–301.
27 McAdams, D. P., et al. (2006). Continuity and change in the life story: A longitudinal study of autobiographical memories in emerging adulthood. Journal of personality, 74(5), 1371–1400.
28 Loftus, E. F., & Palmer, J. C. (1974). Reconstruction of automobile destruction: An example of the interaction between language and memory. Journal of verbal learning and verbal behavior, 13(5), 585–589.
29 Shea, Y. F., Chu, L. W., Chan, A. O. K., Ha, J., Li, Y., & Song, Y. Q. (2016). A systematic review of familial Alzheimer's disease: Differences in presentation of clinical features among three mutated genes and potential ethnic differences. Journal of the Formosan Medical Association, 115(2), 67–75.
30 Flachsbart, F., Caliebe, A., Kleindorp, R., Blanché, H., von Eller-Eberstein, H., Nikolaus, S., ... & Nebel, A. (2009). Association of FOXO3A variation with human longevity confirmed in German centenarians. Proceedings of the National Academy of Sciences, 106(8), 2700–2705.
31 Sebastiani, P., Solovieff, N., DeWan, A. T., Walsh, K. M., Puca, A., Hartley, S. W., ... & Perls, T. T. (2012). Genetic signatures of exceptional longevity in humans. PloS one, 7(1), e29848.
32 Saunders, T. J., Chaput, J. P., & Tremblay, M. S. (2014). Sedentary behaviour as an emerging risk factor for cardiometabolic diseases in children and youth. Canadian journal of diabetes, 38(1), 53–61.
33 Paul, V., & Ekambaram, P. (2011). Involvement of nitric oxide in learning & memory processes. Indian journal of medical research, 133(5), 471–478.
34 Zang, Q., Wang, S., Qi, Y., Zhang, L., Huang, C., Xiu, Y., ... & Tang, Y. (2023). Running exercise improves spatial learning and memory ability and enhances angiogenesis in the cerebral cortex via endogenous nitric oxide. Behavioural Brain Research, 439, 114243.
35 Endres, M., Gertz, K., Lindauer, U., Katchanov, J., Schultze, J., Schröck, H., ... & Laufs, U. (2003). Mechanisms of stroke protection by physical

activity. Annals of Neurology: Official Journal of the American Neurological Association and the Child Neurology Society, 54(5), 582–590.
36 Gertz, K., Priller, J., Kronenberg, G., Fink, K. B., Winter, B., Schröck, H., ... & Endres, M. (2006). Physical activity improves long-term stroke outcome via endothelial nitric oxide synthase-dependent augmentation of neovascularization and cerebral blood flow. Circulation research, 99(10), 1132–1140.
37 Ng, T. K. S., Ho, C. S. H., Tam, W. W. S., Kua, E. H., & Ho, R. C. M. (2019). Decreased serum brain-derived neurotrophic factor (BDNF) levels in patients with Alzheimer's disease (AD): a systematic review and meta-analysis. International journal of molecular sciences, 20(2), 257.
38 Howells, D. W., Porritt, M., Wong, J. Y. F., Batchelor, P. E., Kalnins, R., Hughes, A. J., & Donnan, G. A. (2000). Reduced BDNF mRNA expression in the Parkinson's disease substantia nigra. Experimental neurology, 166(1), 127–135.
39 Westwood, A. J., Beiser, A., DeCarli, C., Harris, T. B., Chen, T. C., He, X. M., ... & Seshadri, S. (2014). Insulin-like growth factor-1 and risk of Alzheimer dementia and brain atrophy. Neurology, 82(18), 1613–1619.
40 Brown, J., Cooper-Kuhn, C. M., Kempermann, G., Van Praag, H., Winkler, J., Gage, F. H., & Kuhn, H. G. (2003). Enriched environment and physical activity stimulate hippocampal but not olfactory bulb neurogenesis. European journal of Neuroscience, 17(10), 2042–2046.
41 Heppner, F. L., Ransohoff, R. M., & Becher, B. (2015). Immune attack: the role of inflammation in Alzheimer disease. Nature Reviews Neuroscience, 16(6), 358–372.
42 ADAPT Research Group. (2007). Naproxen and celecoxib do not prevent AD in early results from a randomized controlled trial. Neurology, 68(21), 1800–1808.
43 Colcombe, S. J., Erickson, K. I., Scalf, P. E., Kim, J. S., Prakash, R., McAuley, E., ... & Kramer, A. F. (2006). Aerobic exercise training increases brain volume in aging humans. The Journals of Gerontology Series A: Biological Sciences and Medical Sciences, 61(11), 1166–1170.
44 Herbert, R. D., de Noronha, M., & Kamper, S. J. (2011). Stretching to prevent or reduce muscle soreness after exercise. Cochrane database of systematic reviews, (7), Art. No.: CD006789.
45 Nokia, M. S., Lensu, S., Ahtiainen, J. P., Johansson, P. P., Koch, L. G., Britton, S. L., & Kainulainen, H. (2016). Physical exercise increases adult hippocampal neurogenesis in male rats provided it is aerobic and sustained. The Journal of physiology, 594(7), 1855–1873.
46 World Health Organization. (2020). WHO guidelines on physical activity and sedentary behaviour. World Health Organization.
47 Scholten, H., Scheres, A., De Water, E., Graf, U., Granic, I., & Luijten, M. (2019). Behavioral trainings and manipulations to reduce delay discounting: A systematic review. Psychonomic bulletin & review, 26, 1803–1849.
48 Lally, P., Van Jaarsveld, C. H., Potts, H. W., & Wardle, J. (2010). How are habits formed: Modelling habit formation in the real world. European journal of social psychology, 40(6), 998–1009.
49 McAuley, E., Blissmer, B., Katula, J., Duncan, T. E., & Mihalko, S. L. (2000). Physical activity, self-esteem, and self-efficacy relationships in older adults: A randomized controlled trial. Annals of Behavioral Medicine, 22(2), 131–139.

50 Olds, J., & Milner, P. (1954). Positive reinforcement produced by electrical stimulation of septal area and other regions of rat brain. Journal of comparative and physiological psychology, 47(6), 419.

51 Bravo, J. A., Forsythe, P., Chew, M. V., Escaravage, E., Savignac, H. M., Dinan, T. G., ... & Cryan, J. F. (2011). Ingestion of Lactobacillus strain regulates emotional behavior and central GABA receptor expression in a mouse via the vagus nerve. Proceedings of the National Academy of Sciences, 108(38), 16050–16055.

52 Yang, X., Yu, D., Xue, L., Li, H., & Du, J. (2020). Probiotics modulate the microbiota–gut–brain axis and improve memory deficits in aged SAMP8 mice. Acta Pharmaceutica Sinica B, 10(3), 475–487.

53 Jiang, H., Ling, Z., Zhang, Y., Mao, H., Ma, Z., Yin, Y., ... & Ruan, B. (2015). Altered fecal microbiota composition in patients with major depressive disorder. Brain, behavior, and immunity, 48, 186–194.

54 Valles-Colomer, M., Falony, G., Darzi, Y., Tigchelaar, E. F., Wang, J., Tito, R. Y., ... & Raes, J. (2019). The neuroactive potential of the human gut microbiota in quality of life and depression. Nature microbiology, 4(4), 623–632.

55 Vogt, N. M., Kerby, R. L., Dill-McFarland, K. A., Harding, S. J., Merluzzi, A. P., Johnson, S. C., ... & Rey, F. E. (2017). Gut microbiome alterations in Alzheimer's disease. Scientific reports, 7(1), 13537.

56 Villumsen, M., Aznar, S., Pakkenberg, B., Jess, T., & Brudek, T. (2019). Inflammatory bowel disease increases the risk of Parkinson's disease: a Danish nationwide cohort study 1977–2014. Gut, 68(1), 18–24.

57 Agarwal, P., Leurgans, S. E., Agrawal, S., Aggarwal, N. T., Cherian, L. J., James, B. D., ... & Schneider, J. A. (2023). Association of Mediterranean-DASH intervention for neurodegenerative delay and Mediterranean diets with Alzheimer disease pathology. Neurology, 100(22), e2259–e2268.

58 Morris, M. C., Tangney, C. C., Wang, Y., Sacks, F. M., Barnes, L. L., Bennett, D. A., & Aggarwal, N. T. (2015). MIND diet slows cognitive decline with aging. Alzheimer's & dementia, 11(9), 1015–1022.

59 Barański, M., Średnicka-Tober, D., Volakakis, N., Seal, C., Sanderson, R., Stewart, G. B., ... & Leifert, C. (2014). Higher antioxidant and lower cadmium concentrations and lower incidence of pesticide residues in organically grown crops: a systematic literature review and meta-analyses. British Journal of Nutrition, 112(5), 794–811.

60 Barnes, L. L., Dhana, K., Liu, X., Carey, V. J., Ventrelle, J., Johnson, K., ... & Sacks, F. M. (2023). Trial of the MIND diet for prevention of cognitive decline in older persons. New England Journal of Medicine, 389(7), 602–611.

61 van Soest, A. P., Beers, S., van de Rest, O., & de Groot, L. C. (2024). The MIND diet for the ageing brain: a systematic review. Advances in Nutrition, 100184.

62 Masento, N. A., Golightly, M., Field, D. T., Butler, L. T., & van Reekum, C. M. (2014). Effects of hydration status on cognitive performance and mood. British Journal of Nutrition, 111(10), 1841–1852.

63 Katzman, Robert, et al. (1988). Clinical, pathological, and neurochemical changes in dementia: a subgroup with preserved mental status and numerous neocortical plaques. Annals of Neurology: Official Journal of the American Neurological Association and the Child Neurology Society 23(2), 138–144.

64 Snowdon, D. A. (1997). Aging and Alzheimer's disease: lessons from the Nun Study. The Gerontologist, 37(2), 150–156.

65 Mortimer, J. A., Snowdon, D. A., & Markesbery, W. R. (2003). Head circumference, education and risk of dementia: findings from the Nun Study. Journal of clinical and experimental neuropsychology, 25(5), 671–679.
66 Scholz, J., Klein, M. C., Behrens, T. E., & Johansen-Berg, H. (2009). Training induces changes in white-matter architecture. Nature neuroscience, 12(11), 1370–1371.
67 Draganski, B., Gaser, C., Busch, V., Schuierer, G., Bogdahn, U., & May, A. (2004). Changes in grey matter induced by training. Nature, 427(6972), 311–312.
68 Maguire, E. A., Gadian, D. G., Johnsrude, I. S., Good, C. D., Ashburner, J., Frackowiak, R. S., & Frith, C. D. (2000). Navigation-related structural change in the hippocampi of taxi drivers. Proceedings of the National Academy of Sciences, 97(8), 4398–4403.
69 Draganski, B., Gaser, C., Busch, V., Schuierer, G., Bogdahn, U., & May, A. (2004). Changes in grey matter induced by training. Nature, 427(6972), 311–312.
70 Sharifian, N., & Zahodne, L. B. (2020). Social media bytes: Daily associations between social media use and everyday memory failures across the adult life span. The journals of gerontology: Series B, 75(3), 540–548.
71 Soares J. S., & Storm B. C. (2018). Forget in a flash: A further investigation of the photo-taking-impairment effect. Journal of Applied Research in Memory and Cognition, 7, 154–160. doi: 10.1016/j.jarmac.2017.10.004.
72 Tamir, D. I., Templeton, E. M., Ward, A. F., & Zaki, J. (2018). Media usage diminishes memory for experiences. Journal of Experimental Social Psychology, 76, 161–168.
73 Sparrow, B., Liu, J., & Wegner, D. M. (2011). Google effects on memory: Cognitive consequences of having information at our fingertips. Science, 333(6043), 776–778.
74 Kim, E. S., Whillans, A. V., Lee, M. T., Chen, Y., & VanderWeele, T. J. (2020). Volunteering and subsequent health and well-being in older adults: An outcome-wide longitudinal approach. American Journal of Preventive Medicine, 59(2), 176–186.
75 Griep, Y., Hanson, L. M., Vantilborgh, T., Janssens, L., Jones, S. K., & Hyde, M. (2017). Can volunteering in later life reduce the risk of dementia? A 5-year longitudinal study among volunteering and non-volunteering retired seniors. PloS one, 12(3), e0173885.
76 Seeman, T. E., Lusignolo, T. M., Albert, M., & Berkman, L. (2001). Social relationships, social support, and patterns of cognitive aging in healthy, high-functioning older adults: MacArthur studies of successful aging. Health psychology, 20(4), 243.
77 Perissinotto, C. M., Cenzer, I. S., & Covinsky, K. E. (2012). Loneliness in older persons: a predictor of functional decline and death. Archives of internal medicine, 172(14), 1078–1084.
78 Change, L. C. (2007). Social Support and Successful Aging. Journal of Individual Differences, 28(3), 103–115.
79 Chida, Y., & Steptoe, A. (2009). The association of anger and hostility with future coronary heart disease: a meta-analytic review of prospective evidence. Journal of the American college of cardiology, 53(11), 936–946.
80 Fisher, H., Aron, A., & Brown, L. L. (2005). Romantic love: an fMRI study of a neural mechanism for mate choice. Journal of Comparative Neurology, 493(1), 58–62.

81 Ditzen, B., Neumann, I. D., Bodenmann, G., Von Dawans, B., Turner, R. A., Ehlert, U., & Heinrichs, M. (2007). Effects of different kinds of couple interaction on cortisol and heart rate responses to stress in women. Psychoneuroendocrinology, 32(5), 565–574.
82 Sommerlad, A., Ruegger, J., Singh-Manoux, A., Lewis, G., & Livingston, G. (2018). Marriage and risk of dementia: systematic review and meta-analysis of observational studies. Journal of Neurology, Neurosurgery & Psychiatry, 89(3), 231–238.
83 Maunder, L., Schoemaker, D., & Pruessner, J. C. (2017). Frequency of penile-vaginal intercourse is associated with verbal recognition performance in adult women. Archives of sexual behavior, 46, 441–453.
84 Wright, H., & Jenks, R. A. (2016). Sex on the brain! Associations between sexual activity and cognitive function in older age. Age and ageing, 45(2), 313–317.
85 Holstege, G., Georgiadis, J. R., Paans, A. M., Meiners, L. C., van der Graaf, F. H., & Reinders, A. S. (2003). Brain activation during human male ejaculation. Journal of Neuroscience, 23(27), 9185–9193.
86 Resnick, S. M., Matsumoto, A. M., Stephens-Shields, A. J., Ellenberg, S. S., Gill, T. M., Shumaker, S. A., ... & Snyder, P. J. (2017). Testosterone treatment and cognitive function in older men with low testosterone and age-associated memory impairment. Jama, 317(7), 717–727.
87 Duff, S. J., & Hampson, E. (2000). A beneficial effect of estrogen on working memory in postmenopausal women taking hormone replacement therapy. Hormones and behavior, 38(4), 262–276.
88 Hoekzema, E., Barba-Müller, E., Pozzobon, C., Picado, M., Lucco, F., García-García, D., ... & Vilarroya, O. (2017). Pregnancy leads to long-lasting changes in human brain structure. Nature neuroscience, 20(2), 287–296.
89 Orchard, E. R., Ward, P. G., Sforazzini, F., Storey, E., Egan, G. F., & Jamadar, S. D. (2020). Relationship between parenthood and cortical thickness in late adulthood. PloS one, 15(7), e0236031.
90 Lee, S., Colditz, G., Berkman, L., & Kawachi, I. (2003). Caregiving to children and grandchildren and risk of coronary heart disease in women. American journal of public health, 93(11), 1939–1944.
91 Miyawaki, A., Tomio, J., Kobayashi, Y., Takahashi, H., Noguchi, H., & Tamiya, N. (2017). Impact of long-hours family caregiving on non-fatal coronary heart disease risk in middle-aged people: Results from a longitudinal nationwide survey in Japan. Geriatrics & gerontology international, 17(11), 2109–2115.
92 Buyck, J. F., Ankri, J., Dugravot, A., Bonnaud, S., Nabi, H., Kivimäki, M., & Singh-Manoux, A. (2013). Informal caregiving and the risk for coronary heart disease: the Whitehall II study. Journals of Gerontology Series A: Biomedical Sciences and Medical Sciences, 68(10), 1316–1323.
93 Modig, K., Talbäck, M., Torssander, J., & Ahlbom, A. (2017). Payback time? Influence of having children on mortality in old age. J Epidemiol Community Health, 71(5), 424–430.
94 Nomaguchi, K. M., & Milkie, M. A. (2003). Costs and rewards of children: The effects of becoming a parent on adults' lives. Journal of marriage and family, 65(2), 356–374.
95 Daten aus dem Zweiten Gleichstellungsbericht der Bundesregierung, abzurufen unter: https://www.bmfsfj.de/bmfsfj/themen/gleichstellung/gender-care-gap/indikator-fuer-die-gleichstellung/gender-care-gap-ein-indikator-fuer-die-gleichstellung-137294.

96 Hardy, R., Lawlor, D. A., Black, S., Wadsworth, M. E. J., & Kuh, D. (2007). Number of children and coronary heart disease risk factors in men and women from a British birth cohort. BJOG: An International Journal of Obstetrics & Gynaecology, 114(6), 721–730.
97 Karim, R., Dang, H., Henderson, V. W., Hodis, H. N., St. John, J., Brinton, R. D., & Mack, W. J. (2016). Effect of reproductive history and exogenous hormone use on cognitive function in mid-and late life. Journal of the American Geriatrics Society, 64(12), 2448–2456.
98 Najar, J., Östling, S., Waern, M., Zettergren, A., Kern, S., Wetterberg, H., ... & Skoog, I. (2020). Reproductive period and dementia: A 44-year longitudinal population study of Swedish women. Alzheimer's & dementia, 16(8), 1153–1163.
99 Schwabe, L., & Wolf, O. T. (2010). Learning under stress impairs memory formation. Neurobiology of learning and memory, 93(2), 183–188.
100 Vyas, A., Mitra, R., Rao, B. S., & Chattarji, S. (2002). Chronic stress induces contrasting patterns of dendritic remodeling in hippocampal and amygdaloid neurons. Journal of Neuroscience, 22(15), 6810–6818.
101 Asim, M., Wang, H., & Waris, A. (2023). Altered neurotransmission in stress-induced depressive disorders: the underlying role of the amygdala in depression. Neuropeptides, 98, 102322.
102 Nerurkar, A., Bitton, A., Davis, R. B., Phillips, R. S., & Yeh, G. (2013). When physicians counsel about stress: results of a national study. JAMA internal medicine, 173(1), 76–77.
103 Heiland, E. G., Tarassova, O., Fernström, M., English, C., Ekblom, Ö., & Ekblom, M. M. (2021). Frequent, short physical activity breaks reduce prefrontal cortex activation but preserve working memory in middle-aged adults: ABBaH study. Frontiers in Human Neuroscience, 15, 719509.
104 Carney, D. R., Cuddy, A. J., & Yap, A. J. (2010). Power posing: Brief nonverbal displays affect neuroendocrine levels and risk tolerance. Psychological science, 21(10), 1363–1368.
105 Hayashi, K., Kawachi, I., Ohira, T., Kondo, K., Shirai, K., & Kondo, N. (2016). Laughter is the best medicine? A cross-sectional study of cardiovascular disease among older Japanese adults. Journal of epidemiology, 26(10), 546–552.
106 Isen, A. M., Daubman, K. A., & Nowicki, G. P. (1987). Positive affect facilitates creative problem solving. Journal of personality and social psychology, 52(6), 1122; Summerfelt, H., Lippman, L., & Hyman Jr, I. E. (2010). The effect of humor on memory: Constrained by the pun. The Journal of general psychology, 137(4), 376–394.
107 Bains, G. S., Berk, L. S., Daher, N., Lohman, E., Schwab, E., Petrofsky, J., & Deshpande, P. (2014). The effect of humor on short-term memory in older adults: A new component for whole-person wellness. Advances in mind-body medicine, 28(2), 16–24.
108 Fredrickson, B. L. (2001). The role of positive emotions in positive psychology: The broaden-and-build theory of positive emotions. American psychologist, 56(3), 218.
109 Tagalidou, N., Loderer, V., Distlberger, E., & Laireiter, A. R. (2018). Feasibility of a humor training to promote humor and decrease stress in a subclinical sample: A single-arm pilot study. Frontiers in psychology, 9, 577.
110 Wagner, U., Gais, S., Haider, H., Verleger, R., & Born, J. (2004). Sleep inspires insight. Nature, 427(6972), 352–355.

111 Beijamini, F., Valentin, A., Jäger, R., Born, J., & Diekelmann, S. (2021). Sleep facilitates problem solving with no additional gain through targeted memory reactivation. Frontiers in behavioral neuroscience, 15, 645110.
112 Walker, M. P. (2008). Sleep-dependent memory processing. Harvard review of psychiatry, 16(5), 287–298.
113 Ooms, S., Overeem, S., Besse, K., Rikkert, M. O., Verbeek, M., & Claassen, J. A. (2014). Effect of 1 night of total sleep deprivation on cerebrospinal fluid β-amyloid 42 in healthy middle-aged men: a randomized clinical trial. JAMA neurology, 71(8), 971–977.
114 Killgore, W. D., Balkin, T. J., & Wesensten, N. J. (2006). Impaired decision making following 49 h of sleep deprivation. Journal of sleep research, 15(1), 7–13.
115 Killgore, W. D., Kahn-Greene, E. T., Lipizzi, E. L., Newman, R. A., Kamimori, G. H., & Balkin, T. J. (2008). Sleep deprivation reduces perceived emotional intelligence and constructive thinking skills. Sleep medicine, 9(5), 517–526.
116 Janszky, I., & Ljung, R. (2008). Shifts to and from daylight saving time and incidence of myocardial infarction. New England Journal of Medicine, 359(18), 1966–1968.
117 Lovato, N., & Lack, L. (2010). The effects of napping on cognitive functioning. Progress in brain research, 185, 155–166.
118 Waterhouse, J., Atkinson, G., Edwards, B., & Reilly, T. (2007). The role of a short post-lunch nap in improving cognitive, motor, and sprint performance in participants with partial sleep deprivation. Journal of sports sciences, 25(14), 1557–1566.
119 Naska, A., Oikonomou, E., Trichopoulou, A., Psaltopoulou, T., & Trichopoulos, D. (2007). Siesta in healthy adults and coronary mortality in the general population. Archives of internal medicine, 167(3), 296–301.
120 Yan, Y. H., Chen, T. B., Yang, C. P., Tsai, I. J., Yu, H. L., Wu, Y. S., ... & Chou, E. P. (2022). Long-term exposure to particulate matter was associated with increased dementia risk using both traditional approaches and novel machine learning methods. Scientific Reports, 12(1), 17130.
121 Ran, J., Schooling, C. M., Han, L., Sun, S., Zhao, S., Zhang, X., ... & Tian, L. (2021). Long-term exposure to fine particulate matter and dementia incidence: A cohort study in Hong Kong. Environmental Pollution, 271, 116303.
122 Aretz, B., Janssen, F., Vonk, J. M., Heneka, M. T., Boezen, H. M., & Doblhammer, G. (2021). Long-term exposure to fine particulate matter, lung function and cognitive performance: A prospective Dutch cohort study on the underlying routes. Environmental Research, 201, 111533.
123 Aloizou, A. M., Siokas, V., Vogiatzi, C., Peristeri, E., Docea, A. O., Petrakis, D., ... & Dardiotis, E. (2020). Pesticides, cognitive functions and dementia: A review. Toxicology letters, 326, 31–51.
124 Hayden, K. M., Norton, M. C., Darcey, D., Østbye, T., Zandi, P. P., Breitner, J. C. S., & Welsh-Bohmer, K. A. (2010). Occupational exposure to pesticides increases the risk of incident AD: the Cache County study. Neurology, 74(19), 1524–1530.
125 Crapper, D. R., Krishnan, S. S., & Quittkat, S. (1976). Aluminium, neurofibrillary degeneration and Alzheimer's disease. Brain: a journal of neurology, 99(1), 67–80.

126 Martyn, C. N., Osmond, C., Edwardson, J. A., Barker, D. J. P., Harris, E. C., & Lacey, R. F. (1989). Geographical relation between Alzheimer's disease and aluminium in drinking water. The Lancet, 333(8629), 59–62.
127 Mirza, A., King, A., Troakes, C., & Exley, C. (2017). Aluminium in brain tissue in familial Alzheimer's disease. Journal of Trace Elements in Medicine and Biology, 40, 30–36.
128 Bakulski, K. M., Seo, Y. A., Hickman, R. C., Brandt, D., Vadari, H. S., Hu, H., & Park, S. K. (2020). Heavy metals exposure and Alzheimer's disease and related dementias. Journal of Alzheimer's Disease, 76(4), 1215–1242.
129 Gou, X., Fu, Y., Li, J., Xiang, J., Yang, M., & Zhang, Y. (2024). Impact of nanoplastics on Alzheimer's disease: Enhanced amyloid-β peptide aggregation and augmented neurotoxicity. Journal of Hazardous Materials, 465, 133518.
130 Weuve, J., D'Souza, J., Beck, T., Evans, D. A., Kaufman, J. D., Rajan, K. B., ... & Adar, S. D. (2021). Long-term community noise exposure in relation to dementia, cognition, and cognitive decline in older adults. Alzheimer's & Dementia, 17(3), 525–533.
131 Ding, J., Davis-Plourde, K. L., Sedaghat, S., Tully, P. J., Wang, W., Phillips, C., ... & Launer, L. J. (2020). Antihypertensive medications and risk for incident dementia and Alzheimer's disease: a meta-analysis of individual participant data from prospective cohort studies. The Lancet Neurology, 19(1), 61–70.
132 Haag, M. D., Hofman, A., Koudstaal, P. J., Stricker, B. H., & Breteler, M. M. (2009). Statins are associated with a reduced risk of Alzheimer disease regardless of lipophilicity. The Rotterdam Study. Journal of Neurology, Neurosurgery & Psychiatry, 80(1), 13–17.
133 Stockwell, T., Zhao, J., Clay, J., Levesque, C., Sanger, N., Sherk, A., & Naimi, T. (2024). Why do only some cohort studies find health benefits from low volume alcohol use? A systematic review and meta-analysis of study characteristics that may bias mortality risk estimates. Journal of studies on alcohol and drugs, jsad-23.
134 Arce Rentería, M., Gillett, S. R., McClure, L. A., Wadley, V. G., Glasser, S. P., Howard, V. J., ... & Cushman, M. (2020). C-reactive protein and risk of cognitive decline: The REGARDS study. PloS one, 15(12), e0244612.
135 Vom Berg, J., Prokop, S., Miller, K. R., Obst, J., Kälin, R. E., Lopategui-Cabezas, I., ... & Heppner, F. L. (2012). Inhibition of IL-12/IL-23 signaling reduces Alzheimer's disease–like pathology and cognitive decline. Nature medicine, 18(12), 1812–1819.
136 Kanagasingam, S., Chukkapalli, S. S., Welbury, R., & Singhrao, S. K. (2020). Porphyromonas gingivalis is a strong risk factor for Alzheimer's disease. Journal of Alzheimer's disease reports, 4(1), 501–511.
137 Nordström, A., & Nordström, P. (2018). Traumatic brain injury and the risk of dementia diagnosis: a nationwide cohort study. PLoS medicine, 15(1), e1002496.
138 Gu, D., Ou, S., & Liu, G. (2022). Traumatic brain injury and risk of dementia and Alzheimer's disease: A systematic review and meta-analysis. Neuroepidemiology, 56(1), 416.

Dank

Ich danke meinem Gehirn, das das Schlafkapitel nachts um halb drei, das Sportkapitel mit Chips auf der Couch und das Stresskapitel zwischen Umzug, Kindergarteneingewöhnung und Forschungsprojekten gut gelaunt geschrieben hat. Vor allem danke ich dem Gehirn meines Mannes Jörg, das alle Ausfälle meinerseits stets elegant kompensiert, meine Zeilen kritisch erstlektoriert und nebenbei die Kinder nicht im Kindergarten vergisst. Am allermeisten danke ich ihm aber für all die Endorphine in all den Jahren!

Ich danke den Gehirnen der wunderbaren Menschen am Institut für Allgemeinmedizin und *Public Health* Bozen, die wissen, dass die wichtigsten wissenschaftlichen Erkenntnisse die Leute nicht erreichen, wenn sie verpackt in Wissenschaftsenglisch irgendwo rumliegen, und die überzeugt sind, dass es die Aufgabe von akademischen Institutionen sein muss, die Gesundheitskompetenz der Bevölkerung zu stärken. Mein größter Dank gilt dabei dem Präsidenten des Instituts, unserem Dr. Engl, der Mentor und Motor für fast alles an sinnvollem Output ist, was ich in den letzten Jahren generiert habe. Ich bedanke mich außerdem bei Dr. Piccoliori, dem wissenschaftlichen Leiter des Instituts, der zusammen mit Dr. Engl ein starkes Duo abgibt, das außerhalb akademischer Verkopftheit für praktisches Patientenwissen, gelebte Wissenschaft und hausärztliche Menschlichkeit in Südtirol sorgt. Ein herzlicher Dank gilt Prof. Dr. Eisendle, dem Präsidenten der Claudiana, der meine Projekte am Institut motiviert mitträgt und möglich macht.

An wohl kaum einem anderen Institut wäre die Verwirklichung solcher Buchprojekte möglich – und folgende Menschen machen es außerdem zu einem besonderen Ort der Wissenschaft (alphabetisch, alle gleich fantastisch): Dr. Dietmar Ausserhofer, Dr. Verena Barbieri, Dr. Guido

Bocchio, Heidi Flarer, Dr. Angelika Mahlknecht, Dr. Pasqualina Marino, Marialuise Obexer, Patrick Rina, Prof. Dr. Christian Wiedermann und der gesamte Institutsrat.

Aber nichts sind Naturwissenschaftler ohne die Geisteswissenschaftler! Thomas Kager hat es möglich gemacht, die Brücke zwischen Wissen und Witz zu schlagen, und mit Elan und Effizienz dafür gesorgt, dass mein Cortisol zwar manchmal am Anschlag, dafür aber das Buch in kurzer Zeit auf dem Tisch lag. Danke an Katharina Preindl für das gnadenlose Lektorat und bei Tom, der sich heldenhaft vor (einige) wilde Wortschöpfungen und kreative Konstruktionen stellte und dafür sorgte, dass nicht alle arzwungenen Alliterationen aliminiert wurden.

Und zu Nicole, die mit ihrem Zauberpinsel die wilden Gliazellen, die coolen Neurone und die süßen Seepferdchen zum Leben erweckt hat („*Ich glaub, du magst einfach alles, was Augen hat.*“), was soll ich sagen? It's amore! Wie langweilig wäre das Buch ohne sie und wie gelangweilt wäre ich während des Schreibens ohne unsere WhatsApp-Blödeleien gewesen. Wie gut, dass wir uns gefunden haben!

Nichts wäre mein Hirn ohne die Hirne meiner Freundinnen, die an mich glauben, allen voran Tina, Marika, Kathi, Vale, Anna, Ali, Sonja, Irene, Lisi, Magda (❣). Danke an meine Schwester Carmen, meinen Schwiegervater Axel, meine Schwiegermutter Maria und meinen Vater. Aber ganz besonders danke ich meiner Mama, die ich so lieb habe und die das Buch zwar vermutlich nicht lesen, es aber trotzdem supermegatoll finden wird!

Und last but never least: Danke an mein lustiges trio infernale L., C. und A.! So viel Schlaf kann ich gar nicht mehr nachholen, wie ihr mich bis zum Mond und wieder zurück gekostet habt. Aber ihr seid in meinem Hirn als Endlosschleife Liebe programmiert. Und weil ich eure Hirne (mit-)gebaut habe, passt gefälligst gut drauf auf und esst euren Brokkoli.

Danke!

Die Autorin: Barbara Plagg

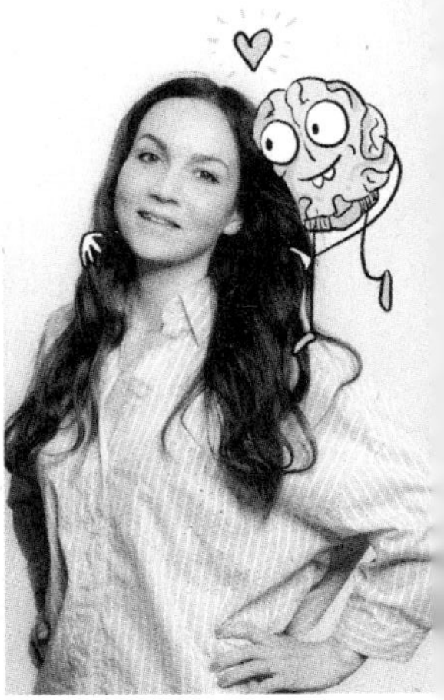

ist Wissenschaftlerin und Autorin. Ihr Doktorat in Humanbiologie machte sie in der Alzheimerforschung an der medizinischen Fakultät der Ludwig-Maximilians-Universität München. Inzwischen ist sie wieder dort, wo sie herkommt, nämlich in Südtirol: Sie forscht am Institut für Allgemeinmedizin und *Public Health* in Bozen. Außerdem lehrt sie Prävention und Gesundheitsförderung an der Freien Universität Bozen und schreibt in diversen Medien über gesundheits- und sozialpolitische Themen. Mehr dazu auf Instagram unter @barbaraunplagged.

Die Illustratorin: Nicole El Salamoni

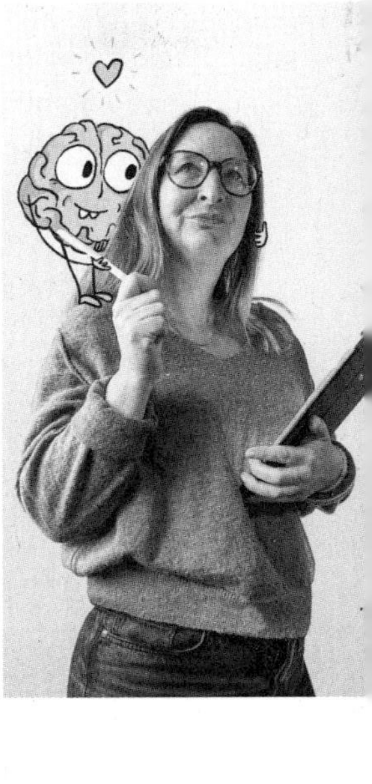

ist als Illustratorin, Autorin und Designerin bis in die letzte Synapse kreativ. Mit witzigem Strich und viel Charme haucht sie in diesem Buch Leben in die sonst grau(slich)en Zellen. Ansonsten zeichnet sie für Verlage über Mental Load, in Zeitschriften freche Bakterien, für Kundenmagazine Kinderrätsel und für Firmen auch schon mal blaue Außerirdische. Viele bunte Beispiele aus ihrer Denkfabrik finden Sie unter www.hellonikki.de oder auf Instagram unter @hello_nikki_hello.

Die Drucklegung erfolgte mit freundlicher Unterstützung der Abteilung Deutsche Kultur der Autonomen Provinz Bozen-Südtirol.

AUTONOME PROVINZ BOZEN SÜDTIROL
PROVINCIA AUTONOMA DI BOLZANO ALTO ADIGE
Deutsche Kultur

Informationen zur allgemeinen Produktsicherheit GPSR und Einsicht in die technische Dokumentation:
Edition Raetia, Zollstangenplatz 4, 39100 Bozen, Italien, info@raetia.com
Eindeutige Identifizierung des Produkts: ISBN 978-88-7283-933-1

Zweite Auflage 2025

Projektleitung: Thomas Kager
Korrektur: Katharina Preindl, Helene Dorner
Umschlaggestaltung: Philipp Putzer, www.farbfabrik.it
Umschlagmotiv: Nicole El Salamoni, www.hellonikki.de
Satz und Druckvorstufe: Typoplus, Frangart
Druck: Tezzele by Esperia, Lavis

ISBN 978-88-7283-933-1
ISBN E-Book: 978-88-7283-937-9

Unseren Gesamtkatalog finden Sie unter www.raetia.com.
Bei Fragen und Anregungen wenden Sie sich bitte an info@raetia.com.

Raetia verzichtet der Umwelt zuliebe auf die Schutzfolie aus Plastik.

FSC www.fsc.org
MIX
Papier | Fördert gute Waldnutzung
FSC® C021437